OS SERVIÇOS DE ALIMENTAÇÃO

PLANEJAMENTO E ADMINISTRAÇÃO

OS SERVIÇOS DE ALIMENTAÇÃO

PLANEJAMENTO E ADMINISTRAÇÃO

6ª edição revisada e atualizada

IRACEMA DE BARROS MEZOMO

Consultora hospitalar e de serviços de alimentação

Manole

Copyright © Editora Manole Ltda., 2015, por meio de contrato com a autora.

Editor gestor: Walter Luiz Coutinho
Editora responsável: Ana Maria da Silva Hosaka
Produção editorial: Marília Courbassier Paris, Rodrigo de Oliveira Silva, Amanda Fabbro
Editora de arte: Deborah Sayuri Takaishi
Projeto gráfico e diagramação: Acqua Estúdio Gráfico
Capa: Ricardo Yoshiaki Nitta Rodrigues

Dados Internacionais de Catalogação na Publicação (CIP)
(Câmara Brasileira do Livro, SP, Brasil)

Mezomo, Iracema de Barros
　Os serviços de alimentação: planejamento e administração/
Iracema de Barros Mezomo
6. ed. rev. e atual. -- Barueri, SP: Manole, 2015.

　Bibliografia.
　ISBN 978-85-204-3621-9

　1. Serviços de alimentação 2. Serviços de alimentação - Administração
3. Serviços de alimentação - Controle de qualidade I. Título.

14-04043　　　　　　　　　　　　　　　　　　　　　CDD-647.95068

Índices para catálogo sistemático:
1. Serviços de alimentação : Administração
647.95068

Todos os direitos reservados.
Nenhuma parte deste livro poderá ser reproduzida, por qualquer processo, sem a permissão expressa dos editores. É proibida a reprodução por xerox.

A Editora Manole é filiada à ABDR – Associação Brasileira de Direitos Reprográficos.

5ª edição – 2002; reimpressões – 2006 e 2009
6ª edição – 2015; reimpressão – 2019

Editora Manole Ltda.
Av. Ceci, 672 – Tamboré
06460-120 – Barueri – SP – Brasil
Tel.: (11) 4196-6000 – Fax: (11) 4196-6021
www.manole.com.br
https://atendimento.manole.com.br/

Impresso no Brasil
Printed in Brazil

SUMÁRIO

Sobre a autora, IX
Prefácio à 1ª edição, XI
Prefácio da 6ª edição, XIII
Introdução, XV

CAPÍTULO 1 — INFORMAÇÕES SOBRE A HISTÓRIA DA ALIMENTAÇÃO, 1

Durante a era pré-histórica, 1
Idade antiga, 2
Da idade média ao século XVIII, 5
Século XIX, 5
A evolução dos costumes alimentares, 7
Hábitos alimentares, 8
Propostas para a mudança dos hábitos alimentares, 16
Geografia alimentar, 17
Tabus, 23

CAPÍTULO 2 — NOÇÕES SOBRE NUTRIÇÃO, 29

Função dos alimentos, 30
Classificação dos grupos de alimentos, de acordo com suas funções, 32
As leis da nutrição, 36
Nutrição com equilíbrio = saúde, 37
Alguns modelos alimentares, 38
Anexos, 50

CAPÍTULO 3 — ADMINISTRAÇÃO, 59

A evolução dos métodos de trabalho, 59
Desenvolvimento do estudo técnico-científico, 60
Teorias da administração, 61
A empresa como sistema, 66
Conceitos básicos de administração geral, 67

CAPÍTULO 4 – O SERVIÇO DE ALIMENTAÇÃO, 71

Evolução do serviço de alimentação, 71
Natureza do serviço de alimentação, 73
Planejamento, 74
Planejamento físico-funcional do serviço de alimentação, 82
Controle de higiene e de qualidade dos alimentos, 124
Critérios para se confiar o SA a uma concessionária de serviço hospitalar, 126

CAPÍTULO 5 – ORGANIZAÇÃO DO SERVIÇO DE ALIMENTAÇÃO, 133

Análise estrutural e funcional, 136
Recursos humanos, 158
Educação em serviço e treinamento, 186
Regimento do serviço, 191
Rotinas, 196
Roteiro, 202

CAPÍTULO 6 – COORDENAÇÃO DO SERVIÇO DE ALIMENTAÇÃO, 203

Coordenação, 203
Administração e dimensionamento de estoques, 204
Dimensionamento de estoque no serviço de alimentação, 211
Abastecimento de gêneros alimentícios no serviço de alimentação, 212
Custos e produtividade no SA, 216
Congelados, 219
Descongelamento e aquecimento, 226
Uso de descartáveis, 230
O problema do lixo hospitalar, 234
Controle administrativo no serviço de alimentação, 241

CAPÍTULO 7 – LACTÁRIO, 251

Planejamento do lactário, 251
Construção e instalação, 257
Equipamento, 260
Pessoal, 266
Instruções de serviço, 270

Teste bacteriológico, 273
Banco de leite humano, 274

CAPÍTULO 8 - A HUMANIZAÇÃO DO ATENDIMENTO HOSPITALAR, 283

Conceito, 283
Princípios básicos, 283
Humanização do atendimento hospitalar e do serviço de alimentação, 284
Humanização na organização e na administração do serviço de alimentação, 285
Planta física, 287
Humanização da equipe de saúde, 290
Anexo, 297

CAPÍTULO 9 - QUALIDADE HOSPITALAR APLICADA AOS SERVIÇOS DE SAÚDE, 299

Princípios básicos da qualidade, 299
A importância dos serviços e a descoberta da qualidade, 301
Conceitos de qualidade, 303
A administração e a qualidade, 311
Percepções insuficientes a respeito da qualidade, 317
Treinamento em serviços, 318
Cuidados de saúde com qualidade, 321
O desafio e o sucesso da qualidade, 327
Mudança, 332
O processo de avaliação e a qualidade nos serviços de saúde, 333

Referências, 337
Índice remissivo, 339

SOBRE A AUTORA

Nutricionista pela Universidade de São Paulo; graduada em Administração hospitalar pelo Instituto Brasileiro de Pesquisas Hospitalares. Mestre em Administração hospitalar e da saúde pela Faculdade da Saúde São Camilo. Livre-docente pela Universidade Gama Filho.

Coordenadora do centro de pós-graduação da Universidade de Guarulhos; gerente acadêmica do Centro São Camilo de Desenvolvimento em Administração da Saúde da Universidade São Camilo; consultora e nutricionista-chefe da Sociedade Beneficente São Camilo; nutricionista dietoterapeuta do Hospital das Clínicas da Universidade de São Paulo.

PREFÁCIO À 1ª EDIÇÃO

Acompanhando a brilhante escalada profissional de Iracema de Barros Mezomo, conheço a honestidade de seus propósitos e a seriedade de suas pesquisas no contínuo aperfeiçoamento da especialização a que faz jus, como nutricionista e administradora hospitalar.

A grande dificuldade sentida pelos professores de administração dos serviços de alimentação na busca de um suporte bibliográfico nessa área específica torna a presente obra de valor incalculável, principalmente pela certeza da idoneidade de sua procedência, uma vez que a literatura disponível encontra-se fragmentada e diluída em tratados de administração, arquitetura, recursos humanos, entre outros, e ainda nos artigos publicados em revistas especializadas, que dificilmente poderão ser aplicados à nossa realidade, uma vez que se originam de países com uma cultura diferente, organização e economia específicas e, acima de tudo, um avanço que torna suas validades uma utopia para nós.

O presente trabalho será recebido com grande ansiedade pelos profissionais da área de nutrição, especialmente aqueles que se dedicam à alimentação institucional, pois nesta época de impulso econômico-social, a multiplicação assustadora dos restaurantes comerciais e industriais obriga a ampliação amadorística da rede já existente, para fazer frente à pressão da demanda.

A forma didática que se observa na montagem deste livro deixa transparecer a excelência metodológica da professora Iracema Mezomo, que, há muitos anos, ministra com brilhantismo cursos sobre serviços de nutrição e dietética para administradores de saúde em todo o Brasil.

Somada a esse cabedal docente encontra-se a experiência da autora em projetos e instalação de serviços de nutrição, consultoria e assessoramento a inúmeras instituições do país, além das visitas de observação e do estudo realizado em diferentes serviços de alimentação institucional em várias partes do mundo.

A autora teve a perspicácia de adequar as diferentes realidades encontradas às nossas condições tecnológicas, administrativas e culturais, e abordá-las de uma forma lógica, de crescente complexidade, possibilitando ao leitor uma compreensão da evolução da nutrição e sua aplicabilidade no campo técnico-administrativo.

O presente livro traça um histórico secular da nutrição desde os primórdios da humanidade até os modernos avanços da nutrição, passando pelos aspectos fisiológicos e dietéticos da ciência, indo até os diferentes tipos de alimentação alternativa, tão em voga nos tempos atuais, com um número cada vez maior de adeptos.

Porém, o enfoque básico desta obra concentra-se no planejamento, na organização e na administração de serviços de alimentação em toda a sua abrangência e praticidade. Somente a longa experiência permitiu à autora concatenar a prática com as bases cientificamente teóricas, tornando este trabalho um livro-texto para as faculdades de nutrição e uma obra de consulta para o profissional que venha a desenvolver projetos de nutrição e alimentação institucional.

Agradecemos a honrosa deferência que nos foi dada pela autora e parabenizamos a categoria profissional do nutricionista, por contar com elemento do quilate de Iracema de Barros Mezomo.

Dra. Nevolanda Alves Mo0desto (In Memoriam)
Nutricionista sanitarista, mestre em Nutrição em Saúde Pública

PREFÁCIO DA 6ª EDIÇÃO

Iniciei a minha carreira profissional na área de educação técnica em nutrição e dietética há pouco mais de três décadas. Desde então, tenho me deparado com um problema recorrente, que é a transcrição de temas técnicos complexos e amplos em versão prática, clara e simples. Como exemplo, cito a administração de serviços de alimentação.

O livro *Os Serviços de Alimentação: Planejamento e Administração*, escrito pela Profa. Dra. Iracema de Barros Mezomo, minha amiga e colega desde os tempos de faculdade, fornece conceitos e estratégias para alunos dos cursos técnicos e universitários em suas pesquisas e estudos, além de auxiliar profissionais no desempenho do seu dia a dia na administração e planejamento do seu serviço de alimentação, na categoria de livro-guia.

A autora, Iracema, consegue dar uma visão ampla, resumida e didática de questões da nutrição, começando pelo histórico da alimentação, que é fundamental para que possamos compreender melhor a complexidade, a variedade alimentar e a sua evolução. Prossegue com a importância para o ser humano dessa ciência tão necessária para a saúde do homem, finalizando com o entendimento do planejamento e da administração, nos mais diferentes tipos de serviços de alimentação.

Também, vejo uma vantagem adicional no livro da Iracema que, por ser usado tanto pelos alunos do técnico como do superior, facilita a comunicação entre profissionais que, trabalhando juntos, conseguem resolver questões em comum acordo mais facilmente.

Esta edição tem a honra de ser lançada no mesmo ano em que os cursos de alimentação completam 75 anos de seu surgimento no Brasil e a administração era um dos propósitos, inicialmente de caráter doméstico e que evoluiu para a coletividade.

Foi com muita satisfação e orgulho que recebi da Iracema o convite para prefaciar esta edição e parabenizo-a pela continuidade de tão importante obra.

Convido você a ler, a estudar e a ter este livro como um companheiro de máxima utilidade, tanto na escola como dentro de um serviço de alimentação.

Edenir Alves Nemoto
Nutricionista, ex-professora e coordenadora do Curso Técnico em Nutrição e Dietética da Escola Técnica Getúlio Vargas

INTRODUÇÃO

Sabe-se que a comensalidade passou e passa por modificações ao longo dos anos. O homem, bem como os outros animais, necessita do alimento para sobreviver, no entanto, o que os diferencia é que o homem possui o hábito de realizar suas refeições em conjunto. Sabe-se também que a alimentação passou e está passando por várias transformações. Estaria a comensalidade extinta ou ameaçada pelos novos hábitos da comida rápida? O texto tem como objetivo discorrer, sob o ponto de vista de diversos autores, sobre a alimentação desde seus primeiros registros até a atualidade, concluindo, assim, com a resposta para algumas perguntas relacionadas ao tema.

O sentido da comida e da alimentação em rituais e confraternizações não é algo recente. Em registros antigos como a Bíblia já se encontram relatos que relacionam confraternização e a comensalidade, como, por exemplo, a Santa Ceia. Partilhar um alimento pode ter vários significados, entre eles pactos, fechamento de contratos, a confraternização e o ritual.

Dentro do significado da palavra comensalidade encontra-se a partilha do alimento entre duas ou mais pessoas. Apesar das mudanças ocorridas na maneira de preparar e compartilhar o alimento, o seu significado continua ultrapassando a mera necessidade fisiológica e ainda possui um sentido mais amplo, remetendo assim, às relações entre as pessoas envolvidas.

SOBRE COMENSALIDADE

Para Carneiro (2003), a alimentação é após a respiração e a ingestão de água a necessidade mais fundamental do ser humano. Além de uma necessidade biológica, há por trás da alimentação um sistema repleto de simbologias que envolve representações sociais, sexuais, políticas, éticas, religiosas e outras.

Na Idade Média, banquetes já constituíam um símbolo para expressar compromissos baseados na paz e na concórdia. Para Althoff (1998), o comer e beber em conjunto na época era uma maneira de selar um compromisso.

Cascudo (2004) diz que nenhuma atividade será tão permanente na história da humanidade como a alimentação, e que a sociologia da alimentação decorre do próprio fundamento do ato social. O autor cita a arte pré-histórica por ser a responsável pelos registros da comensalidade da época onde aparece a caça, a pesca e o ato de se alimentar em grupo. Cascudo ainda afirma que o alimento representa o povo que o consome, e que o alimento denota a maneira de viver, o temperamento, e, principalmente, o ato de nutrição em uma "cerimônia indispensável de convívio humano". O autor ainda compara a humanidade a búfalos e colibris, que são incapazes de lembrar uma festa popular com toda a tradição, ou seja, uma das grandes diferenças entre o homem e os outros animais é o momento da refeição, onde o homem imagina o que vai comer antes mesmo de fazê-lo e com quem irá fazê-lo. Já os animais comem apenas para suprir uma necessidade, enquanto o homem "se desarma" ao sentar-se a mesa.

Para Carvalho (2004), os ritos e os hábitos à mesa indicam consensos alimentares, principalmente capazes de controlar os impulsos inerentes ao ato de comer. Um indivíduo é ou não bem aceito à mesa, segundo seus gestos básicos de postura e respeito do ritual de comer. Ainda se pode dizer que as refeições reforçam o grupo e também é um meio de manifestar sua identidade. Por isso que em diversas sociedades as celebrações de rituais são acompanhadas por banquetes. Althoff (1998) caracteriza a refeição como um dos principais sinais para selar a paz ou fazer alianças. Casamentos, batizados e a sagração de um cavaleiro são apenas alguns dos exemplos de relações na Idade Média em que o laço social era sacramentado por meio de uma refeição. Esse comportamento era caracterizado na época como sendo "adequado" para tais situações.

No entanto, a refeição não significa laço e sacramentação apenas na Idade Média. Na bíblia encontramos várias passagens onde a comida "sela" pactos e comunhão como, por exemplo, a Santa Ceia. Dentro do mundo cristão, não poderia ser diferente. No ocidente onde grande parte professa a religião católica, o alimento, bem como o vinho e o pão, estão presentes na simbologia da igreja o que torna a refeição um símbolo mais forte ainda de comunhão e sacramento.

Joannés (1998) afirma que banquetes são servidos em festas, contratos e, sobretudo, casamentos, quando a troca e a partilha da comida são submetidas a uma codificação exata:

> Na Assíria do fim do terceiro milênio, o fato de untar a cabeça de uma moça livre ou organizar um banquete de núpcias bastava para legitimar um casamento. Um documento de contabilidade babilônico do princípio do segundo milênio mostra que, durante um casamento, o pai da noiva encarregava-se de distrair seus convidados e os do noivo, até que este partisse com sua mulher, depois de terem recebidos presentes, dentre os quais produtos alimentares durante a festa. A cerimônia em si comportava, entre outras coisas, uma troca simbólica de iguarias dispostas em uma mesa-bandeja, que eram consumidas, uma após a outra, pelas famílias da noiva e do noivo, criando assim um laço suplementar entre eles. (Joannès, 1998, p.56)

Strong (2004) cita alguns exemplos de banquetes espetaculares que aconteciam nas ruas de Roma em II a.C. Para manter a paz entre ricos e as massas populares, realizava-se esses banquetes para aplacar e pacificar a população, assim, o ano romano pontuava-se por festas públicas. Mesmo com tantos banquetes abertos, nada se comparava às grandes comemorações dos imperadores da época. O nascimento de uma criança, a celebração dos 17 anos de um jovem e, principalmente, os casamentos, já eram comemorações em que a refeição fazia parte da trama dentro da vida social. Alguns imperadores como Cláudio chegaram a convidar 600 pessoas de uma só vez para seu banquete. O autor ainda afirma que foi o século XIX o responsável por mudanças no comportamento da nova sociedade urbana, exigidos pela rápida industrialização. Strong diz que na Inglaterra, após a ampliação do direito de voto em 1832, os costumes antigos evoluíram para o que se denomina atualmente de "boas maneiras". Ou seja, saber se portar à mesa e falar a língua das regras de etiqueta era necessário se houvesse um interesse em ascender na sociedade. A partir dessas novas regras, o jantar festivo passa a ser um longo exercício de boas maneiras que deveria seguir os manuais e livros escritos nessa mesma época. A essência do jantar era a conversa, sendo considerada vital para a etiqueta na época.

COMENSALIDADE E ATUALIDADE

Nos dias atuais pode-se perceber que não é diferente. Desde a comemoração de mais um ano de vida, até a união matrimonial é exigida de grande parte das comunidades, tribos ou sociedades uma partilha de alimento e seus códigos.

Fernandes (1997) coloca alguns pontos interessantes sobre a comensalidade, sendo muitos deles cabíveis à situações como ritos de passagem e festas tradicionais. O autor afirma que a comensalidade aparece como expressão de poder e que a mesa pode ser considerada um lugar de ritualizações que indica e diferencia os homens uns dos outros. Fernandes também afirma que participar da partilha na mesa significa ser companheiro e que essa transação muitas vezes também pode significar a porta de entrada em algum grupo social. Já tratando do meio familiar, muitas vezes a comida exerce uma significativa função em festas familiares como, por exemplo, no Natal. Em outros casos que incluem os ritos de passagem, como o nascimento e o casamento, a comida possui um valor de congregação e convivialidade.

Um dos chefs mais citados dentro da história de festas de casamento é Carême, um cozinheiro que foi o responsável pelo casamento de Napoleão Bonaparte. A preparação do banquete do casamento do imperador não poderia ser diferente: luxuoso, farto e com a preocupação de agradar a todos.

Kelly (2005, p. 83) cita alguns dos quitutes elaborados por Carême nessa ocasião:

> Antonin e Riquette prepararam, em primeiro lugar, 24 peças grandes de carne para serem servidas no desjejum do casamento, e também 14

pedestais, cada um deles sustentando seis presuntos, seis galantinas, duas cabeças de porco recheadas e seis lombos de vitela em aspic (gelatina salgada, feita de caldo de peixe ou carne reduzidos). Havia também carne em aspic, miolos de vitela guarnecidos com aspic nas bordas, *foi gras*, galantinas de frango e toda uma coleção de peixes. O salmão foi cercado com molho rosado de manteiga; as enguias, com molho verde-pálido de cebolinha. A gelatina de aspic em pedaços com que Carême gostava de debruar os pratos foi, da mesma forma, delicadamente colorida aos tons neoclássicos favoritos da imperatriz Josefina.

Se avaliado outro ponto de vista discutido por Fernandes (1997), o autor demonstra uma realidade não tão suave. Se tomarmos as diferenças entre as classes sociais atuais, o autor discorre sobre a comensalidade dentro das classes mais abonadas e das classes mais pobres. Nota-se então a diferença na ritualização da comensalidade, que para os mais ricos é repleta de um "refinamento estético", enquanto para as classes mais populares o grande valor na comida é a abundância.

O que se percebe é que o ato de se alimentar em conjunto sofreu uma série de modificações por causa de diversos fatores. As principais mudanças introduzidas nas diferentes formas de receber e os significados que o alimento vai adquirindo historicamente têm a ver com transformações mais profundas nas formas de produção social e nas consequências sobre a estrutura social e familiar, o que determina que as formas de sociabilidade doméstica se modificam constantemente.

Cascudo (2004) discorre sobre fatores negativos para a "deseducação" do povo em relação a refeição, como a decadência da refeição realizada em casa. Ou seja, há o abandono de pratos tradicionais da cultura por comidas fáceis encontradas em qualquer estabelecimento. A preocupação com a ingestão calórica também é vista pelo autor como uma vilã ao prazer de se alimentar e de realizar uma refeição acompanhado. Cada vez mais os jovens trocam o "banquete" pela comida rápida. Sobre o mesmo tema, Fernandes (1997) diz que o homem troca a mesa de sua casa por restaurantes onde o número de comensais na mesa é reduzido e não há necessariamente uma integração, e sim uma refeição cercada do individualismo que um espaço cheio de desconhecidos muitas vezes impõe.

Carneiro (2003) acrescenta que os hábitos alimentares são objetos de investigação para a sociologia da alimentação. Segundo o autor, a alimentação na atualidade sofreu uma homogeneização pelas grandes cadeias de lanchonetes. Além disso, os restaurantes podem ser analisados como espaços simbólicos, caracterizados como se fosse um "teatro", onde os comensais são separados por posições sociais e cardápios específicos. Além disso, o autor ainda coloca em questão a "erosão" do conceito de refeição. Para ele, esta erosão ocorreu por causa do fim das refeições realizadas dentro de casa e da industrialização da comida que mudou totalmente o conceito de alimentação. Micro-ondas, lanchonetes e petiscos tomam lugar à mesa.

Para Levenstein (1998), a partir de 1946 e até 1963, a sociedade norte-americana foi marcada pela era da família. Ou seja, milhares de lares foram fundados enquanto a indústria de alimentos se modernizava e oferecia uma comodidade denominada "pronto-para-servir". Aditivos, novas embalagens e eletrodomésticos super eficiêntes vieram para impressionar os outros países com as "realizações" do capitalismo americano. Assim, as considerações gastronômicas como o preço e a saúde se tornaram secundárias em relação ao aspecto prático das coisas. Dessa forma, os sabores alimentares foram deixando de ser um sinal de distinção social. Tudo se tornava mais acessível na era da "McDonaldização" dos costumes. Coca-cola, micro-ondas, congelados e outros vieram a partir das décadas de 1960-1970 "ajudar" uma era marcada pela industrialização, pela urbanização, pela elevação do nível de vida e de educação, pela generalização do uso do carro e pela entrada da mulher no mercado de trabalho. Com tantas transformações no cotidiano das famílias, surge também uma tendência a já citada alimentação fora do lar e seus restaurantes *self-service*.

CONCLUSÕES

Apesar de toda essa transformação na atual maneira de se alimentar, pode-se perceber que o hábito de comer em conjunto e o prazer de fazê-lo não desapareceu. Mesmo em restaurantes ou compartilhando uma comida "rápida" há o prazer em dividir o momento com outra pessoa. Para muitos, a comida perde o sabor quando a refeição é feita sozinha. Em festas, banquetes e recepções não é diferente. Percebe-se claramente a necessidade do homem em compartilhar e agregar a experiência de comer em conjunto praticando também um ritual de sociabilidade.

Como citado anteriormente, a alimentação passou e passa por profundas transformações em relação à sua preparação e ao modo com que as pessoas se alimentam. No entanto, isso não significa que ela deixou de possuir tal importância e que o movimento *fast food* trazido principalmente pela influência norte-americana tenha transformado totalmente o ritual da alimentação. Pode-se citar movimentos contrários como o *slow food*, nascido na Itália, que lutam contra essa "automatização" do ato de comer. Além desse movimento, a questão da preocupação com a saúde, a entrada de alimentos orgânicos e a supervalorização de chefs e diferentes tipos de cozinhas já demonstram uma proteção da sociedade contra a ideia de que a refeição deva ser feita rapidamente e sem a preocupação com o que se está ingerindo.

No caso de festas e banquetes não é diferente. Pode-se dizer que as facilidades dentro do ramo de alimentação tiraram a preocupação de muitas donas de casa, principalmente das que trabalham fora. Mas na hora de agradar, comemorar e celebrar pode-se encontrar a antiga preocupação.

Percebe-se sim a influência dos *fast foods* e comidas industrializadas no dia a dia, bem como nos eventos. No entanto, essa mudança de estrutura alimentar não veio trazer apenas dissabores para a alimentação e seus costumes. Segundo Levenstein (1998), produtos provenientes de outras regiões hoje são mais fáceis de se encontrar nos mercados. Mesmo a sazonalidade deixa de ser um empecilho para se fazer uma receita específica. Com isso, a gastronomia de diferentes etnias se mundializa, trazendo cardápios miscigenados e influências globais. Alemães passam a consumir vinho, surgem franceses vegetarianos e encontra-se qualquer tipo de alimento em qualquer região do mundo.

A expansão do conhecimento dentro da gastronomia e a facilidade de informação por meio dos transportes, internet e outros, fazem surgir uma nova geração de chefs super especializados e prontos para suprir as necessidades de um novo mercado. Pode-se dizer que a alimentação passou e continua passando por constantes modificações, mas o homem dentro dessas constantes mudanças não deixa de perder o seu lugar à mesa, seja este dentro da família, no ambiente de trabalho ou nas festas e recepções.

Bruna Delchiaro Nieble

1
INFORMAÇÕES SOBRE A HISTÓRIA DA ALIMENTAÇÃO

DURANTE A ERA PRÉ-HISTÓRICA

Na natureza não existem recompensas ou castigos, mas, sim, consequências. Logo, para se compreender as vantagens, bem como deduzir e reduzir os inconvenientes da alimentação atual, torna-se necessário conhecer os hábitos alimentares dos homens que viveram sobre a Terra ao longo dos séculos que nos antecederam.

Cerca de 6000 a.C., no período quaternário paleolítico superior (pedra lascada), o homem vivia em cavernas. Dedicava-se à caça enquanto a mulher colhia frutas, nozes, raízes e cereais silvestres, para completar a ração alimentar.

No período mesolítico, 5000 a.C., os habitantes do continente europeu ainda eram simples coletores. Deixaram de se alimentar principalmente de carnes vermelhas, em razão do desaparecimento ou migração dos animais das tundras. O homem deslocou-se para as costas litorâneas nórdicas, onde havia abundância de peixes, aves aquáticas, ovos, lebres, lesmas, caracóis, cobras, raízes, nozes etc., além de gado selvagem, hienas e javalis para a caça, e juntou-se em clãs (*homo socialis*). Em decorrência do raio e das lavas dos vulcões, o homem já conhecia o fogo — que, por sinal, ele adorava —, não sabia, contudo, produzi-lo. À época, o homem devorava animais mortos cuja carne ficara chamuscada em incêndios da floresta.

Segundo a mitologia grega, foi Prometeu quem, acorrentado a uma rocha pela ira de Júpiter, e tendo uma águia a dilacerar-lhe o fígado, atritou, por acaso, uma pedra ou um nó de lenho em outro, e viu surgir a centelha que originou o lume. A partir de então podia espantar os animais bravios, aquecer-se, assar a carne e condimentá-la com a cinza.

No período neolítico (idade da pedra polida), 4000 a.C., após o dilúvio, os homens que até então eram nômades perceberam que esse parasitismo esgotava a terra. Foi então que se instalaram em grupos à margem de lagos e rios, pescando e semeando a terra. Com essas pequenas aldeias, iniciou-se a vida pastoril. Os habitantes dessa aldeia possuíam rebanhos e dispunham de carne e leite, e deste último extraíam manteiga, coalhada e queijo. Dispunham, enfim, de uma reserva preciosa para os períodos de penúria, e, além de evitar as canseiras da caça, obtinham consequentemente tempo para o ócio e para o desenvolvimento do dom artístico e do senso estético.

Com o desenvolvimento da inteligência, o *homo faber* passou ao artesanato e descobriu como guardar e conservar os alimentos. A mulher passou a colocar as leguminosas e cereais no alguidar para amolecer e a cozer os alimentos no fogo, originado do atrito entre duas pedras. Moeu o grão, fez a farinha, fermentou a cevada e produziu a cerveja. Encontrou a uva e, ao amassá-la, fez surgir o vinho.

IDADE ANTIGA

Egito

Segundo Ornellas:

> Dizem os sociólogos que o crescimento da civilização tem como causa o aumento da eficiência do homem. E tão produtivo era este no Antigo Egito, que, na Tebas das 100 Portas, se comia trigo, cevada, pão. Bebia-se cerveja e hidromel. Famosos se tornaram ali o bodegueiro, o confeiteiro, o pasteleiro e o criador de aves domésticas. (Ornellas, 1978, p. 29)

Pinturas em murais de túmulos de Menna, em Tebas, fixam cenas de plantio, colheita e tratamento do grão (que era conservado em armazéns, fresco e seco), bem como do fabrico de farinha e de pão. A concepção do paraíso, para os egípcios, era um campo com farta alimentação. Os condimentos, em sua maioria, eram sagrados.

Pelo papiro de Ebers, de 3400 a.C., sabe-se da existência de um "governo" que, aparentemente, tinha interesse vital pela alimentação.

Para os egípcios, o gafanhoto era considerado alimento exótico. Os cogumelos eram cultivados para o consumo dos faraós, e a classe alta apreciava o repolho.

Os remédios mais utilizados no antigo Egito eram: óleo, tâmara, figo, cebola, ópio, levedo, mel e leite.

No Egito da fase ptolomaica, a amamentação natural parecia prolongar-se até o terceiro ano de vida.

China

Por volta do ano 2000 a.C., já existia a China histórica chamada de "celeste império". No vale do rio Amarelo, os habitantes cultivavam cereais, criavam gado, porcos, carneiros, galinhas e patos.

No ano 570 a.C., formaram-se várias outras tribos primitivas que, como as demais, quando buscavam a longevidade e a imortalidade, confundiam a medicina com a magia. Apoiavam-se na "nutrição da vida", por meio da alimentação vegetariana, com predominância das frutas e dos legumes.

Os chineses são antigos e meticulosos cultivadores da terra, dividindo-a em pequenas áreas para hortas e jardins, de onde obtêm mais de uma safra por ano.

Por intermédio de Marco Pólo, chegaram à Europa as receitas de macarrão e de repolho fermentado, o qual, misturado ao arroz, produzia um prato volumoso e de baixo custo. Esse prato teria sido a base da alimentação dos operários que construíram as grandes Muralhas da China.

Quanto à medicina, segundo antigo escrito médico (século VI a.C.), "um verdadeiro doutor descobre, primeiro, a causa da enfermidade. Uma vez identificada, procura antes curá-la através da dieta, e só quando esta falha prescreve remédios".

Os remédios chineses eram literalmente chamados de sopas e chegavam a conter de 7 a 20 ingredientes, entre remédios e alimentos. Quanto ao chá, parece que se originou em Assam, localizada entre a China e a Índia (século VII a.C.)

Japão

Até o século V a.C., o Japão permaneceu como uma sociedade fechada. No entanto, fatos marcantes nos períodos históricos da civilização japonesa dão conta da influência cultural e alimentar chinesa.

Por meio das seitas dos zen-budistas (China e Índia), com base na filosofia zen dos chineses, deu-se origem aos regimes macrobióticos no Japão.

O chá foi introduzido no Japão pelos sacerdotes zen-budistas no fim do período de Hecan, e se tornou verdadeiro ritual no país.

É oportuno lembrar que o budismo é estritamente vegetariano; já os xintoístas, que formam o segundo maior grupo religioso do Japão, permitem a seus seguidores o consumo de pescados e qualquer outro tipo de carne.

Sob influência dos chineses, os japoneses têm sua alimentação baseada no arroz fermentado (saquê), pescado, vegetais e soja, além do arroz simplesmente cozido.

Índia

Os povos que deram origem à Índia já existiam na época da antiga China.

A Índia começou com pastores nômades, cuja alimentação se resumia ao leite e à carne dos rebanhos.

Quanto à agricultura, o vale do Ganges passou a oferecer as condições mais favoráveis. Tornou-se então proibido sacrificar o boi para comer, uma vez que lavrava a terra; também era proibido sacrificar a vaca, que fornecia o leite, o qual Mahatma Gandhi definiu num poema de piedade como a mãe de milhões de hindus.

O animal, sagrado no país há 3.000 anos, e alimentos como leite e *ghee* (manteiga clarificada) são usados somente em cerimônias religiosas.

Ainda na Idade Antiga, por seu clima tropical, a maior contribuição da Índia à culinária foram suas especiarias e condimentos, altamente aromáticos e picantes.

Segundo Ornellas (1978, p. 29): "A cana-de-açúcar é um dos produtos mais primitivos da Índia, da época pós-glacial, como foram muitas de suas frutas nativas, comuns às regiões próximas de clima semelhante."

A cevada e o trigo foram cultivados na Índia desde o início do estabelecimento dos povos que a habitavam. Afirma-se que o arroz, identificado como uma planta chamada *newaree*, originou-se simultaneamente na Índia e na China, por volta do ano 1800 a.C.

DA IDADE MÉDIA AO SÉCULO XVIII

Durante os séculos tormentosos da Idade Média, os métodos de produção aperfeiçoaram-se muito pouco.

A alimentação quase não evoluiu em razão do recuo à prática primitiva da apanha de plantas silvestres, durante as épocas de penúria e fome, que foram frequentes do século IX ao XII.

Nos tempos medievais, os povos civilizados consumiam poucos vegetais. Entretanto, as ervas aromáticas eram muito utilizadas.

A criação de animais domésticos, prática pouco aperfeiçoada, não produzia mais que raros e magros proventos. E a caça fornecia recursos alimentares menos abundantes do que nas eras precedentes.

Assim, durante séculos, as classes pobres alimentaram-se essencialmente de cereais, legumes e frutos diversos, leite, queijo e ovos, em quantidades bastante reduzidas.

A partir do século XVI, a agricultura aperfeiçoou-se, provocando uma melhora sensível na alimentação. A evolução, que se fazia lentamente, aos poucos levou ao abandono da apanha de plantas silvestres e à introdução de novos produtos alimentares.

SÉCULO XIX

O século XIX, desde o seu início, mostrou-se extraordinariamente fecundo em descobertas científicas e em transformações profundas na técnica da produção agrícola e industrial.

Os costumes alimentares, nos países atingidos pelo progresso, mudaram radicalmente. Alguns produtos novos apareceram e todos os gêneros alimentícios foram modificados pela renovação das técnicas agrícolas e industriais.

A era das grandes descobertas científicas parece ter sido iniciada em 1775, com Lavoisier. Contudo, foi durante a primeira metade do século XIX que as grandes leis da química foram enunciadas por vários sábios de diferentes países: Dalton, Gay Lussac, Avogrado, Ampère, Dumas etc. A coroação dessa obra coletiva parece pertencer a Berthelot, que, já na segunda metade do século XIX, nos anos de 1854-1862, conseguiu fazer as primeiras sínteses de corpos orgânicos, passo marcante na evolução das ciências.

Em 1850, Pasteur destruiu o velho conceito da geração espontânea, desvendando o mundo microbiano, até então uma incógnita. Em especial, as descobertas sobre a fermentação tiveram rápida aplicação em numerosas áreas e técnicas alimentares, principalmente na fabricação do vinho, cerveja, manteiga, queijo, e também no tratamento do leite.

Em 1863-1865, os trabalhos de Maudin e Mendel sobre a hereditariedade forneceram bases sérias à genética, possibilitando o uso da seleção para as plantas e animais. Nessa mesma década surgiu a maquinaria agrícola, dando à agricultura a fisionomia e características atuais: cultura intensiva, pela supressão do repouso natural do solo (pousio), pelo emprego de adubos químicos e pela irrigação e drenagem; a luta contra os parasitas; a escolha de animais e plantas selecionadas; e a alimentação racional do gado, mediante a utilização de subprodutos industriais e outras técnicas modernas.

Ainda na segunda metade do século XIX, um grande número de agrônomos alemães, ingleses e franceses começou a utilizar as descobertas da química para conduzir uma pesquisa aplicável à cultura das plantas e à criação de gado, tornando essas atividades cada vez mais seletivas.

Em 1878, a física enriqueceu se muito com as descobertas de Cailletalt, sobre a liquefação dos gases, que foi o ponto de partida para a utilização industrial do frio, ainda hoje utilizado na conservação de alimentos.

Atualmente, as matérias-primas são produzidas em condições bem diferentes das do passado. Mas a evolução vai mais longe ainda: quase todos os gêneros alimentícios (trigo, aveia, azeite, leite, carne, peixes, frutas e vegetais) já não são como antigamente, cultivados e preparados pelo próprio agricultor.

Milhares de indústrias, por meio de processos técnicos aperfeiçoados, tratam os alimentos por meio de possantes máquinas de trituração, por agentes físicos: pelo calor (esterilização, pasteurização, destilação); pelo frio (refrigeração, congelamento); pelos raios ultravioletas (irradiação, esterilização); e pelos produtos químicos mais diversos (purificação, conservação e antissépticos). Hoje, as indústrias têm capacidade de produzir uma alimentação melhor e, especificamente a indústria química, de fornecer produtos de síntese, como corantes, vitaminas etc., utilizados nos alimentos.

A EVOLUÇÃO DOS COSTUMES ALIMENTARES

A evolução dos costumes dos povos, principalmente ocidentais, tem trazido graves consequências ao hábito alimentar, em contraposição aos hábitos dos povos orientais, que veem na refeição não apenas um ato alimentar, mas um verdadeiro ritual, com cunho místico e profundo.

A evolução das ciências e da tecnologia, ao longo dos anos, torna possível tomar consciência das novas e originais características da alimentação moderna, quer apreciando suas vantagens, quer apontando suas inconveniências.

Atualmente, nossos alimentos provêm, em grande parte, da transformação industrial da matéria-prima fornecida pela natureza. O trigo finamente moído resulta em farinha branca, liberta de fragmentos e de farelos, com a qual se fabricam pães com levedura industrial, massas alimentícias e bolachas. Os legumes, as frutas, as carnes, os congelados e os supergelados conservam-se em condição de consumo durante meses.

As sementes e os frutos oleaginosos fornecem os óleos purificados. A beterraba e a cana-de-açúcar fornecem os açúcares refinados. O leite é pasteurizado e conservado em embalagens próprias, após a concentração e a secagem. Os frutos rendem compotas, bebidas fermentadas e sumos, conservados pela ação do calor e irradiação.

O fabricante tem o cuidado de melhorar a qualidade comercial de seus produtos, a fim de aumentar suas vendas. Ele imagina os mais diversos processos para purificar, perfumar e colorir; procura também melhorar o aspecto e o sabor, mas o valor nutritivo dos alimentos, muitas vezes, é totalmente alterado e prejudicado.

Muitos alimentos ainda são consumidos sem preparo industrial prévio, como os legumes, as frutas, os ovos, o leite e mesmo alguns de seus derivados, conservando seu teor nutritivo. Todavia, mesmo esses gêneros alimentícios têm suas características naturais modificadas pelo homem, alterando a alimentação normal das plantas e dos animais.

Outro fato importante a observar é a diminuição da utilização das folhas na alimentação. As espécies de mais fácil cultivo e seleção foram substituídas, e um grande número de outras espécies se extinguiu completamente ou tende também à extinção.

Atualmente, observam-se certas desaparições. O centeio, o trigo mourisco e o milho recuam diante do trigo. Os óleos de papoula e de nabo silvestre diminuem a cada ano porque os óleos feitos de amendoim, soja e algodão estão adquirindo importância cada vez maior no mercado.

Os inconvenientes de toda essa evolução são compensados, em parte, pela utilização de numerosas frutas, outrora desconhecidas, como a laranja, o limão, a banana e tantas outras.

A evolução moderna dos métodos de produção apresenta muitas vantagens. Os processos técnicos permitem, em todas as épocas do ano, uma alimentação mais variada e abundante.

Os gêneros alimentícios, produzidos em quantidade, asseguram ao homem uma existência mais fácil, pois pagam menos tributo às irregularidades da natureza. Ainda hoje, põe à prova milhões de homens em imensos territórios, com subalimentação endêmica.

É preciso reconhecer que a transformação das técnicas de produção e dos costumes alimentares pode ter as mais graves consequências para a saúde, se determinados erros não forem evitados a tempo.

HÁBITOS ALIMENTARES

Definição

Hábito é uma forma de reação adquirida, relativamente invariável, que se manifesta nas atividades, facilitada por uma repetição; os atos complexos, constantemente repetidos, tendem a ter execução automática (puramente mental) e precisa. O hábito é um dos produtos terminais da aprendizagem. No aspecto experimental, caracteriza-se pela diminuição da atenção.

Hábitos alimentares são o modo como os indivíduos selecionam, consomem e utilizam os alimentos disponíveis, incluindo os sistemas de produção, armazenamento, elaboração, distribuição e consumo de alimentos.

Influência dos hábitos alimentares nos estados físico, psíquico e social do homem

A forma como o homem obtém, aproveita e consome seus alimentos, os valores que a sociedade atribui aos alimentos, enfim, a alimentação de um povo, fazem parte de seu contexto cultural, integrando um *quantum* de fatores inter-relacionados, como a economia, a estrutura social, a religião e o fator psicológico.

Sabe-se que as pessoas são motivadas a agir em vista daquilo que creem ser relevante para satisfazer suas necessidades. É dessa maneira que, muitas vezes, o indivíduo muda seus hábitos alimentares, ou seja, mediante a motivação ou a necessidade natural de uma mudança.

Os hábitos alimentares que variam de acordo com o poder aquisitivo de um povo, em alguns aspectos, estão ligados ao problema físico-psíquico-social. Para que a alimentação seja completa, não basta introduzir no organismo todos os princípios nutritivos, à primeira vista indispensáveis à vida; ela deve também possuir o poder de saciar, porque é sobretudo individual. A alimentação deficiente e incompleta para um povo, ou para um indivíduo, pode preencher as necessidades vitais de outro que a ela se habituou ao longo de gerações sucessivas.

Não existe peculiaridade da alimentação em relação à raça e, sim, em relação ao meio ambiente físico, isto é, sol, chuva, altitude, solo, vegetação, vida animal, vetores de enfermidades decorrentes da adaptação do indivíduo ao ambiente, ao longo de gerações sucessivas. Também a aparência, o odor e o gosto influem na formação do hábito alimentar. Portanto, o homem come não o que quer, mas o que o meio lhe oferece.

Em muitos países e regiões, essa luta para obter alimentos em quantidade suficiente tem sido o ponto de origem de todas as atividades sociais e, por consequência, um dos fatores determinantes das relações, atitudes, crenças e práticas que formam a cultura de um povo.

A capacidade de adaptação do indivíduo à disponibilidade de alimentos é de tal maneira desenvolvida que não há alimentação ideal para a humanidade, nem para as coletividades.

Cada sociedade define por si o que são alimentos e, dentro de cada definição, a palavra adquire múltiplos significados. O indivíduo não come a totalidade das plantas e animais comestíveis que tem ao seu alcance. Alguns alimentos são produzidos só para exportação, outros para consumo local; uns estão acessíveis apenas para ricos, outros para pobres; alguns só servem para festividades, outros para as mulheres e crianças, para doentes ou anciãos. Na maioria das sociedades não existe um acontecimento importante, social ou religioso, em que não se apresente uma refeição.

O fato de o indivíduo comer em intervalos regulares não é somente uma forma de saciar a fome, mas também um modo de confirmar os laços de lealdade e mútua dependência entre os membros de sua família ou do grupo de que faz parte.

O consumo de alimentos por determinada sociedade está condicionado e limitado por uma série de valores e sentimentos que se inter-relacionam com os outros aspectos e práticas da vida social. Portanto, é natural que o ser humano aprenda a aceitar essas normas e ideias do meio cultural em que vive. Há, porém, certos hábitos alimentares que acarretam sérios problemas no estado nutricional do indivíduo ou de um povo. São eles: tabus alimentares, restrições impostas por crenças e religiões, as decisões do membro da família que compra e prepara os alimentos, determinando o que se deve comer (alimentos bons ou nocivos para a saúde, no caso de certas doenças ou condições, como menstruação, gravidez, puerpério e lactação).

Mudança de hábitos alimentares

Como visto, o hábito alimentar faz parte da cultura, isto é, integra o indivíduo no seu grupo. O homem está de tal modo adaptado ao seu hábito, que mal será possível uma alteração brusca, a qual, se porventura ocorrer, poderá acarretar outros problemas sérios para o próprio indivíduo, tanto do ponto de vista orgânico quanto do psicológico.

Portanto, quando há necessidade de se modificar ou melhorar um hábito alimentar, deve-se educar a população de forma paulatina. É o que se observa, atualmente, com a introdução do feijão-soja na nossa alimentação.

Entre as mudanças de hábitos alimentares, destacam-se principalmente as espontâneas e as dirigidas.

Mudanças espontâneas

Geralmente, ocorrem pelo desejo que o indivíduo tem de consumir alimentos que dão maior prestígio social; por exemplo, chá, no lugar de leite. Nem sempre essas mudanças são positivas. Muitas vezes são prejudiciais, como, por exemplo, o desmame precoce ou a não amamentação, que é substituída pela alimentação artificial (leite em pó), em prol da estética dos seios.

Mudanças dirigidas

São as mudanças que se desenvolvem à luz dos conhecimentos científicos. Atualmente, o público-alvo principal dessas mudanças são as crianças que sofrem de má nutrição proteico-calórica. O requisito mais urgente para alcançar esse objetivo, em alguns países, é a produção de alimentos; em outros, a elevação do nível econômico e, consequentemente, o aumento do poder aquisitivo das pessoas ou do cultivo de alimentos regionais e da divulgação do seu consumo.

Os problemas mais difíceis para a realização dessa mudança verificam-se quando as pessoas estão mal nutridas e não desejam mudar seus hábitos alimentares. A situação, então, agrava-se.

Os principais fatores que contribuem para tais problemas são: econômicos, culturais, sociais, religiosos e de ordem educacional (ignorância). A cultura de uma sociedade ou de uma família (hábitos, costumes, tradições, crenças, atitudes e tabus) influi no desenvolvimento dos hábitos alimentares do indivíduo pertencente a esse grupo.

Hábitos alimentares no Brasil

Para entender melhor os hábitos alimentares no Brasil, convém dividi-lo em regiões ou áreas alimentares, mostrando as diferenças na alimentação, suas causas e suas consequências.

São estas as áreas alimentares no Brasil: Amazônica, Nordeste Açucareiro, Sertão Nordestino, Oeste e Sul.

Área Amazônica

O homem amazonense vive, quase que exclusivamente, daquilo que a natureza lhe oferece. Nessa região, a farinha de mandioca, popularmente chamada de farinha d'água, é o alimento básico. Essa farinha é usada sob a forma de beijus, mingaus, farofas e bebidas fermentadas. É comum comer a mandioca com frutas, sementes, milho, arroz, feijão e peixes do rio. Entre esses peixes, o mais apreciado pelo amazonense é o pirarucu. Sua carne secada ao sol é parecida com a do bacalhau, sendo muito consumida no local. Outros alimentos consumidos são a manteiga e a carne de tartaruga, utilizadas em quantidade considerável pelas cozinheiras amazonenses.

O mingau característico e muito utilizado por adultos e crianças do baixo Amazonas é o "chibé", preparado com farinha de mandioca e adoçado com rapadura.

Embora não seja muito consumida, por ser um produto de exportação, a maior fonte de proteína dessa região é a castanha-do-pará, aí chamada de carne vegetal. Entretanto, possui alto teor de gordura, o que a torna inadequada para o consumo nesse clima.

Nessa região quase não há o consumo de carne, uma vez que não há criação de gado (a floresta torna-se um obstáculo, pois não há penetração de luz, impedindo o crescimento da vegetação rasteira), e a umidade excessiva praticamente mata os animais. Tampouco o consumo de leite, queijo e ovos é comum.

Sendo assim, o crescimento e o desenvolvimento normal do amazonense estão comprometidos. Sua alimentação é deficiente em nutrientes essenciais, estando o indivíduo mais sujeito a verminoses e propenso a ser magro, anêmico e portador de cáries dentárias. Há deficiência de minerais e vitaminas, causada pela pobreza do solo, pela falta de leite, ovos, certos vegetais e pelo próprio clima, que provoca excessiva transpiração.

A deficiência proteica poderia ser suprida com o consumo de peixe, já que é facilmente encontrado nos rios, mas seu consumo é irregular, pois a pesca não é organizada.

Os hábitos alimentares da população da Amazônia, ainda hoje, são identificados pelos próprios fatores culturais (tradições indígenas) e pelo meio ambiente hostil.

Essa alimentação deficiente não chega a ser geral, isto é, não abrange toda a região. Uma parte da população, que habita as zonas pastoris do Rio Branco e da Ilha de Marajó, apresenta uma alimentação equilibrada. Os alimentos básicos incluem carne, leite e peixe, bem como frutas, verduras e legumes regionais.

Área do Nordeste Açucareiro

Esta região compreende a faixa litorânea que se estende desde o Piauí até o sul da Bahia. A região é pobre. Muitas crianças morrem de fome e de miséria; outras crescem pouco e muito lentamente. Ao contrário da região amazônica, não se pode culpar o meio, pois seu solo é bastante fértil, apresentando condições propícias ao cultivo de diversas plantas tropicais. Entretanto, somente são plantados cana-de-açúcar, cacau e algodão. Ora predomina uma, ora predomina outra dessas culturas, resultando em monocultura, a grande responsável por não se ter desenvolvido na região uma cultura diversificada de alimentos, nem a pecuária nem a indústria de laticínios. Tudo é comprado por preços elevados no sul do país, o que faz com que as pessoas de menor poder aquisitivo não possam obter os alimentos adequados à boa alimentação.

O alimento mais utilizado é a farinha de mandioca – que acompanha o feijão e a carne seca –, o café e a rapadura. Daí a alimentação ser deficiente em quantidade e qualidade; há excesso de carboidratos e deficiência de proteínas (falta de leite, carne e ovos), minerais e vitaminas (pela falta de legumes e verduras).

O Nordeste Açucareiro tem sua própria história e cultura. Os primeiros colonos tentaram a policultura que, acrescida da colheita de frutas silvestres e da caça de animais selvagens, contribuía para a manutenção de um regime plenamente sadio. Essa fase, porém, foi logo substituída pela monocultura da cana, acarretando uma sensível escassez dos alimentos até então abundantes, como a laranja, carne, verduras e legumes. Desfizeram-se, assim, da influência positiva, se não benéfica, da cultura peninsular.

A cultura nordestina sofreu também a influência indígena, que, mesmo por meio de seus processos rudimentares, contribuiu para a alimentação, com a introdução do aipim, da batata-doce, do cará, da taioba e do jerimum.

Outra influência foi a da África, onde residiam povos de tradição agrícola, caracterizada pela policultura, que introduziram aqui a mandioca, o feijão, a banana, o milho e o algodão. Infelizmente, a ação positiva do negro na alimentação do nordestino foi limitada, não adquirindo consistência e extensão capazes de fazê-la perpetuar-se.

Tanto no Nordeste, como na Amazônia, existe uma pequena parte da população que é privilegiada. Os que vivem à beira-mar escapam a quase todas as carências alimentares, em virtude do consumo de peixes e de frutas como o caju e o coco, abundantes nessa região.

Área do Sertão do Nordeste

É a região chamada de polígono das secas. Nela a fome assola a população de forma epidêmica em razão do próprio clima tropical seco, semiárido.

Na época da seca, o sertanejo alimenta-se de um pão preparado à base de folhas raladas e cozidas da palmeira aricuri, que incha o ventre e sacia de forma passageira.

Utilizam-se muito o mel e a rapadura em substituição ao açúcar.

No estudo do hábito alimentar do sertanejo, observam-se a sutil influência indígena e africana e a influência marcante das colônias europeias, principalmente a portuguesa. A alimentação consiste em milho (fonte energética), leite e seus derivados em pequena quantidade, feijão, tubérculos e carnes em quantidade bastante reduzida.

Interessante mencionar um hábito alimentar típico do sertanejo: o cuscuz, de origem árabe (*hous-krus*), em uma variação em que, no lugar do trigo, utiliza-se a farinha de milho.

Analisando esse quadro, observa-se o problema do hábito alimentar do sertanejo, que o leva a um déficit de vitaminas e minerais, elementos essenciais ao metabolismo orgânico.

Área Sul

É a região mais favorecida do Brasil, pois possui um clima com estações bem definidas e os solos mais ricos do país.

De modo geral, os habitantes são mais altos e fortes, mais resistentes às doenças e possuem mais disposição para o trabalho, em virtude da alimentação mais equilibrada, composta de leite e derivados, ovos, carnes, frutas, hortaliças, açúcares, cereais, óleos e gorduras.

As grandes indústrias, rebanhos e lavouras do país estão concentrados nessa região. Os imigrantes influenciaram com suas tradições alimentares e contribuíram para o desenvolvimento da lavoura e da pecuária.

No geral, a alimentação é constituída de uma variedade de pratos e combinações, introduzidas por imigrantes de várias procedências, que vão desde os europeus até os asiáticos. Existe, entretanto, uma preferência acentuada por determinado tipo de alimentação, conforme a nacionalidade e o lugar. A alimentação no Rio Grande do Sul, por exemplo, é rica em carne, porque a região possui grandes rebanhos. Produz, além disso, uma variedade imensa de gêneros alimentícios, que enriquecem a alimentação.

Santa Catarina, em grande parte povoada por colonos alemães, é, por isso, um Estado em que se consomem grandes quantidades de aveia, centeio, lentilha, carne, batata e queijo.

No Rio de Janeiro e em São Paulo há uma mistura de raças e costumes e todas as cozinhas deram sua contribuição para a formação do hábito alimentar da região. O regime alimentar é superior em qualidade e quantidade e dispõe, em abundância, de quase todos os alimentos necessários: carnes, leite, ovos, aves, peixes, queijos, verduras, frutas, cereais, açúcares, óleos e gorduras. Isso, porém, não impede que sejam detectadas algumas deficiências alimentares e mesmo carências, devidas às condições socioeconômicas ou à ignorância, ou seja, em razão do desconhecimento das noções básicas de nutrição. Exemplo é o Vale da Ribeira, onde a alimentação é baseada quase que exclusivamente em hidratos de carbono e há ausência quase absoluta de proteínas. Mesmo o leite que é produzido na região é consumido em pequena quantidade e somente pelas crianças.

Fatores culturais, psicológicos, sociais, ecológicos e econômicos agem na formação do hábito alimentar de um indivíduo. Esse hábito influencia muito no estado físico, psíquico e social do homem.

No Brasil, a alimentação, de um modo geral, é deficiente. As diferentes regiões do país apresentam padrões alimentares incorretos e desarmônicos. A alimentação incorreta advém de fatores e aspectos de ordem político-econômica e sociocultural, além de fatores de natureza e localização geográfica.

Portanto, o hábito alimentar brasileiro precisa ser melhorado e modificado por meio da conscientização do povo sobre a importância de uma alimentação balanceada.

PROPOSTAS PARA A MUDANÇA DOS HÁBITOS ALIMENTARES

1. Introduzir novos hábitos alimentares, uma vez que já se constatou que uma das causas da má nutrição é o desconhecimento das noções básicas sobre o assunto. Essa educação pode ser implementada nas escolas primárias e secundárias, bem como na própria comunidade.
A introdução de hábitos alimentares corretos à criança na idade escolar é o melhor método de se atingir esse objetivo, pois, dessa maneira, se está preparando uma geração com os conhecimentos básicos sobre nutrição.
Os professores também precisam ser instruídos para que transmitam corretamente os conhecimentos às crianças.
É necessário também alcançar o lar e a comunidade, a fim de que a educação alimentar atinja os seus objetivos.
2. Introduzir novos hábitos alimentares, através de todos os meios de divulgação que possam servir ao programa de educação alimentar.
Para isso é necessário ressaltar:
   a) a importância da boa alimentação para a saúde;
   b) as consequências da má nutrição;
   c) o valor dos alimentos;
   d) a disponibilidade de alimentos em cada região do País;
   e) o estímulo ao consumo de certos alimentos de alto valor nutritivo, substituindo outros de menor valor;
   f) o modo de preparar os alimentos, conservando o máximo do seu valor nutritivo.
3. Estimular a produção de alimentos, otimizando o sistema de distribuição, aumentando o poder aquisitivo do povo etc.
Nas mudanças dirigidas, o antropólogo pode ajudar o nutricionista:
   a) na observação dos hábitos alimentares como parte da cultura e na identificação dos "elementos" que podem ser mudados, sem a desorganização e a desestruturação do todo;
   b) no levantamento dos interesses e necessidades da comunidade e na forma de como conduzir a um melhor estado nutricional;
   c) na identificação dos alimentos locais conhecidos e de bom valor nutritivo, bem como na orientação para ampliar seu consumo;

d) na introdução de novos alimentos;
e) no reconhecimento das situações em que o melhoramento do estado nutricional implicará modificações das condições externas (economia, comércio etc.);
f) na prevenção dos efeitos secundários indesejáveis ou das consequências das mudanças nos métodos agrícolas ou nos hábitos alimentares;
g) no treinamento do trabalhador local quanto à nutrição.

Uma mudança dos hábitos alimentares só pode ocorrer gradativamente e quando a modificação for programada.

As transformações violentas dos hábitos alimentares de um indivíduo podem acarretar, por longo tempo, alterações sérias para o organismo, com distúrbios nas funções digestivas, redução da capacidade de trabalho etc.

GEOGRAFIA ALIMENTAR

Todas as regiões do globo já foram conquistadas pelo homem, porém, as condições naturais de vida são extremamente variadas: influência da latitude, natureza dos solos, altitudes, proximidades do mar, clima etc. A matéria-prima e os costumes alimentares são, por isso, os mais diversos, conforme o país. Será instrutivo colher alguns tipos de alimentação bem definidos e fazer um estudo detalhado a respeito, avaliando a nutrição ao longo dos tempos.

Os povos do extremo Norte

Nas regiões glaciais, situadas próximas dos polos, a natureza é hostil ao homem. As raras populações ali existentes não podem viver senão com muita dificuldade, em condições desfavoráveis, à custa dos mais rudes e escassos esforços.

O clima rigoroso só permite o desenvolvimento de um pequeno número de vegetais, todos comestíveis (folhas de salgueiro, rizomas e líquens).

Os produtos de origem animal são encontrados em maior abundância. A caça de animais de pelo ou pena, bem como a pesca de peixes e animais marinhos, fornecem a maior parte da alimentação.

As condições naturais impõem ao homem uma alimentação essencialmente carnívora, com uma permanente e acentuada carência de vegetais.

A palavra "esquimó" significa "povo que come alimento cru". Eles consomem algas marinhas, excrementos de caribu e o conteúdo do estômago de animais herbívoros (p. ex., a rena).

A um regime à base de carne os esquimós juntam caldo de cebola, alho selvagem, casca de salgueiro e numerosas raízes. Certas tribos fazem sopas com sementes de tanchagem, retiradas das tocas dos ratos pelos caçadores. Procuram avidamente frutas silvestres (amoras, morangos etc.) para enriquecer a alimentação, e como fonte de glicídios utilizam o arroz selvagem (rizânia).

As tribos da África

Na África equatorial, os recursos naturais são mais abundantes e variados: a vegetação da floresta virgem fornece raízes, rizoma, rebentos, folhas e frutos.

Animais de todas as espécies são encontrados: grandes mamíferos, serpentes, aves etc. Os habitantes procuram javalis, antílopes, macacos, pequenos animais (os grandes felinos são pouco apreciados), roedores e tartarugas como alimento. Atacam mesmo o elefante, animal de difícil abate, mas que garante a toda tribo alimentação abundante durante longos dias, embora sua carne se decomponha rapidamente.

A tribo dos Massai (África Ocidental) alimenta-se quase que exclusivamente de leite e do sangue retirado da veia jugular do gado, raras vezes sua carne é ingerida.

Tribos nativas da Etiópia apreciam gafanhoto grelhado, aranha frita em óleo de palha, tripas com restos de excrementos ou peixes assados na brasa.

Na África equatorial, em regiões do Congo, nativos comem formigas brancas apanhadas diretamente do formigueiro, enroladas em folhas de bananeira e torradas em folhas aquecidas.

Algumas tribos de pigmeus africanos utilizam-se de cadáveres de animais, já cobertos de vermes, como alimento. As crianças dessas tribos dedicam-se à caça de periquitos, papagaios e esquilo. Já as mulheres pescam peixes e moluscos, que lhes fornecem o complemento necessário de origem animal.

Os produtos vegetais têm lugar importante na alimentação das tribos africanas. A banana assada sob cinzas ou cozida, a mandioca assada na brasa, bem como as folhas, rizomas e as frutas de numerosas árvores equatoriais, põem ao seu dispor abundantes e variados alimentos.

Não conhecem o sal marinho, mas fazem arder as folhas de determinadas plantas aquáticas, cujas cinzas são usadas como nós usamos o sal de cozinha (NaCl).

Sua bebida usual é a água pura. Todavia, para as grandes festas, as cozinheiras da tribo preparam uma deliciosa bebida fermentada à base de mel e de bananas, que elas perfumam de diversas formas.

Os alimentos principais das tribos da África são o trigo e a cevada, utilizados para preparar bolachas de massa não levedada, ou pães mal levedados, assim como o célebre cuscuz. São alimentos preparados com farinhas completas, isto é, contendo em abundância os germes dos grãos integrais.

As tribos apreciam muito os legumes secos, como tremoços e favas, e os legumes frescos, como tomates, cenouras etc.

As frutas cítricas, uvas, ameixas e amêndoas, em geral, têm preços muito elevados e se tornam inacessíveis para as famílias mais pobres. No sul da África, as tâmaras constituem o alimento principal.

Em certas regiões montanhosas e cobertas de árvores, a apanha de frutas silvestres ainda é bastante praticada, o que demonstra o caráter primitivo da alimentação. Nessas regiões, a população cria animais domésticos, ovinos, bovinos, caprinos e camelos, mas, em geral, mal alimentados e, portanto, magros e pouco desenvolvidos. Aliás, as tribos mais pobres consomem bem pouco a carne de talho.

Em contrapartida, o leite e seus derivados (leite azedo, leite coalhado e manteiga), são utilizados em larga escala na alimentação.

As populações costeiras encontram nos produtos do mar abundantes recursos, que, entretanto, não podem ser transportados para o interior do país, salvo depois de secos.

As tribos utilizam também o azeite e o açúcar em grande quantidade. Preferem pratos fortemente condimentados, fazendo grande uso do chá de hortelã-pimenta.

Os povos asiáticos

Na Ásia, o alimento-base é o arroz, que é preparado de diferentes maneiras. Vale salientar que o arroz é, para esses povos, o mesmo que o pão para os europeus: indispensável.

O arroz era utilizado pelos autóctones sem ser descascado, isto é, ainda envolvido em sua fina película avermelhada (arroz tamisado, de alto valor nutritivo), sendo, portanto, um arroz enriquecido. As técnicas modernas permitiram preparar o arroz polido, mais agradável ao paladar e de melhor aparência, mas de reduzido valor nutritivo, em decorrência da eliminação das vitaminas que se encontram na parte externa do grão (casca).

Além do arroz, os principais alimentos de origem vegetal são batata-doce, milho, mandioca, soja, inhame, couve, tomate, cebola e frutas em abundância, como banana, manga e goiaba.

Os alimentos de origem animal são, principalmente, os produtos da pesca: peixe de água doce e salgada (fresco, seco e defumado). Consumido com o arroz, constitui a alimentação do povo asiático, que aproveita também a carne de porco, de cães e de aves. A carne bovina não é muito apreciada. O mesmo pode se dizer do leite, queijo e manteiga.

O chá é a bebida usual. No entanto, os povos asiáticos não desprezam, de forma alguma, as bebidas alcoólicas que eles preparam mediante a fermentação do próprio arroz.

Ensinamento deste estudo de geografia alimentar

O homem que convive com a natureza não tem preconceitos como os povos civilizados. Alimenta-se de tudo o que encontra: serpentes, insetos e suas larvas, carnes putrefatas, carne de cão e de ratos e mesmo da carne de seus semelhantes. Tudo é alimento.

O único freio capaz de travar o homem que deseja satisfazer a fome é o de ordem religiosa. Em todos os povos existem leis morais que interditam o consumo de determinados animais, limitando seu emprego e consumo.

O homem procura alimentos de origem animal e vegetal na mesma proporção. Ao nascer, é semelhante (exceto em caracteres étnicos), no tempo e no espaço, a outro homem que tenha nascido ou venha a nascer em outro ambiente. Após o nascimento, agem fatores que, ligados basicamente à alimentação, são capazes de moldá-lo ao meio ambiente em que vive. O esforço dos esquimós para a introdução de algumas plantas frágeis é dos mais significativos.

Quanto aos povos de regiões mais favorecidas, podem mesclar espontaneamente alimentos de diferentes origens.

O homem faz largo uso do fogo para cozinhar os seus alimentos, não rejeitando, porém, os alimentos crus. Os vegetais são, muitas vezes, consumidos frescos, como a natureza os produz, mas os alimentos cozidos constituem, regra geral, a parte mais importante da alimentação dos povos. O modo como cozinham os alimentos difere bastante: sobre cinzas, grelhas, ao ar livre, assados no forno, cozidos em água fervente, no vapor d'água etc.

O homem prepara os alimentos a partir dos produtos naturais. Os seus gostos levam-no a compor uma alimentação variada, na qual os alimentos se completam e equilibram. O alimento por si só completo e equilibrado não existe.

Ao analisarmos os motivos que levam o ser humano a procurar o alimento, encontramos:

1. **Sobrevivência:** fase instintiva do homem que tem fome como impulso normal para a busca do alimento. Essa fase instintiva é pouco relevante, pois a imitação leva ao processo de sobrevivência da espécie, mediante ensaio e erro.
2. **Saúde:** preocupação constante da condição humana, em decorrência das limitações existentes. As civilizações antigas adotavam métodos primitivos de sacrificar animais e ingerir determinadas vísceras, quando não o animal todo ou até seres humanos. Aos poucos, descobriram efeitos específicos de certas folhas, flores, raízes, cascas e sementes, aprimorando a farmacopeia e a cura natural das doenças.
3. **Dietas:** estiveram sempre presentes nos povos de cultura primitiva e na medicina empírica, persistindo até os dias de hoje. Restrições alimentares eram feitas nos períodos de gestação, puerpério, menstruação, cegueira, aos idosos e a casos de outras condições especiais. Na própria Grécia, Pitágoras estabeleceu o critério do vegetarianismo. Os hebreus, nos anos 1200 a.C., possuíam um código dietético de alimentos permitidos ou proibidos. Egípcios e babilônios utilizavam o

fígado no tratamento higiênico-dietético, e os chineses reconheciam seu valor nas anemias.

4. **Religião:** mitos, mandamentos, leis e normas relativas aos alimentos guardam relações com fatores espirituais e emocionais, importantes para sustentar uma crença. As razões que levam o hindu a abster-se de carne não são as mesmas que impedem o israelita de ingerir a carne de porco ou o católico de comer carne vermelha na sexta-feira santa. Portanto, as religiões podem ignorar barreiras geográficas, sociais ou políticas, mas se atêm a preceitos passíveis de críticas do ponto de vista científico, à luz da moderna ciência da nutrição.

5. **Aspecto político-social:** desde os tempos antigos, sempre houve um líder no reconhecimento de um povo. A diferença de direitos e de prerrogativas levou esses líderes a uma nítida divisão de correntes a respeito de valores éticos, igualdade de direitos e potencialidade do ser humano, a fim de resguardar uma alimentação correta e bem distribuída do povo.

6. **Longevidade:** tribos primitivas exerciam seus rituais em busca da imortalidade, enquanto os taoístas chineses buscavam a longevidade na nutrição da vida. Em todos os tempos, o alimento e a longevidade estiveram sempre correlacionados. Povos de todo o mundo atribuem à alimentação a manutenção do vigor físico, mental e espiritual.

7. **Cultura:** alimentação e cultura constituem tema de muita discussão. Sabemos que o hábito alimentar é parte inseparável de qualquer forma de vida. A evidência científica do valor do alimento não é, geralmente, argumento suficiente para determinar mudanças. A difusão se opera quando existe reconhecimento da necessidade ou desejo pelo prestígio ou forma de introdução, além dos fatores psicológicos de alta motivação.

8. **Ciências:** com Lavoisier, em 1743, praticamente iniciou-se o caminho de progresso relativo aos conhecimentos sobre nutrição. Os estudos sobre o consumo de oxigênio abriram as fronteiras para investigadores como Lieby, que chegou à composição dos alimentos (glicídios, protídeos e lipídios); Voit, Rubner, Atwater e Lusk determinaram a calorimetria humana e as leis de nutrição. Houve também a descoberta de novas vitaminas, de catalisadores minerais e de sua necessi-

dade na complementação alimentar e na composição de proteínas. Enfim tornou-se patente a contribuição da ciência para a nutrição, atendendo aos rumos e às necessidades do ser humano.

9. **Tecnologia:** o progresso da ciência desencadeia um avanço denominado tecnologia. Assim, o açúcar, o óleo e a farinha são produtos cada vez mais refinados e prejudiciais à saúde do ser humano, à medida que avança a tecnologia, errando algumas vezes – como no caso dos aditivos, adubos químicos, inseticidas, fungicidas e pesticidas – e acertando em outras, como na produção de vitaminas, minerais e concentrados proteicos. Isso realmente faz do homem um ser capaz de mutações constantes, mas, muitas vezes, perigosas.

TABUS

A palavra tabu teve origem na Polinésia, e seu verdadeiro significado nunca foi conhecido. Tabu, em português, tem dois sentidos opostos: primeiro significa "sagrado", "consagrado"; mas também possui o sentido de algo inquietante, perigoso, proibido e impuro.

O tabu é, portanto, uma proibição, uma interdição, diferente, porém, das proibições puramente religiosas ou morais, uma vez que não exige a autoridade reconhecida de um religioso ou de uma pessoa de poderes legais, como acontece nas proibições religiosas ou morais. O tabu apresenta, em si mesmo, a autoridade das proibições.

Os tabus são de origem geralmente desconhecida, sendo difícil, portanto, explicar sua existência. Há, todavia, duas escolas psicológicas que tentam definir e explicar o tabu:

- a psicologia clássica de Wundt, que o define como manifestação e consequência do instinto do medo, do temor à força dos deuses;
- a psicologia psicanalítica, escola de Freud, que define o tabu como um fato da psicologia social, análogo a determinado fenômeno patológico individual.

Os tabus podem ser divididos em três tipos distintos:

- tabu natural ou direto: aquele que é produto de uma força misteriosa, inerente a uma pessoa ou objeto;

- tabu transmitido ou indireto: oriundo da mesma força misteriosa (mana, entre os melanésios, por exemplo), mas que pode ser adquirido ou transferido por meio de um chefe ou sacerdote;
- tabu intermediário: quando é tanto nato quanto adquirido ou transferido.

Quanto à duração, os tabus podem ser permanentes ou temporários:

- tabus permanentes: são os relacionados com os sacerdotes, chefes e com os mortos e a tudo o que lhes diz respeito;
- tabus temporários: são aqueles que se relacionam a certos estados fisiológicos ou atividades, tais como a menstruação, o parto, o estado do caçador antes e depois da expedição da caça, da pesca etc.

São também classificados como tabus lugares, pessoas e objetos que apresentam em si uma força especial, mágica, que pode ser transmitida em todas as direções, para objetos inanimados e mesmo para os seres vivos.

Em determinadas culturas, quando há uma violação involuntária de um tabu, o violador deve ser castigado, tornando-se ele mesmo um tabu. Em algumas tribos, por exemplo, se alguém, por desconhecimento, ingere a carne de um animal considerado tabu, ao se dar conta de sua culpa, cai em profunda depressão, dando por assegurada sua morte.

Primitivamente, o castigo à violação de um tabu era dado por uma força interior, de ação independente e automática. Mais tarde, atribuiu-se aos seres superiores o poder de castigar os violadores. Posteriormente, o castigo passou a ser dado pela própria sociedade.

As proibições recaem, na grande maioria, sobre a ingestão de certos alimentos, a realização de certos atos e a comunicação com certas pessoas.

A importância de um tabu transmitido depende do poder da pessoa que o transmite. Se provém de um chefe, tem muito mais eficácia do que o transmitido por um indivíduo qualquer.

Tendo em vista a importância da pessoa que transmite o tabu, pode-se dizer que, no Brasil, não existem verdadeiros tabus. O que há em nossos costumes são alguns vestígios de tabus, não se verificando neles o verdadeiro caráter de coisa sagrada ou misteriosa. Os tabus eventualmente ainda existentes no Brasil estão desligados de pessoas de "alto poder" que cheguem a transmiti-los.

Tabu alimentar

O tabu alimentar caracteriza-se por uma interdição à ingestão de certos alimentos que têm "força sagrada" integrada em uma situação mística de crenças, da qual depende a estabilidade do grupo.

As exclusões alimentares temporárias afetam as pessoas em certos períodos decisivos, podendo ter consequências perigosas e mesmo fatais. Por exemplo:

- proibição imposta às mulheres grávidas e às lactentes;
- proibição imposta às mulheres em período de menstruação;
- proibição às crianças;
- durante a puberdade e a adolescência.

Numa pesquisa realizada no ambulatório da Pró-Matre de Salvador, Bahia, obteve-se o seguinte resultado: 530 mulheres foram inquiridas a respeito dos alimentos evitados no período de gravidez e quanto ao porquê de sua abstenção. O resultado foi o seguinte: 362 restringiram o abacaxi; 254, o limão; 240, o tamarindo; 231, o peixe; 214, a banana; 211, a melancia; 204, o repolho; e 195, o ovo. Por quê?

As razões básicas de um tabu alimentar são:

- preservar os indivíduos dos "perigos" resultantes da ingestão de determinados alimentos;
- proteger as crianças que ainda vão nascer e as recém-nascidas dos perigos que possam advir da ingestão, por parte dos pais, principalmente da mãe, de certos alimentos com "qualidades especiais".

No Brasil, o tabu alimentar provavelmente teve sua origem nas necessidades que os primeiros governantes tiveram de preservar a adaptação e a multiplicação de diferentes espécies animais e vegetais trazidas do exterior, para prover a subsistência dos primeiros colonizadores. Os recursos oferecidos pela fauna e pela flora, na época, eram bastante escassos tanto em quantidade como em qualidade. Foram, então, criados vários tabus, com a finalidade de preservar as espécies animais e vegetais para o futuro consumo.

É conveniente conceituar preconceitos, crenças, idolatrias alimentares e diferenciá-los entre si e do tabu, pois também são elementos responsáveis por hábitos alimentares errôneos e, consequentemente, pelos baixos índices nutricionais nas diversas populações da América Latina, principalmente.

Preconceitos

Dizem respeito aos caracteres organolépticos ou ao preparo culinário em si, embora existam também os de natureza subjetiva. Não é o fato de o alimento fazer mal que leva o indivíduo a não ingeri-lo, mas sim o seu aspecto (cor, sabor, consistência, odor); tem-se, por exemplo: bifes sangrentos, nata de leite, as preparações à base de quiabo. Como preconceito de natureza subjetiva, tem-se como exemplo a repugnância manifestada por muitas pessoas à ingestão de certos tipos de alimentos: carne de cavalo, ovos que não de galinha etc., embora, muitas vezes, conhecendo-se o valor nutritivo desses alimentos.

Crenças

Relacionam-se sempre com uma suposta ação nociva. Formam-se geralmente em virtude da tendência de se generalizarem situações e atitudes de natureza exclusivamente particular.

No caso de determinadas doenças, como alergia alimentar, o consumo de certos alimentos deve ser temporariamente restringido ou evitado. São situações que apenas abrangem um pequeno número de pessoas. Porém, em virtude da generalização, tais contraindicações específicas de um grupo são difundidas como dogmas em meio a toda a coletividade, resultando, daí, conceitos fantasiosos e errôneos sobre a ingestão ou preparação de certos alimentos. Surgem, então, certas denominações, como alimentos "leves", "pesados", "frios", "quentes", "fortes" etc., além de alguns deles "ganharem" propriedades descabidas, como: enlatados produzem câncer, e vinagre e limão corroem o estômago, provocando emagrecimento repentino.

Idolatrias

São observadas geralmente em pessoas com razoável ou mesmo bom nível de conhecimento, ao contrário do que acontece com crenças e tabus.

Essas pessoas, adquirindo certos conhecimentos sobre alimentação, entusiasmam-se por determinados alimentos ou tipos de alimentação, atribuindo-lhes propriedades miraculosas. Exemplos: alimentação vegetariana, macrobiótica etc. Muitos adeptos de determinado tipo de alimentação chegam ao fanatismo, e este, qualquer que seja sua natureza, é prejudicial, principalmente no tocante à alimentação.

Tabus alimentares no Brasil e em outros países

Tabus sobre o álcool. No Nordeste não se toma álcool com manga, porque mata; não se mistura aguardente com farinha, porque "empanzina" a barriga do freguês. Em São Paulo, não se come melancia com aguardente. No Rio de Janeiro e em São Paulo, costuma-se previnir os efeitos indigestos de uma feijoada com uma caipirinha, que deve ser tomada antes da feijoada e não depois, senão, mata.

Tabus sobre o leite. No Brasil, são mais encontradas as proibições de leite com álcool e de leite com manga (proveniente da Índia). Não se deve tomar água depois de comer coalhada. Em certas tribos africanas, as mulheres não podem beber leite. Na tribo de Kababish os homens bebem apenas leite de camela; as mulheres bebem o leite de vaca, e as crianças de cabra.

Tabus sobre frutas. No Brasil, a manga não deve ser comida à noite, pois a fruta é "forte". Fruta verde dá dor de barriga. Melancia é indigesta e, nos sertões do nordeste, acredita-se que não se deve parti-la à noite. Em Pernambuco, mulheres grávidas não podem comer frutos gêmeos, para não terem parto duplo e, durante a menstruação, as mulheres não podem comer frutas cruas. O coco agrava a tosse, e a laranja é prejudicial à cicatrização de feridas. Os tabus encontrados no centro-oeste brasileiro são os seguintes: não se deve comer manga com ovos, nem uma fruta após a outra, nem abacaxi com café; e na gravidez é proibido comer manga, pepino e melancia. Na Alemanha e na França, acredita-se que a maçã e a pera, colhidas e ingeridas imediatamente, provocam cólicas e distúrbios estomacais. As frutas silvestres (amoras, avelãs secas) prejudicam os rins e dão dor de cabeça. Em Porto Rico, pessoa com resfriado não come fruta cítrica. Na Nigéria, a banana é conhecida por causar vermes.

Tabus sobre legumes e verduras. O pepino, de fato, é indigesto. No Brasil, acredita-se que, para comê-lo, deve ser deixado uma noite toda de molho no sereno. Nas zonas dos engenhos de Pernambuco, os homens não comem verduras, argumentando que "não são lagartos para se sustentarem de folhas". No centro-oeste acredita-se que é perigoso comer pepino com ovo, pois mata.

Tabus sobre carnes e ovos. No Brasil, em determinados lugares, é proibido comer carne durante certas doenças: febres, diarreias etc. No centro-oeste, não se deve misturar dois tipos de carne: de peixe e bovina, e mulheres em período menstrual não podem ingerir peixe e carne de porco porque provocam mau cheiro. Durante a gravidez, é proibido comer carne de porco, se este não for castrado; galinha de pescoço pelado; carne com feijão e pimenta; leite e carne de galinha preta. Em Porto Rico, é proibido comer peixe com abacaxi e peixe com leite. Entre os esquimós é proibido praticar a pesca e a caça na mesma semana. Os judeus e os maometanos não comem carne de porco. A galinha é repudiada pelos hindus. A carne de carneiro teve seu consumo proibido no Egito Antigo e, ainda hoje, é repudiada por um grande número de indivíduos. Na China e no Japão, há religiões que não fazem uso de ovos e há outras em que são ingeridos em fase de adiantada putrefação. No Tibete, as carnes bovina, de cavalo e de cachorro não devem ser ingeridas, sendo considerada pecado a matança desses animais. Os habitantes não tocam em peixes ou galinhas, sendo estas, quando muito, ingeridas pelos mendigos esfomeados que, mesmo assim, não se servem de seus ovos, que são sempre jogados fora. Na Nigéria, acredita-se que criança que come ovos torna-se ladra. Na Etiópia, quando se come galinha, a pele e o oveiro são reservados às damas.

O tabu é universal e adquire peculiaridades mais fortes dependendo do lugar, da cultura e da evolução de cada povo. Muitos consideram o tabu como algo proibitivo e altamente punitivo, e isso contribui para a formação de maus hábitos alimentares, levando muitos povos à desnutrição.

Uma vez estabelecido o tabu, é difícil eliminá-lo. Dificilmente haverá explicações científicas convenientes e convincentes, capazes de dissuadir os que observam os tabus.

2
NOÇÕES SOBRE NUTRIÇÃO

O corpo humano é uma "engrenagem" de constituição complexa, sendo formado por 33 elementos químicos diversos que, reunidos entre si, constituem células, tecidos, órgãos e aparelhos. As funções do organismo humano podem ser divididas em dois grupos:

- funções destinadas à conservação da espécie;
- funções destinadas à conservação do indivíduo.

Uma função destinada à conservação da espécie é, sem dúvida, a reprodução.

As duas funções destinadas à conservação do indivíduo estão divididas em dois subgrupos:

- funções da vida vegetativa (nutrição): são as que permitem que o organismo se refaça das perdas diárias e produza a energia necessária ao trabalho dos órgãos. São elas: digestão, respiração, circulação e excreção;
- funções da vida animal (relação): são as que permitem que o indivíduo se relacione com o ambiente em que vive. São elas: locomoção, visão, audição, gustação, tato e olfato.

A importância da boa alimentação para manter as funções do organismo é vista atualmente como algo que deve ser tratado com muita responsabilidade. Cabe ao profissional nutricionista, no campo da educação alimentar, levar o indivíduo a atualizar, da melhor maneira, os conhecimentos adquiridos. Desse modo, o lema de trabalho do profissional nutricionista deverá ser o da Food and Agriculture Organization (FAO): "Se você der um peixe a um homem, ele comerá uma vez; se você o ensinar a pescar, comerá sempre."

Além do que já foi dito, observe-se ainda que a dietética é a ciência e a arte de alimentar pessoas ou coletividades enfermas e que os nutrientes são substâncias químicas encontradas nos alimentos, indispensáveis à saúde e à nossa atividade físico-psíquico-social.

FUNÇÃO DOS ALIMENTOS

Todos os alimentos possuem nutrientes, e cada nutriente tem uma função. Por isso, certos alimentos têm dupla função ou uma função predominante, de acordo com os nutrientes neles contidos.

Os nutrientes podem ser assim classificados:

- glicídios;
- lipídios;
- protídeos;
- minerais;
- vitaminas;
- água;
- fibras alimentares;

Glicídios — a função dos glicídios na alimentação é proporcionar energia.

Lipídios — a função dos lipídios é produzir energia, proteger os órgãos vitais, proteger o organismo contra uma perda excessiva de calor e ser veículo das vitaminas lipossolúveis (A, D, E, K).

Proteínas — a função das proteínas é promover o crescimento e a formação de novas células, cuidando da conservação dos tecidos. Ainda, proporcionam aminoácidos para a formação de enzimas, hormônios e anticorpos e contribui para o metabolismo energético do organismo, fornecendo 4 kcal/g de proteína ingerida.

Minerais — a função dos minerais é contribuir para o controle da pressão osmótica, para a manutenção da concentração do líquido intracelular (k); prevenir cáries dentárias (flúor) e ativar as enzimas que atuam no metabolismo dos glicídios e dos protídeos (magnésio, fósforo). Também é função dos minerais participar na formação de hormônios (iodo na tiroxina), da hemoglobina (ferro), na formação dos ossos (cálcio) e impedir o bócio endêmico (iodo).

Vitaminas — a função das vitaminas varia bastante, a saber:

Vitamina A: indispensável à normalidade da visão, integridade dos epitélios, crescimento e funções endócrinas;

Vitamina B: tem a função de agir como coenzima no metabolismo dos glicídios, lipídios e proteínas, além de agir como fator de crescimento celular e da formação sanguínea;

Vitamina C: é essencial para o estímulo das funções de defesa, ou seja, formação de anticorpos; essencial ao metabolismo geral do organismo em razão de sua alta concentração no cérebro, rins, fígado e baço; essencial à formação da substância intercelular; responsável pela construção do tecido conjuntivo, da dentina e dos ossos;

Vitamina D: indispensável à absorção de cálcio e do fósforo e para calcificação dos ossos e dentes;

Vitamina K: indispensável à coagulação do sangue.

Água — substância na qual se dissolvem os princípios nutritivos, fornecidos pela alimentação. São funções da água regular a temperatura corporal e levar as substâncias nutritivas dos pontos de absorção até as células e trazer os resíduos aos órgãos de excreção.

Fibras alimentares — sua função é a regularização do funcionamento intestinal, uma vez que não são digeridas pelas enzimas digestivas humanas.

Conhecida a função de cada nutriente, é necessário que sejam divididos em grupos. Dessa maneira, os alimentos mais ricos em determinado nutriente são inseridos em um grupo específico correspondente (predominância de nutrientes).

CLASSIFICAÇÃO DOS GRUPOS DE ALIMENTOS, DE ACORDO COM SUAS FUNÇÕES

Grupo energético

O grupo energético, também chamado de carboidrados, quando ingerido em excesso, é armazenado sob a forma de glicogênio no fígado e nos músculos. Quando se esgota a capacidade de armazená-lo nessa forma (como glicogênio), o hidrato de carbono, ou melhor, a glicose, é transformada em ácidos graxos e deposita-se no tecido sob a forma de gordura (tecido adiposo).

Alimentos do grupo energético: cereais, açúcares, feculentos, mel, cana-de-açúcar, hortaliças, gordura e frutas.

A função energética se explica pelo fato de os alimentos conterem energia química que se desprende deles quando são absorvidos, metabolizados, desdobrados e queimados pelo organismo. Há duas espécies de energia fornecidas pelos alimentos: a calorífica (que dá ao organismo uma temperatura constante, indispensável à vida) e a mecânica (que fornece meios para o trabalho muscular ou para movimentar os órgãos internos).

Os alimentos com função energética são chamados, por essa razão, alimentos energéticos, e funcionam no organismo como verdadeiros combustíveis. Uma vez queimados nos tecidos pelo processo metabólico, transformam-se em água e gás carbônico, liberando energia química que será transformada em calor e energia mecânica. Quanto mais intenso for o trabalho, maiores serão o gasto de energia e a solicitação desses alimentos. Mesmo em repouso rigoroso ou em jejum absoluto, o organismo consome energia para manter a temperatura corporal e o funcionamento dos órgãos, gastando uma quantidade mínima de energia, o que é chamado de metabolismo basal. Este varia em função do sexo e da idade (superfície corporal). Nos países quentes, o metabolismo basal dos indivíduos é inferior ao dos indivíduos nos países frios.

A necessidade alimentar está também relacionada à profissão do sujeito, isto é, aos esforços por ela exigidos.

Grupo construtor

O grupo construtor age na formação, no crescimento e na reparação do órgão desgastado pelo esforço. Tecidos novos são formados no homem em desenvolvimento, e no adulto, mesmo no idoso, há uma troca de tecidos, embora muito menos acentuada. Admite-se que, no adulto, há uma mudança geral dos tecidos a cada 7 anos — mas há tecidos, como o sanguíneo, cujo ritmo de total renovação é a cada 3 meses.

Os alimentos proteicos são responsáveis pelo fornecimento dos elementos indispensáveis à formação de novos tecidos, ao reparo e à renovação dos tecidos desgastados. As gestantes devem ingerir mais alimentos proteicos para a perfeita formação e desenvolvimento do embrião.

O mesmo acontece com crianças e adolescentes, que tendem a ter metabolismo, trocas orgânicas e reparações mais ativas e que, portanto, requerem um maior consumo de alimentos proteicos.

Quando o total calórico está abaixo das necessidades, a proteína é utilizada para fornecer energia. Mas quando o suprimento calórico é suficiente e há ingestão excessiva de proteínas, elas são transformadas em ácidos graxos e glicose, sendo posteriormente depositadas com tecido adiposo.

Grupo regulador

O grupo regulador é composto pelos alimentos cuja função é fornecer vitaminas, minerais e fibras alimentares para que auxiliem as várias funções normais do metabolismo orgânico, permitindo o estímulo e o controle das trocas e dos processos nutritivos do organismo. Estão nesse grupo frutas, hortaliças, vísceras e cereais integrais.

Fontes alimentares do grupo regulador

Glicídios

Arroz, farinhas, massas, biscoitos, açúcar e feculentos como aipim, batata, batata-doce, inhame, milho verde, cará, feijão, pão, fubá, doce em massa.

Substitutos saudáveis: mel, arroz integral, farinha integral, pão integral, biscoitos enriquecidos, massas enriquecidas.

Lipídios

- fonte de gordura animal: creme de leite, banha, toucinho, carnes gordurosas, manteiga, óleo de fígado de bacalhau;
- fonte de gordura vegetal: margarina, gordura hidrogenada, óleos (milho, soja, oliva, algodão etc.), gordura de azeitona, chocolate, abacate, nozes, castanhas, coco etc.

Obs.: consumir com moderação as fontes de gordura animal, utilizando para o preparo dos alimentos de preferência os óleos vegetais.

Protídeos

- fonte de proteína animal: ovos, queijos, leite, peixes e carnes em geral;
- fonte de proteína vegetal: soja, feijão, lentilha, grão-de-bico, tremoço, trigo integral, milho etc.

Obs.: é importante que a dieta contenha proteínas dessas duas fontes, pelo fato de a proteína animal conter todos os aminoácidos essenciais e a proteína vegetal não conter alguns aminoácidos essenciais.

Minerais

- cálcio e fósforo: leite, coalhada, queijo, peixes, crustáceos, gema de ovo, vísceras, aves, carnes, grãos integrais de cereais e leguminosas, principalmente a soja;

- ferro: rins, carnes em geral, espinafre, agrião, cambuquira, feijão, soja, grãos de erva-doce, mostarda, orégano e manjerona, açúcar mascavo, amendoim cozido;
- iodo: peixes, moluscos, crustáceos, sal de cozinha com iodo, vegetais plantados em terra rica em iodo (cultivados próximo à orla marítima);
- flúor: chá-preto, peixes em geral, feijão-preto, pimenta-do-reino, água potável que contenha flúor;
- enxofre: leguminosas, amendoim e ostras;
- manganês: folhas verdes, vagens, castanha-do-pará, mandioca, nozes e feijão;
- fibras alimentares: frutas, hortaliças, cereais integrais e derivados;
- água: água, sucos, sopa, frutas em geral e chás.

Vitaminas[1]

- vitamina A
  - fonte animal (própria vitamina): fígado, leite, ovos, manteiga, óleo de fígado de peixes;
  - fonte vegetal (provitaminas ou carotenos): manga, mamão, abóbora, beterraba, cenoura, tomate, agrião, couve, espinafre, pimentão.
- complexo B
  - vitamina B1 ou vitamina F (tiamina): a fonte mais rica é a levedura ou levedo de cerveja (a vitamina B1 não está na cerveja), amendoim, gérmens de trigo, cereais integrais, gema de ovo, vísceras;
  - vitaminas B2 ou vitamina G (riboflavina): levedura, carne, ovos (gema), pescado, cerveja, leguminosas em geral;
  - vitamina B5 ou vitamina PP (niacina): levedo, fígado, leite, peixe, amendoim, pimentão, cereais integrais;
  - vitamina B6 ou vitamina H (pirodoxina): carne de porco, fígado, pescado, leite, ovo, aveia, banana, cereais integrais, levedo;

---

1 Foram descritas as vitaminas mais usadas e estudadas cientificamente. É importante salientar que o teor de nutrientes contido em cada alimento varia de acordo com a época da colheita, tratamento do solo, transporte, armazenamento, conservação, áreas geográficas (influência da luz, raios solares), estação do ano e processamento (caseiro ou industrial).

- vitamina B12[2] (cianocolabamina): fígado, ostras, rim, ovo, leite, queijo.

Ácido fólico

Fonte: levedura, fígado, vegetais verdes, rim, frutas oleaginosas.

- vitamina C: frutas cítricas, como laranja, tangerina, mexerica, caju, goiaba, morango e tomate, pimentão verde, hortaliças cruas;
- vitamina D: a própria pele do indivíduo, que contém a provitamina, a qual é ativada pela exposição ao sol. Leite, fígado, manteiga, gema de ovo, óleo de fígado de bacalhau, atum, cação e tubarão, principalmente;
- vitamina E: óleos vegetais como o de oliva, amendoim, soja, dendê, algodão, trigo e principalmente de milho, bem como gema de ovo e germens do trigo;
- vitamina K: fígado de porco, espinafre, repolho, couve-flor, fígado e leite de vaca; em menor proporção nos cereais como o trigo e a aveia. A própria flora bacteriana intestinal constitui e perfaz 50% das necessidades nutricionais da vitamina K.

AS LEIS DA NUTRIÇÃO

As Leis da Nutrição foram desenvolvidas por Pedro Escudero, em 1937, e assim enunciadas:

Lei da Quantidade

A dieta deve fornecer diariamente ao indivíduo a quantidade de alimentos necessários ao funcionamento do organismo, preservação da espécie e manutenção da saúde.

Lei da Qualidade

A dieta deve fornecer diariamente ao indivíduo a qualidade de nutrientes necessários ao organismo. Deve também levar em consideração o

---

2 Os alimentos de origem vegetal não contêm vitamina B12.

grau de maturação e conservação, bem como as condições de consumo dos alimentos.

Lei da Harmonia

Diz respeito ao equilíbrio que deve haver na ingestão dos alimentos, e, consequentemente, de nutrientes. Os nutrientes são distribuídos no valor calórico total (VCT), resultando em uma dieta equilibrada. A Lei da Harmonia explica também o equilíbrio existente entre a quantidade de cálcio e fósforo e de sódio e potássio, bem como de outros nutrientes, equilíbrio esse exigido por nosso próprio organismo.

Lei da Adequação[3]

A dieta deve ser adequada ao indivíduo, levando-se em consideração os fatores que interferem no cálculo de uma dieta (peso, estatura, idade, sexo, clima, disponibilidade de alimentos, poder aquisitivo, gasto energético); o estado fisiológico do indivíduo (gestante, nutriz, criança) e a coletividade (no caso de hospital, indústria, creche). A dieta deve ser individualizada.

NUTRIÇÃO COM EQUILÍBRIO = SAÚDE

De modo geral, os regimes alimentares inadequados são caracterizados por carências, excessos ou desequilíbrios múltiplos, sem que nenhum desses fatores apresente sintomas predominantes.

O organismo torna-se debilitado e vulnerável às carências nutricionais.

Um organismo pode viver e até desenvolver-se, de modo aparentemente normal, apesar de uma alimentação carente e desequilibrada (p. ex., o consumo de glicídios, que consistem no nutriente mais barato e têm um grande poder saciador). O indivíduo que pensa estar bem nutrido está, na verdade, apenas cheio de gordura, o que não é saudável. Ao fim de certo tempo, as carências se manifestam. Há casos em que a situação se agrava e a saúde fica definitivamente comprometida.

---

3   É necessário saber que somente a Lei da Adequação é universal, pois é aplicável, sem exceção, tanto a indivíduos enfermos como a sadios. As demais leis, conforme o regime dietoterápico indicado, poderão ser alteradas ou eliminadas. Por exemplo, para um diabético, a terceira lei não poderá ser seguida rigorosamente.

O homem que vive em seu ambiente natural, isto é, em contato com a natureza, aproveitando como alimento tudo o que vê e de que necessita, sem nada transformar, estará fazendo uso dos alimentos com seu potencial nutritivo. O mesmo não acontece nos países mais desenvolvidos, onde a produção de gêneros alimentícios advém de processos artificiais, sofrendo o alimento transformações profundas, antes mesmo de ser consumido.

O homem já não é guiado pelo seu instinto na escolha dos alimentos que mais convêm ao bom funcionamento de seu organismo. Desvia-se, sem compreender, das leis mais imperiosas da natureza, tornando-se vítima de males numerosos e até mesmo fatais, uma vez que são irreversíveis.

Quanto mais artificiais forem os métodos de produção de alimentos, quanto mais a ciência for utilizada para transformar os produtos, orientando agricultores e industriais, tanto mais deverá ser chamada a atenção do público para as regras de uma boa alimentação.

Uma alimentação sadia, equilibrada e adequada às necessidades de cada indivíduo faz-se necessária, pois as exigências de nutrientes para o organismo variam de acordo com idade, sexo, clima, atividade e período fisiológico.

ALGUNS MODELOS ALIMENTARES

Alimentação natural

Os chamados alimentos naturais tornaram-se muito populares nos últimos anos, particularmente a partir dos anos 1970, quando se fez notar uma consciência alimentar nas grandes cidades, principalmente entre os jovens ligados à ioga, seguidores de filosofias esotéricas e à arte marcial, de origem oriental. Foram eles que no final dos anos 1960 e início dos anos 1970 abriram a discussão referente a uma realidade química condenável e aos efeitos decorrentes da industrialização e da inovação tecnológica sobre os alimentos consumidos pela humanidade. Estavam atentos à importância de uma alimentação mais coerente com as leis da natureza – importância que todas as religiões tradicionais sempre levaram em consideração, mediante conselhos e proibições quanto à alimentação de seus seguidores.

No início dos anos 1980, a alimentação natural, mais que uma moda, tornou-se uma religião, uma propaganda. Uma florescente filosofia começou a agitar os países desenvolvidos e aqueles em desenvolvimento, sendo propagada por um grande número de adeptos e divulgadores. O naturalismo chega a ultrapassar os limites da alimentação, para atingir a população por meio dos artigos de limpeza, perfumaria, roupas, xampus, cosméticos etc.

A alimentação natural é definida, principalmente, pela ausência de aditivos, fertilizantes e pesticidas e, ainda, por ser considerada mais nutritiva e saudável.

A justificativa para o uso da alimentação natural é fundamentada na proteção à saúde e em uma série de argumentos, especialmente filosóficos (integração na natureza, no universo etc.), bem como nas necessidades espirituais e emocionais do indivíduo. A alimentação natural nada mais é do que o uso de produtos que venham a combater a ansiedade e o estresse de cada dia.

Surge, inclusive, uma poderosa indústria da alimentação natural, que capitaliza as preocupações das pessoas em relação à sua saúde e ao bem-estar espiritual. Por esse motivo, a chamada alimentação natural não obedece um critério uniforme de conduta. Cereais integrais, leguminosas, verduras, frutas e sal grosso são consumidos pelos naturalistas. Já o leite e seus derivados são proibidos para uns e permitidos para outros, desde que usados com moderação; o mesmo se aplica em relação ao açúcar, aos biscoitos e aos doces, entre os alimentos industrializados. A carne, alguns simplesmente a consideram um veneno; outros a consomem, porém somente em pequena quantidade.

Enfim, o entusiasmo pelos alimentos naturais ou alimentos orgânicos chegou a tal ponto que até mesmo os mercados à beira de estradas anunciam alimentos cultivados "organicamente".

Ressalte-se, porém, que os alimentos ditos naturais ou orgânicos estão cada vez mais restritos a uma pequena parcela da população, pois é sabido que não se consegue alimentar a população de hoje com os métodos de produção de ontem, pois o custo é outro fator que restringe a uma pequena classe elitizada a adesão a essa alimentação. O custo dos alimentos organicamente desenvolvidos chega a ser 30 a 80% mais alto que o de similares inorgânicos.

Os alimentos orgânicos não têm melhor valor nutritivo que os não orgânicos. Eles nem sempre são seguros do ponto de vista de higiene, pois são produzidos com fertilizantes orgânicos, que seguramente podem estar contaminados. O que se deve procurar fazer é utilizar os avanços tecnológicos que as ciências proporcionam, porém de maneira criteriosa e controlada, por meio de práticas agrícolas corretas e naturais.

Não se deve criar um conflito semelhante ao travado entre a medicina alopata e a homeopata. A alimentação natural não deve ser considerada uma resposta agressiva da humanidade aos excessos da sociedade industrializada.

Os responsáveis pela política alimentar tradicional precisam caminhar juntos e acompanhar os defensores da alimentação naturalista para atingir um despertar de consciência, no qual a saúde do ser humano seja objetivo comum.

Vegetarianismo

Histórico

O relato mais antigo de um regime vegetariano encontra-se nas escrituras dos hebreus. Ali, Deus instrui o primeiro par, Adão e Eva, sobre como deveria se alimentar. A dieta constituía-se de cereais, frutas, legumes, verduras, nozes etc.

Os adventistas do sétimo dia e os monges trapistas também são adeptos do vegetarianismo, tendo como base valores religiosos. No século XIX, grupos utópicos advogaram esse padrão dietético. Entre seus seguidores estavam os fabricantes de cereais, W.K. Kellogg e W.C. Post. Atualmente muitos jovens, por motivos de saúde, ecológicos ou filosóficos, têm adotado um ou outro tipo de dieta vegetariana. Essa prática é, por vezes, uma crença ou uma regulação de grupos religiosos ou cultistas. Alguns desses grupos também são adeptos da alimentação natural ou da dieta macrobiótica.

Na galeria dos vegetarianos figuram nomes de personagens famosas da história, como Newton, Lamartine, Pasteur, Napoleão, Einstein e outros. Este último chegou a dizer:

> Sou, por princípio, fervoroso seguidor do vegetarianismo, acima de tudo por razões morais e estéticas. Creio firmemente que, já por seus efeitos físicos, o sistema de vida vegetariano influirá de tal maneira so-

bre o temperamento do homem, que em muito melhorará o destino da humanidade.

Definição

Veganismo ou vegetarianismo estrito é um regime alimentar baseado no consumo de alimentos de origem vegetal, excluindo todos os tipos de alimentos de origem animal, como carne, leite, queijo, ovo etc. Já o vegetarismo é uma dieta semelhante, porém que inclui alguns alimentos de origem animal como leite, queijo e ovos, sem incluir carne.

Dentro do vegetarianismo existem algumas tendências, como:

- ovolactovegetarianismo: como o nome já esclarece, este regime adota leite e seus derivados e ovos, além dos produtos e alimentos do reino vegetal;
- lactovegetarianismo: inclui apenas leite e derivados como alimentos do reino animal, além dos alimentos e produtos do reino vegetal;
- vegetarianismo estrito: não adota nenhum produto de origem animal em sua alimentação; somente alimentos do reino vegetal.

Filosofia

Como tudo na vida, a alimentação também exige uma filosofia; uma filosofia capaz de explicar o funcionamento harmônico do organismo humano. Ao alimentar-se corretamente, segundo o vegetarianismo, o homem aumenta a probabilidade de gozar de boa saúde e de ter um funcionamento orgânico menos perturbado.

Para o vegetariano, a dieta específica traz as seguintes vantagens:

- funcionamento intestinal regular e suficiente;
- melhor circulação nas paredes intestinais;
- diminuição do colesterol;
- baixo teor de gordura;
- evita a ingestão de substâncias estimulantes do câncer, presentes na carne;

- evita alguns males transmissíveis pelos alimentos (p. ex., teníase, salmonelose);
- evita a ingestão de hormônios e toxinas, tão prejudiciais ao homem, encontrados na carne;
- propicia clareza e desenvolvimento mental;
- proporciona maior economia, segundo pesquisas, pois a alimentação ovolactovegetariana custa 1/4 a menos que a alimentação dos não vegetarianos que comem carne apenas uma vez ao dia;
- evita a ingestão excessiva de produtos industrializados e guloseimas.

Regras

Como qualquer sociedade, entidade ou sistema, o corpo é regido por leis ou princípios que, bem entendidos e atendidos, resultarão em saúde. As regras da alimentação vegetariana estão contidas em uma dessas leis, a qual se refere à alimentação básica. O conjunto dessas leis pode ser assim elencado:

- evitar gorduras excessivas (p. ex.: manteiga, banha, margarina);
- evitar frituras;
- cereais industrializados ou produtos que contêm cereais devem ser abolidos e substituídos por cereais integrais;
- utilizar alimentos naturais (p. ex.: cereais integrais, feijões em geral, frutas e verduras cruas, semente de abóbora e gergelim, azeitonas etc.);
- consumir, em média, três refeições diárias;
- balancear as refeições da seguinte maneira:
  - desjejum: abundante e variado;
  - almoço: normal;
  - jantar: bem leve e várias horas antes de dormir.
- ingerir alimentos líquidos durante o dia inteiro, porém não gelados;
- evitar alimentos industrializados, pois contêm produtos químicos nocivos à saúde;
- não ingerir líquido nenhum durante as refeições, somente duas a três horas após a refeição ou meia hora antes;

- evitar o consumo abusivo de doces e bolos industrializados, pois contêm muitas misturas artificiais, ou alimentos muito açucarados;
- no preparo de saladas de frutas, usar duas ou três variedades, no máximo, de frutas;
- substituir o açúcar branco por mel ou açúcar mascavo;
- não ingerir mais do que quatro ovos por semana (para evitar colesterol);
- não "lambiscar" entre as refeições;
- evitar o uso de vinagre, mostarda, pimenta, conservas, chá-mate ou chá-preto, café, refrigerantes e outras bebidas gasosas e bebidas alcoólicas (cerveja, licor, aguardente, vinho etc.);
- não comer carnes e linguiça e evitar frios, queijos, condimentos picantes ou gordurosos;
- ingerir sempre alimentos *in natura* no início de cada refeição;
- ingerir, no mínimo, 50% de alimentos crus, diariamente;
- mastigar bem os alimentos (30 a 50 vezes cada bocado);
- a refeição deve ser consumida em ambiente calmo e agradável;
- relaxar alguns minutos depois das refeições, principalmente após as principais (almoço e jantar).

Alimentação macrobiótica

História

A dieta macrobiótica era praticada no Egito e foi levada à China há seis mil anos. Da China expandiu-se depois para o Japão, que, segundo a história, teria conseguido levar seu povo a alcançar altos índices de longevidade.

Outra versão disserta sobre um monge zen chamado Fu-hi, que pela contemplação buscava a chave para compreender a vida. Por meio da meditação profunda percebeu que em tudo havia forças contrárias, existiam o dia e a noite, o homem e a mulher, o frio e o calor, o escuro e o claro, a guerra e a paz. Percebeu também que essas forças contrárias se atraem e se completam, formando um equilíbrio natural de tudo que existe no universo, inclusive nos alimentos.

Em 1904, um jovem japonês tuberculoso teria ido procurar a cura para a sua doença nos ensinamentos dos conventos do zen-budismo. Esse jovem, segundo se sabe, teria encontrado sua cura definitiva pelo uso da medicação prescrita. A partir daí adotou o nome de George Oshawa, tornando-se precursor da dieta aprendida nos templos, mediante os ensinamentos zen. Oshawa, então, foi buscar no grego a palavra macrobiótica: *macro* (grande), *bios* (vida).

Ele próprio introduziu a alimentação macrobiótica no ocidente, no início da década de 1960, vivendo e propagando essa dieta, principalmente nos Estados Unidos, onde existia um movimento de jovens insatisfeitos com os valores e a conduta da sociedade ocidental.

No Brasil, a macrobiótica foi introduzida por Flávio Zanata, químico e pesquisador, que manteve contatos com Oshawa na Europa, tornando-se seu discípulo e divulgador.

Definição

A alimentação macrobiótica é definida como o perfeito equilíbrio das forças positivas e negativas encontradas em nosso corpo. Esse equilíbrio se traduz numa relação 5:1 entre potássio e sódio, encontrado em nosso corpo, e na alimentação macrobiótica. O arroz integral é o alimento mais equilibrado, pois apresenta a proporção de 5 de potássio para 1 de sódio.

Filosofia

O equilíbrio encontrado na dieta macrobiótica, por meio dos alimentos combinados, representa saúde, felicidade e desenvolvimento espiritual. O desequilíbrio traria como consequência a doença, a antivida, a infelicidade. Para a macrobiótica, a doença só existe como consequência do desequilíbrio dessas forças.

A macrobiótica difundida por Oshawa parte dos conhecimentos profundos das leis eternas e dos princípios do universo.

Objetivo

Alcançar a realização mediante a harmonização de todas as tendências antagônicas e complementares para os pensamentos espirituais e religiosos e também alcançar as ideias científicas e filosóficas.

A chave da alimentação macrobiótica consiste em conhecer profundamente a natureza dos alimentos.

As forças Yin e Yang

- no símbolo do taoísmo, Yin e Yang encontram-se em rotação e são alternantes. No centro da meta de Yin existe um núcleo Yang, e vice-versa;
- no símbolo do judaísmo, harmonia entre Yin e Yang simboliza a infinidade de Deus todo-poderoso;
- no símbolo do xintoísmo, harmonia entre a linha vertical (árvore divina) e a linha horizontal (terra ou solo);
- no símbolo do budismo, Yin, vertical; Yang, horizontal. Combinam-se entre si e giram, representando a reencarnação universal;
- no símbolo do cristianismo, a linha vertical (Yin) e a horizontal (Yang) criam harmonia com uma unidade de todos os fenômenos;
- carta zoroastriana do universo. Carta do Universo: 32 quadrados brancos (Yin) e 32 quadrados negros (Yang) que compõem 64 formas de fenômenos universais, igualmente identificados nos 64 hexagramas da China antiga.

As forças antagônicas são o princípio sobre o qual se fundamenta a macrobiótica e recebem o nome de Yin e Yang.

Yin é a força negativa ou centrífuga, e Yang a positiva, ou força centrípeta. Yin na alimentação é o doce; na química, o potássio, o ácido, o oxigênio, o nitrogênio, o fósforo, o cálcio etc.

Yang, na alimentação, são os cereais; na química, o sódio, o carbono, o hidrogênio, o arsênio etc.

Regras macrobióticas

As principais regras da dieta macrobiótica são:
- descobrir a quantidade mínima de água necessária à nossa sobrevivência. O corpo deve conter 75% de água, mas, em geral, contém 10% a mais. Para perder esses 10% excessivos é indispensável não ingerir bebidas alcoólicas;
- excluir o açúcar branco da alimentação;
- não ingerir alimentos em conserva, pois são acrescidos de aditivos;

- limitar ao máximo a ingestão de líquidos (com exceção de água);
- não usar produtos provenientes do reino animal: ovos, leite e derivados;
- a ingestão de frutos do mar e carne de animais selvagens é permitida na macrobiótica não radical;
- evitar a ingestão de alimentos "desequilibrados", como tomate, batata, pimentão, berinjela, banana, abacate etc.;
- evitar frutas cítricas e sucos de fruta, por serem considerados Yin;
- o café, os temperos químicos, o vinagre e os corantes são proibidos;
- quanto às gorduras, somente óleo de soja, gergelim e girassol. O azeite de oliva não é aconselhável;
- temperos adotados na macrobiótica: sal marinho, *shoyu* (molho de soja), *missô* (pasta de soja), gersal e ervas nativas;
- mastigar muito bem os alimentos ingeridos (cerca de 40 a 50 vezes por bocado);
- fazer as refeições em local agradável e em silêncio;
- não ingerir frutas e legumes fora da época (observar a sazonalidade dos alimentos);
- a base da dieta macrobiótica está nos cereais integrais. Feijão-azuki, lentilha, aveia e soja são utilizados como complementos principais;
- legumes são considerados temperos e usados em pequenas quantidades;
- sopa em pequenas quantidades e nunca diariamente (ingestão excessiva de líquidos).

Indicação

Os alimentos excessivamente Yin e Yang produzem uma condição ácida no organismo humano, ao passo que os alimentos de qualidade Yin e Yang equilibrada produzem uma condição alcalina.

Segundo a macrobiótica, quando praticada corretamente, a alimentação Yin-Yang pode, harmoniosamente, assegurar uma ligeira condição alcalina no organismo humano, a qual livra as pessoas das doenças (p. ex., o câncer é de origem Yin). Todavia, para assegurar a dieta macrobiótica não basta simplesmente querer, é necessário adotar um sistema de vida totalmente único, apesar de toda a conotação científica existente nesse modelo de alimentação.

Não existe magia em nenhum alimento ou dieta específica. Mas é necessário que o indivíduo elabore o seu plano alimentar de acordo com os nutrientes básicos necessários para a sua saúde e bem-estar. Dessa maneira, qualquer dieta é válida. Quanto mais restrita a dieta, seja ela natural, vegetariana ou macrobiótica, maiores são o compromisso e o desafio de alcançar o valor nutriente adequado. Por isso, é necessário que o indivíduo consulte um profissional nutricionista e receba as orientações para a escolha das alternativas dentro das limitações e necessidades individuais.

De acordo com o sistema macrobiótico, existem dez planos dietéticos com os quais, progressivamente, consegue-se atingir o estágio máximo da vida (saúde e felicidade), como exposto na Tabela 2.1.

Tabela 2.1: Propostas de planos dietéticos.

ALIMENTO X PLANO DIETÉTICO	CEREAIS	LEGUMES	SOPA	CARNE	SALADA	SOBREMESA	BEBIDAS
7	100%						O mínimo possível
6	90%	10%					"
5	80%	20%					"
4	70%	20%	10%				"
3	60%	30%	10%				"
2	50%	30%	10%	10%			"
1	40%	30%	10%	20%			"
-1	30%	30%	10%	20%	10%		"
-2	20%	30%	10%	25%	10%	5%	"
-3	10%	30%	10%	30%	15%	5%	"

Obs.: É interessante observar que o plano de regime n. 7 é usado para purificar o sangue de todos os elementos estranhos, repetido durante 10 dias seguidos. Após esse regime, que é aconselhável ser feito uma vez ao ano, o indivíduo estará pronto para alimentar-se de tudo, desde que equilibradamente.

Alimentação *Kasher*

Os hospitais israelitas preveem em seu regulamento o respeito às leis dietéticas israelitas, que obedecem a um processo denominado *kasher*.

O processo *kasher* de alimentação teve origem na travessia dos judeus do Egito para a Terra Prometida. Para sobreviverem 40 anos no deserto, foram criadas leis dietéticas que tinham, antes de tudo, características sanitárias. Visavam livrar o povo de parasitas intestinais e/ou de moléstias gastrintestinais, uma vez que não tinham recursos médicos e não possuíam condições de higiene e conservação de alimentos. O povo judeu reconheceu, desde então, a relação que existe entre a alimentação do indivíduo e sua saúde, atribuindo aos alimentos a influência direta no bem-estar físico e até mesmo no caráter do indivíduo.

A palavra *kasher* significa "apropriado para comer, limpo" e designa os alimentos permitidos pelas leis judaicas. O alimento impróprio para o consumo é denominado *terefá*.

Fundamentos dietéticos

Há uma passagem bíblica que diz: "Não cozerás o cabrito no leite de sua mãe." Daí surgiu a separação entre os alimentos preparados com leite e com carne. Todas as preparações à base de leite, manteiga ou queijos são feitas em utensílios separados, que não se misturam com os utilizados para a carne; ambos os pratos (à base de carne e de leite) não aparecem juntos numa refeição.

Todos os hospitais israelitas possuem duas cozinhas distintas; uma para leite, que é denominada cozinha do leite, e outra para a carne, que é denominada cozinha da carne. Todos os alimentos que levam em sua preparação o leite ou seus derivados devem ser preparados na cozinha do leite, e os preparados com carne ou derivados devem ser preparados na cozinha da carne. As cozinhas devem ter seus próprios funcionários, mas uniformizados de maneira diferente; todos os utensílios utilizados (desde talheres até panos de prato) devem ser identificados de maneira que sejam reconhecidos prontamente, a fim de evitar que sejam misturados ou trocados. A carne de peixe é excluída dessas restrições, sendo então permitida a sua preparação com leite e seus derivados.

No capítulo XI do Levítico consta a enumeração dos animais permitidos:

- entre os mamíferos são considerados *kasher* os ruminantes de cascos fundidos. Não são permitidos: lebre e coelho;
- entre os animais marinhos são *kasher* apenas os peixes que possuem nadadeiras e escamas;
- entre as aves *kasher*, as que não forem de caça.

Entre os mamíferos permitidos, nem todas as partes são próprias para o consumo. Os sacerdotes não devem comer (Levítico 7:22ss.): a gordura dos animais; os tendões; a parte traseira do animal (nervo ciático); as vísceras.

Nenhum animal doente, ou que tenha morrido acidentalmente, é *kasher*. Sua carne é julgada terefá (imprópria para consumo).

A matança de animal é tarefa de uma pessoa especializada: o *shochet*. Não é admitido o sofrimento animal. O sacrifício do animal é feito através de uma lâmina muito afiada, de modo que a morte do animal seja a menos dolorosa possível. Ademais, animais castrados não servem para a alimentação.

Proibição de ingerir sangue

"Pois o sangue é a alma e não comerás a alma com a carne". Por essa razão, antes da cocção a carne é submetida a um processo que a torna *kasher*, esgotando-se todo o sangue que ela contenha. Permanece mergulhada durante meia hora em água, depois que é coberta com sal. Após uma hora, é enxaguada, estando então em condição de ser cozida ou assada.

No caso dos hospitais, a carne já vem devidamente preparada, uma vez que é adquirida em açougues *kasher* (especializados).

Haverá sempre um "fiscal", ou seja, pessoa autorizada pelo rabino para orientar e impedir de se incorrer em algum erro relacionado às leis dietéticas israelitas. O fiscal controla inclusive as gemas com manchas de sangue, cujo consumo é proibido. Tem toda autoridade para interditar o serviço de nutrição, caso ache necessário. Nos casos em que, após alimentar-se de carne, um paciente necessite de leite, deverá obedecer à norma de 3 horas de intervalo. Nos casos inversos (carne após leite), basta um intervalo de 30 minutos. Porém, tratando-se de pacientes graves, de acordo com o parecer, prescrição e justificativa do médico, e com a devida autorização, tais normas não são observadas.

ANEXOS

1. Tabela de produção de alimentos

Tabela de produção de alimentos	
Janeiro	Abóbora, berinjela, pepino, batatinha, pimentão, quiabo, aspargo, couve-flor, mostarda, milho-verde. Abacate, abacaxi, ameixa, banana, figo, goiaba, jaca, limão-galego e taiti, maçã, manga, pera, pêssego, tamarindo, melancia, uva, mamão.
Fevereiro	Abóbora, cará, berinjela, batata-doce, pepino, rabanete, pimentão, aspargo, nabo, alho-poró, acelga, brócolis, rábano, couve, couve-flor, vagem, mostarda, milho-verde, repolho. Abacaxi, abacate, banana, figo, goiaba, limão-galego, pera, pêssego, melão, caqui, carambola, marmelo, maracujá, mamão, tomate, uva.
Março	Jiló, nabo, pimenta, aipo, batata-doce, rábano, aspargo, berinjela, vagem, pepino, alho-poró, rabanete, brócolis, couve, couve-flor, mostarda, milho verde, repolho, pimentão, abóbora. Abacate, banana, caqui, carambola, figo, pera-d'água, laranja-lima, lima, limão-galego, mamão, abacaxi, goiaba, uva, pêssego.
Abril	Batata-doce, batatinha, jiló, nabo, pepino, pimenta, rabanete, cará, inhame, acelga, brócolis, alho-poró, funcho, couve, couve-flor, mostarda, cebola, feijão, repolho-crespo. Abacate, banana, carambola, tangerina, fruta-do-conde, limão, pera.
Maio	Cará, mandioquinha, jiló, nabo, pepino, rabanete, berinjela, acelga, brócolis, abobrinha, rábano, aipo (salsão), couve, espinafre, mostarda, repolho. Abacate, banana, laranja, tangerina, cravo, fruta-do-conde, limão.

(continua)

(continuação)

	Tabela de produção de alimentos
Junho	Batata-doce, inhame, batatinha, beterraba, cará, mandioquinha, rabanete, acelga, alho-poró, salsão, brócolis, chicória, ervilha, feijão, tremoço, espinafre, repolho. Banana, laranja, tangerina, abacate, limão-siciliano.
Julho	Beterraba, mandioquinha, rabanete, nabo, batata-doce, abobrinha, pepino, ervilha, alho-poró, almeirão, batatinha, brócolis, couve-flor, couve, acelga, espinafre, mostarda, rúcula, rábano, repolho. Banana, laranja, melão, morango, abacate, tangerina, poncã.
Agosto	Beterraba, mandioca, batata-doce, nabo, espinafre, rabanete, pepino, ervilha, fava, abobrinha, couve-flor, acelga, almeirão, azedinha, alho-poró, chicória, couve, espinafre, mostarda, rúcula, repolho. Banana, laranja, morango, tangerina, poncã.
Setembro	Mandioca, rabanete, pepino, rábano, tremoço, ervilha, fava, lentilha, azedinha, couve-flor, couve, aspargos, espinafre, mostarda, repolho, alho-poró. Goiaba, abacate, melancia, jabuticaba, tomate, mamão, banana, morango, tangerina, poncã.
Outubro	Berinjela, pepino, rabanete, pimentão, jiló, abobrinha, alcachofra, alho-poró, brócolis, chicória, mostarda, repolho, aspargo, vagem, milho-verde, pimenta. Ameixa-amarela, banana, goiaba, jabuticaba, mamão, pêssego, tomate, abacate, melancia, morango.
Novembro	Abobrinha, pimentão, jiló, rábano, pepino, rabanete, batatinha, feijão, soja, vagem, milho-verde, pimenta, aspargo, alcachofra, mostarda, repolho. Banana, goiaba, jabuticaba, mamão, pêssego, abacaxi, melancia, morango, manga, melão, laranja.
Dezembro	Abobrinha, pepino, berinjela, jiló, pimentão, quiabo, batatinha, rabanete, milho-verde, aspargo, pimenta, alho--poró, mostarda, repolho. Ameixa, jaca, maçã, manga, pera, abacate, pêssego, morango, laranja, abacaxi, melancia, melão, figo, uva.
DURANTE TODO O ANO	Alface, agrião, azedinha, almeirão, beterraba, cenoura, cebolinha-verde, couve, chuchu, castanha, escarola, espinafre, mostarda, rabanete, rúcula, salsa, folhas de taioba. Laranja, melão, maçã, banana, limão.

Obs.: a tabela mencionada não prevê a escassez causada por fatores adversos, como: geada, granizo, temporais, chuvas ou secas prolongadas.

Fonte: adaptada de *Revista Sítios e Fazendas* (2012).

2. Reconhecimento e conservação dos alimentos

ALIMENTOS	ESTADO DE RECONHECIMENTO	CONSERVAÇÃO
Cereais	não mofados, encarunchados, sem carunchos e sujos	local seco, ventilado e pouca luz
Carnes	colorido vermelho-vivo, gordura amarela, odor característico	refrigerador
Ovos	casca porosa, superfície opaca	refrigerador em recipiente fechado
Peixes	carne firme, resistente à pressão do dedo, olhos salientes e brilhantes, escamas aderentes à pele, guelras vermelhas e firmes, odor característico	limpar, retirar as vísceras e guardar no congelador; consumo rápido
Vegetais folhosos	bom aspecto, cor viva, limpo	retirar as folhas amarelas, manchadas e murchas, retirar os talos endurecidos, ambiente fechado, no refrigerador
Frutas	não amassadas e podres	local arejado até o amadurecimento

3. Fator de correção (R)

Valores médios da relação: peso líquido/peso bruto dos alimentos (R)

ALIMENTOS	(R)
Carnes de talho: conforme as peças (ossos e tendões em quantidades variáveis)	0,80 – 1,00
Criação e caça: frangos, patos etc.	0,80
Peixes: cavala, arenque, sardinha etc.	0,70 – 0,80
Mariscos, ostras etc.	0,20 – 0,40
Ovos de galinha	0,85 – 0,90
Leite fresco, concentrado, pó	1,00

(continua)

NOÇÕES SOBRE NUTRIÇÃO

(continua)

ALIMENTOS	(R)
Queijo fresco	1,00
Queijo fermentado (casca não comestível)	0,95
Grãos de cereais	1,00
Pães, massas alimentícias, biscoitos	1,00
Grãos de leguminosas: feijão, ervilhas secas etc.	1,00
Legumes frescos: cenoura, beterraba etc.	0,80 – 0,90
Alcachofra	0,30
Frutas frescas: maçã, laranja, ameixa etc.	0,80 – 0,90
Frutas secas: amêndoas, nozes, avelãs, castanha etc.	0,40 – 0,50
Óleos comestíveis	1,00
Açúcar	1,00
Chocolate	1,00
Bebidas	1,00

Fonte: Alquier (2006).

4. Cortes: melhor forma de preparo para cada tipo de carne

TIPO DE CARNE	MELHOR FORMA DE PREPARO
1. Fraldinha	Carne tenra, perfeita para churrasco e assados. Também indicada para caldos, molhos, cozidos e ensopados.
2. Costela	Saborosa e apropriada para ser cozida, assada ou no churrasco. Sua fibra requer um preparo lento.
3. Filé-mignon	O corte mais macio do boi, utilizado para bifes, estrogonofe, picadinhos, lanches ou assado.
4. Ponta do contrafilé	Muito saborosa, fica deliciosa no churrasco, grelhada ou assada.
5. Contrafilé	Seu corte é usado para bifes, rosbifes e picados.
6. Patinho	Macio, pode ser preparado em bifes, carne moída, picadinhos e estrogonofe.
7. Coração da alcatra	Macia e saborosa, é perfeita no preparo de bifes.
8. Coxão duro	Exige cozimento lento, ideal para cozidos, ensopados e picadinho.

(continua)

(continuação)

TIPO DE CARNE	MELHOR FORMA DE PREPARO
9. Coxão mole	Ideal para bifes, enroladinhos e ensopados. Muito utilizado no preparo à milanesa, assado ou em escalopes.
10. Lagarto	Carne deliciosa para ser preparada na panela de pressão, assados e com recheio.
11. Músculo traseiro	Ótimo para sopas, caldos e cozidos. Deve ficar no fogo até amaciar.
12. Bife do vazio	Carne com fibra longa, ideal para picadinho e para ser frita, cozida ou assada na grelha.
13. Maminha	Perfeita para assados, churrasco e cozidos.
14. Picanha	Carne nobre, suculenta e saborosa. Pode ser preparada no forno, frita, na churrasqueira ou cozida.
15. Cauda ou rabada	Pode ser cozida ou assada no bafo. Uma boa pedida é servi-la com agrião ou aipim, no cozido.
16. Pescoço	Exige prolongado tempo de cozimento. Perfeita para sopas e caldos.
17. Acém	Trata-se de uma carne mais magra, que precisa de tempo maior de cozimento, ideal para ensopados, picadinhos, assados e refogados.
18. Paleta	Apropriada para cozidos, assados de panela e picadinhos. O miolo é mais macio e suculento.
19. Ponta de peito	Muito usada na panela de pressão, pois, mesmo com tempo maior de cozimento, mantém a integridade da fibra e o sabor característico.
20. Músculo dianteiro	Ideal para sopas, caldos e cozidos. Deve ficar no fogo até amaciar.
21. Cupim	Carne tenra e saborosa. Fica ótima em churrascos, assados e como carne de panela.

Fonte: catálogo distribuído pela Friboi.

5. Cortes de carne bovina

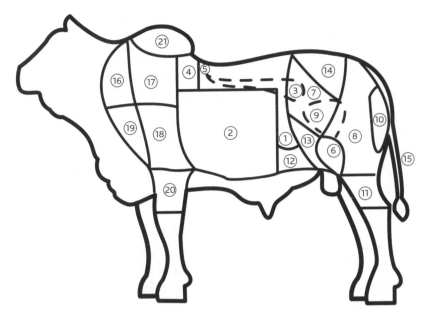

- ① FRALDINHA
- ② COSTELA
- ③ FILÉ-MIGNON
- ④ PONTA DO CONTRAFILÉ
- ⑤ CONTRAFILÉ
- ⑥ PATINHO
- ⑦ CORAÇÃO DA ALCATRA
- ⑧ COXÃO DURO
- ⑨ COXÃO MOLE
- ⑩ LAGARTO
- ⑪ MÚSCULO TRASEIRO
- ⑫ BIFE DO VAZIO
- ⑬ MAMINHA
- ⑭ PICANHA
- ⑮ CAUDA OU RABADA
- ⑯ PESCOÇO
- ⑰ ACÉM
- ⑱ PALETA
- ⑲ PONTA DE PEITO
- ⑳ MÚSCULO DIANTEIRO
- ㉑ CUPIM

6. Diferença entre diet - light - zero[1]

É muito comum a gente confundir e comprar gato por lebre. Por exemplo, existem produtos diet que são bem calóricos e devem ser evitados por quem está fazendo regime. Confira as dicas!

---

1 Fonte: Hospital do Coração.

Diet – Um alimento diet é aquele isento de determinado nutriente, como o glúten, o açúcar, o sódio, o colesterol ou a gordura, por exemplo. São produtos que foram desenvolvidos, em sua essência, para atender a grupos específicos, como as pessoas que vivem com diabetes ou os celíacos (alérgicos a glúten). Por isso, não basta que a inscrição diet venha impressa na embalagem. É preciso especificar, no rótulo, que substância foi retirada ou substituída na fórmula.

Cuidado: alimentos diet podem ter valor calórico maior que aqueles que contêm açúcar. Nem sempre são úteis para perda de peso.

Light – Os alimentos light devem ter redução mínima de 25% em algum nutriente ou calorias, comparado ao alimento convencional. Para que ocorra a redução de calorias é necessário que haja a diminuição no teor de algum nutriente energético (carboidrato, gordura e proteína). Assim, a redução de um nutriente não energético, por exemplo, sódio (sal light) não interfere na quantidade de calorias do alimento.

Cuidado: nem todo alimento light é próprio para perda de peso. A redução calórica em certos alimentos é muito pequena

Zero – Podem ser os alimentos sem açúcar e com redução de calorias ou isentos de nutrientes em relação ao original. De modo geral as indicações são semelhantes às dos alimentos Light. Quando o alimento é Zero por isenção de açúcares também pode ser consumido por portadores de Diabetes. Um exemplo de produto Zero são os refrigerantes, que são isentos de açúcar e possuem muito menos calorias em relação ao original.

Na prática

Para se ter uma ideia, 1/3 de uma barra de chocolate ao leite de 30 g contém 132 Kcal (calorias) e 7,3 g de gorduras totais enquanto que a mesma quantidade de chocolate ao leite diet possui 142 Kcal e 9,9 g de gorduras totais. Neste caso, o produto diet é isento de açúcares, porém apresenta maior teor de calorias e gorduras que o original. Não é indicado para perda de peso, somente para dietas restritas em açúcar.

No caso de refrigerantes, os produtos diet, light e zero não contêm açúcar e apresentam nenhuma ou menos que 4 Kcal por 100 ml. A mudança da terminologia não implica diferenças nutricionais significativas e a diferença entre os produtos está no tipo e na quantidade de adoçantes utilizados. Nos refrigerantes à base de cola, uma lata de 350 ml, nas versões diet, light e zero, apresenta zero Kcal (calorias) e zero grama de açúcar. Já a versão comum possui 148 Kcal e 37 g de açúcar.

3
ADMINISTRAÇÃO

A EVOLUÇÃO DOS MÉTODOS DE TRABALHO

A evolução dos métodos de trabalho sempre foi voltada para facilitar ou trazer satisfação e bem-estar ao trabalhador na execução de suas tarefas, porém, a qualidade de vida sempre foi objeto de preocupação da raça humana. Historicamente, os ensinamentos de Euclides (300 a.C.) de Alexandria sobre os princípios da geometria serviram de inspiração para a melhoria do método de trabalho dos agricultores à margem do Nilo.

E a Lei das Alavancas, de Arquimedes, formulada em 287 a.C., dimunuiu o esforço físico de muitos trabalhadores.

No século XX, muitos pesquisadores contribuíram para o estudo sobre a satisfação do indivíduo no trabalho. Essas pesquisas são altamente relevantes para o estudo do comportamento humano, da motivação dos indivíduos para a obtenção das metas organizacionais e da qualidade de vida do trabalhador.

O progresso da humanidade está diretamente vinculado à evolução dos seus métodos de trabalho. Desde os tempos primordiais, na luta pela sobrevivência, o homem procurou reduzir o esforço necessário para executar seu trabalho, que tinha por objetivos imediatos a aquisição de alimentos e a defesa contra os inimigos. Para isso, o homem artesão aperfeiçoou os seus instrumentos de trabalho, incluindo as armas de caça, ataque e defesa.

Muitos milênios foram necessários para que a humanidade descobrisse a utilização da roda, alavanca, parafuso etc. A combinação desses elementos fez surgir mecanismos que auxiliaram o homem em seu trabalho, reduzindo a força necessária para sua realização.

A única forma de energia inicialmente conhecida e utilizada para a realização dos trabalhos era a própria força muscular humana. A aplicação de outras formas de energia, como a obtida pela domesticação de animais ou as provenientes do domínio da natureza, contribuiu para que a tecnologia e a humanidade avançassem substancialmente.

> A combinação de mecanismos e a utilização das formas de energia que dispensavam a força muscular ocorreram a partir da segunda metade do século XVIII, sendo esta denominada de Revolução Industrial. Foram então descobertas a eletricidade, a máquina a vapor, etc. As ferramentas manuais foram substituídas por máquinas na agricultura. A indústria, o comércio e o transporte foram então incentivados. Surgia a produção em massa, reduzindo os custos de produção e tornando os produtos acessíveis às classes econômicas menos privilegiadas. (Elias, 1976, p. 216)

DESENVOLVIMENTO DO ESTUDO TÉCNICO-CIENTÍFICO

Vários estudiosos contribuíram para o desenvolvimento das ciências. Podemos citar, em especial, o trabalho dos filósofos Francis Bacon de Veralun e Renée Descartes, cujos conceitos são amplamente aplicados na área da administração e da racionalização do trabalho.

O primeiro expôs, no início do século XVII, os princípios do método experimental, que tem por finalidade descobrir as verdadeiras causas de um fenômeno. São os seguintes:

- o efeito se produz, estando presente a causa;
- o efeito não se produz, estando ausente a causa;
- o efeito varia, quando varia a causa.

A administração utiliza esses conceitos para determinar as causas de um problema e corrigi-lo.

Renée Descartes foi o responsável pela definição do necessário rigor científico, baseado na dúvida sistemática que pode ser levantada se adotarmos as regras por ele estabelecidas para os trabalhos de racionalização, a saber:

- regra da evidência – não aceitar nenhum fator como verdadeiro, sem uma minuciosa verificação de sua evidência;
- regra da análise – dividir cada problema em tantas partes quantas forem necessárias para sua melhor solução;
- regra da síntese – na resolução do problema, iniciar pelos problemas mais simples e gradativamente chegar aos mais complexos;
- regra da enumeração – verificar constantemente se nada foi esquecido na solução do problema, o que pode levar ao retorno do processo, para uma reavaliação (ciclo vicioso).

TEORIAS DA ADMINISTRAÇÃO

Teoria clássica

Dois nomes se destacaram como os verdadeiros pioneiros sobre o estudo da administração. Frederick Winslon Taylor e Henry Fayol.

Taylor, engenheiro americano, foi o precursor da aplicação do estudo sistemático dos métodos de trabalho, a partir do método de trabalho diretamente vinculado à produção. Em 1911, publicou o livro que o consagrou: *Princípios da administração científica*. A contribuição de Taylor está baseada nos seguintes princípios, vinculados ao automatismo do trabalho:

- descrição objetiva e clara do trabalho a ser realizado, prevendo o rendimento máximo do funcionário;
- treinamento do trabalhador para executar dentro dos padrões estabelecidos;
- distinção nítida das fases de preparo e execução do trabalho;
- determinação das responsabilidades do gerente (planejamento, direção e coordenação), cabendo a execução aos supervisores e operários.

Na realidade, Taylor teve como única preocupação aumentar a velocidade da produção, motivo pelo qual tem sido censurado, pois considerou o ser humano como mero instrumento de trabalho. Sua principal contribuição foi a de considerar o estudo do trabalho em caráter científico e, consequentemente, sistemático.

As técnicas do estudo de tempos e movimentos foram posteriormente aperfeiçoadas com base em seus estudos.

Fayol, engenheiro francês, dedicou-se ao estudo da administração, a partir da diretoria da empresa, incluindo a organização como parte do processo administrativo. Em seu livro *Administração industrial e geral*, afirma que em qualquer empresa encontram-se seis grupos de funções:

- função administrativa: comum a todas as funções da organização, consiste em prever, organizar, comandar, coordenar e controlar, ou seja:
    - prever – perscrutar o futuro e traçar o programa de ação;
    - organizar – construir o duplo organismo social e material da empresa;
    - comandar – dirigir o pessoal;
    - coordenar – unir e harmonizar todos os atos e esforços;
    - controlar – cuidar para que tudo ocorra de acordo com as regras estabelecidas e as ordens dadas.
- função técnica: produção de bens ou serviços, ou seja, o objetivo da empresa em si;
- função comercial: compra e venda;
- função contábil: inventário, balanço, custos e estatísticas;
- função financeira: procura e gerência de capitais;
- função de segurança: proteção de bens e de pessoas.

Outros princípios importantes:
- a capacidade principal do operário é a capacidade técnica;
- à medida que alguém se eleva na escala hierárquica, diminui a capacidade técnica e aumenta a capacidade administrativa;
- a capacidade principal dos cargos hierarquicamente elevados de uma empresa é a capacidade administrativa.

Os conceitos de Fayol têm sido aperfeiçoados, porém, a aplicação pura e simples dos conceitos originais do autor já seria suficiente para um incremento da racionalização dos trabalhos na maioria das empresas. Adaptando as seis atividades descritas por Fayol para o serviço de alimentação tem-se:

- atividades administrativas: planejar (ou prever), organizar, comandar, coordenar e controlar os serviços de alimentação;
- atividades técnicas: prestar assistência nutricional, aos pacientes (internados e de ambulatório) e aos funcionários;
- atividades comerciais: previsão, requisição, seleção, compra, conferência, recebimento e distribuição de gêneros alimentícios, utensílios e equipamentos;
- atividades contábeis: levantamentos, mapas (mensais, anuais), relatórios e determinação do custo operacional;
- atividades financeiras: controle do material de consumo, racionalização do trabalho e aumento da produtividade;
- atividades de segurança: segurança dos comensais (pacientes, funcionários, acompanhantes e visitantes), segurança pessoal (do serviço de alimentação) e segurança dos equipamentos, utensílios e material.

Teoria de relações humanas

A teoria de relações humanas nasceu de uma reação à abordagem formal clássica, considerando o seguinte:

- a produção de um trabalhador não é determinada por sua capacidade física, mas por sua "capacidade" social;
- as recompensas não remuneradas têm papel principal na motivação do trabalho;
- a especialização da mão de obra é a forma mais eficiente de divisão dos trabalhos.

A teoria de relações humanas salienta, acima de tudo, o papel fundamental da comunicação, da participação e da liderança como forma de maior produtividade de mão de obra.

Apesar de diametralmente opostas em seu conteúdo, ambas as teorias, agora expostas, pretendiam atingir o mesmo objetivo, diferindo apenas quanto à forma proposta para a consecução do objetivo.

Segundo o enfoque principal dessa teoria, deveria haver uma identificação entre os objetivos organizacionais e os objetivos dos indivíduos do grupo.

Outra característica dessa teoria é a aceitação da estrutura informal como forma de melhoria da satisfação dos funcionários. São incentivadas as atividades grupais extratrabalho como forma de melhorar a integração dos funcionários (a ideia de uma assistência médica social, agremiações esportivas, benefícios etc.).

Acredita-se, de acordo com esse raciocínio, que a melhoria do grau de satisfação dos funcionários diminui a resistência à autoridade formal da organização, eliminando, assim, os conflitos.

Teoria estruturalista

Os estruturalistas veem a organização como uma unidade social grande e complexa, onde interagem muitos grupos sociais. Aliam a distribuição de poder numa estrutura hierárquica definida (teorias clássicas) ao tratamento dos conflitos de interesses dos diferentes grupos sociais que dela fazem parte (teoria de relações humanas).

Max Weber – o mais influente dos estudiosos do estruturalismo – procurou mostrar uma forma pela qual o *poder* pudesse ser reconhecido e aceito e, dessa maneira, consiga minimizar os conflitos.

Chamou as organizações de burocracia, a qual estabelece normas que são impostas; além disso, possuem regras e regulamentos e dão ordens que devem ser obedecidas para que funcionem de forma eficaz. Utilizam o poder para designar a capacidade de provocar aceitação de ordens; a legitimidade para aceitação do exercício do poder; e a autoridade para designar a combinação dos dois, isto é, o poder considerado legítimo.

O poder é legítimo quando as ordens dadas ou as regras estabelecidas obedecem a valores aceitos pelos subordinados, em função de uma autoridade, a qual pode ser subdividida em:

- tradicional – é legitimada, pois esta sempre foi a maneira pela qual as coisas foram feitas;
- racional, legal burocrática – é aceita, pois concorda com um conjunto de preceitos mais abstratos, considerados legítimos e dos quais "deriva" o poder;
- carismática – cujas ordens são aceitas em razão da influência da personalidade do superior, com o qual os subordinados se identificam.

Weber sugeriu que, para a estrutura de uma organização ser eficiente e competente, como instrumento da administração, precisa ter autoridade burocrática, considerada a mais adequada para as organizações.

Princípios da estrutura burocrática:

- a organização é contínua, com funções oficiais determinadas por regras;
- as esferas específicas de competência (funções e autoridades) são bem definidas dentro de uma divisão sistemática de trabalho;
- a organização dos cargos segue o princípio da hierarquia, isto é, cada cargo inferior está sob controle e supervisão de um posto superior;
- o domínio da capacidade técnica e do conhecimento do cargo constitui a base para a legitimação da autoridade de quem o exerce;
- os membros da cúpula administrativa devem se manter distanciados da área de produção e administração direta, assim como deve ser observada a separação entre a posição burocrática do funcionário na empresa e seu *status* pessoal fora da organização;
- os recursos financeiros da organização devem estar fora de qualquer controle externo e as posições devem ser acompanhadas

por qualquer titular, a fim de que possam ser distribuídas e redistribuídas segundo as necessidades vigentes da organização;
- as normas, decisões e quaisquer outros atos administrativos devem ser formulados e registrados por escrito e, posteriormente, levados ao conhecimento dos funcionários, por meio dos chefes imediatos.

A EMPRESA COMO SISTEMA

As teorias de administração até agora tratavam das organizações isoladas de seu meio, dando maior ênfase às condições gerais internas de seu funcionamento, sem se preocupar com a sua interação com o ambiente em que estão inseridas.

A visão sistêmica, ao contrário, revela a empresa como um sistema aberto.

De forma genérica, entende-se por "sistema aberto" um conjunto de partes inter-relacionadas que funcionam dentro de um ambiente do qual recebem provisões (*inputs*) e no qual lançam seus produtos (*outputs*), sendo necessário regular seu funcionamento por meio de retroalimentação (*feedback*).

Quando se diz: "O homem é produto do meio em que vive", se está dando o exemplo mais sábio do resultado do funcionamento de um sistema aberto.

As organizações (e a empresa é uma de suas formas) são flagrantemente sistemas abertos, porque o *input* de energia recebido (capital, mão de obra, recursos naturais, *know-how*) e a sua conversão em *output* (bens e serviços), bem como sua utilização como novo *input* de energia (*retroalimentação*), são o que se chama transações entre a organização e o meio ambiente.

A organização é composta por partes inter-relacionadas.

Por outro lado, ao manter contato com outros ambientes externos (outras organizações), as empresas vão se segmentando em unidades, cada uma das quais com a principal tarefa de se relacionar com uma fonte externa correspondente. Como exemplo, o hospital enquanto sistema enfrenta problemas relativos ao mercado, ao cliente, aos concorrentes e cada um dos subsistemas, com seu relacionamento externo específico.

Da mesma forma, considera-se o aspecto comportamental ou psicossocial como o mais importante para a integração da empresa e dos seus componentes com o ambiente interno e externo.

Em qualquer organização há papéis (cargos) a serem desempenhados e expectativas a serem atendidas; entretanto, há o indivíduo que tem personalidade e necessidades a serem satisfeitas, o que gera o binômio ou conflito da organização.

CONCEITOS BÁSICOS DE ADMINISTRAÇÃO GERAL

Conceitos de organização e empresa

Denominam-se organizações os agrupamentos humanos que foram intencionalmente constituídos e reconhecidos para atingir determinados objetivos.

Os indivíduos, conforme o seu desenvolvimento e o desenvolvimento da sociedade em geral, procuram novas e cada vez mais complexas formas de organização, visto que não conseguem atender satisfatoriamente suas necessidades, principalmente as secundárias. Daí o surgimento das organizações mais complexas.

O termo organização é empregado, comumente, como sinônimo de empresa para denominar somente as unidades produtoras de bens e/ou serviços, com a finalidade de lucro, sendo as outras formas de organização, tais como a igreja, o Estado, os clubes recreativos, os partidos políticos etc., denominadas instituições.

As empresas podem ser definidas como tipos específicos de organização, criadas para atender necessidades de bens e serviços da sociedade.

A administração tem sido definida como a ação de conseguir resultados, por meio do trabalho de um grupo de pessoas que possuam objetivos comuns. Entende-se por comunidade um agrupamento de pessoas que trabalha em uma empresa qualquer. Os departamentos, seções e setores são comunidades menores, que compõem a comunidade maior, constituída pela própria empresa.

Funções administrativas

Em qualquer campo de atividade, as funções realizadas pela administração são:

Planejamento

Determinação dos objetivos gerais da empresa e dos objetivos específicos de seus componentes. Aumenta o grau de detalhamento, à medida que se passa para os escalões inferiores da hierarquia da empresa.

Coordenação

Visa estabelecer uma composição harmônica dos recursos materiais e humanos, distribuindo para as pessoas ou grupos de pessoas as tarefas determinadas na etapa de planejamento.

Direção

Sua razão de ser é conseguir que os subordinados executem o que foi planejado. O chefe imediato deve comunicar aos subordinados os planos estabelecidos e motivá-los à ação.

Controle

Comparar os resultados obtidos com os previstos, avaliando sua eficiência.

Observa-se, porém, que parte das atividades da administração relacionadas ao planejamento, organização e controle é transferida para setores especializados em empresas mais modernas.

Surgem então os órgãos de apoio (planejamento e controle da produção), organização e métodos, centro de processamento de dados, serviço do prontuário do paciente e outros. Apesar da existência desses órgãos especializados, isso não significa que as etapas de planejamento, organização e controle possam ser delegadas pelo administrador. É certo que a sua maior preocupação está voltada para a direção e para a tomada de decisão. Para que o administrador possa resolver os problemas, deve ter conhecimento suficiente a respeito deles e, se necessário, convocar os órgãos especializados para auxiliá-lo. O certo é que os problemas não podem esperar.

A racionalização é entendida e definida como toda ação reformadora que visa substituir processos rotineiros por medidas e métodos baseados em um raciocínio sistemático. A racionalização é baseada em um conjunto de regras com vistas a uma melhor utilização dos recursos materiais e humanos disponíveis. Seu principal objetivo é garantir o rendimento máximo, melhor qualidade e a redução do custo na execução do trabalho ou serviço prestado.

Principais insumos do trabalho

Recursos humanos

O ser humano está sempre presente na realização de um trabalho, por mais automatizado que seja. Relativamente a esse fator deve-se analisá-lo em suas relações com a estrutura de organização vigente, suas habilidades, conhecimentos e atitudes no trabalho, política salarial existente e condições ambientais de trabalho (física e psicológicas).

Matéria-prima

Os materiais utilizados na execução de um trabalho devem receber cuidados específicos para eliminar os desperdícios ou possibilitar seu melhor aproveitamento. A função do material, sua qualidade e a quantidade em que é disponibilizado são pontos fundamentais nesse aspecto, os quais são intrínsecos ao trabalho de racionalização.

Equipamentos

Qualquer aparelho instrumental ou máquina que auxilie o ser humano na realização de seu trabalho será designado como equipamento, sendo levadas em consideração sua adequação, capacidade de produção e manutenção.

Instalações

As instalações físicas onde se desenvolve o trabalho são de grande importância. Nesse âmbito devem ser considerados os níveis de iluminação, ruído, temperatura, ventilação e segurança. O fluxo de operações realizado analisa a localização relativa dos equipamentos e sua racionalização (planejamento físico-funcional).

Prazo

O tempo é um recurso escasso; não pode ser estocado e está constantemente sendo consumido. Deve ser feito um planejamento sobre a melhor forma de utilizá-lo. Gráficos de cronogramas ou, ainda, a Rede Pert-Com, são técnicas para auxiliar o administrador nos trabalhos de racionalização.

Produtividade e custo

A produtividade é definida como a relação existente entre a produção e os recursos utilizados para atingi-la, sendo sinônimo de eficiência. O aumento de produtividade é medido percentualmente em relação a dada situação. A melhor utilização dos recursos determina um aumento da produtividade e uma redução do custo para a realização do mesmo trabalho.

4
O SERVIÇO DE ALIMENTAÇÃO

EVOLUÇÃO DO SERVIÇO DE ALIMENTAÇÃO

Há pouco tempo, o serviço de alimentação (SA) era quase ou totalmente inexistente em hospitais. Existiam simplesmente cozinhas do tipo doméstico. Quanto às instalações – equipamentos e área física –, eram pequenas, desfalcadas dos recursos mínimos necessários (humano e material), apresentavam paredes encardidas de fuligem, bem como iluminação e ventilação deficientes.

Pequenos armários com cortinas rendadas e floridas, um fogão à lenha, uma pequena geladeira, talheres, panelas, tachos e caldeirões caracterizavam a cozinha hospitalar.

A responsável pela cozinha era uma cozinheira leiga "de mão cheia", que entendia de comida para pessoas enfermas, pois tratou muito tempo dos avós e dos pais, quando necessitavam de "dietas".

Recebia explicações do médico, enfermeira ou madre superiora encarregada da supervisão do serviço de alimentação.

Diariamente recebia uma listagem das dietas a serem preparadas, da seguinte maneira: para o Sr. Jorge, o fazendeiro viúvo, deveria ser preparada uma dieta com pouquíssimo sal; para a dona Josefa – que deu à luz há três dias –, somente uma sopinha e um pedaço de frango bem cozido, pois ainda estava de dieta.

A aquisição dos gêneros alimentícios era feita de forma empírica, nas feiras, armazéns e quitandas, pela própria cozinheira, conforme a necessidade, preço e apreciação própria.

Somente em meados do século XX, com o desenvolvimento da Ciência da Nutrição, é que se percebeu que uma alimentação equilibrada era um recurso importante e muitas vezes vital para a recuperação dos enfermos. Renasce, então, a dietoterapia para assumir seu verdadeiro papel e valor na prevenção, recuperação e conservação da saúde dos indivíduos enfermos e também dos saudáveis.

Paralelamente, percebeu-se também que uma boa alimentação era indispensável para manter a produção e eficiência do trabalho dos funcionários que recebem parte ou toda a alimentação diária no próprio hospital.

Atualmente, o serviço de alimentação é chefiado por nutricionistas, com o auxílio precioso dos técnicos em alimentação, e existe um planejamento esmerado e eficiente controle de todo o processo que envolve a compra, armazenamento, preparação e distribuição de alimentos para os pacientes, funcionários do serviço de alimentação e todos os funcionários do hospital, assim como a atuação científica, docente e assistencial, dispensada à toda a população do hospital e à comunidade.

O SA representa mais de 10% do pessoal do hospital; elevado investimento em instalações e equipamentos; considerável área física; elevada mobilização financeira no estoque de gêneros e, sobretudo, um serviço de particular importância na criação de uma imagem do hospital e, o que é decisivo, no restabelecimento da saúde do paciente.

Partindo desse pressuposto, uma série de atitudes e providências administrativas devem ser tomadas e aplicadas com o objetivo de adequar o SA aos seus objetivos e de integrá-los aos objetivos do hospital.

De fato, não é indiferente que o SA esteja localizado em qualquer área física, dotado ou não de eficiente fluxo de produção e circulação. Não é indiferente que exista ou não uma adequada política de compras e de armazenamento. Não é indiferente que o equipamento atenda ou não às necessidades de racionalização do serviço. Não é indiferente que o pessoal esteja ou não devidamente equacionado em termos da qualidade e quantidade.

Por outro lado, o hospital como instituição prestadora de serviços, de reconhecida situação financeira precária, não pode permitir o desperdício que um SA não devidamente estruturado, localizado e administrado pode significar. Isso sem considerar o risco infinitamente maior que é o risco humano nele envolvido, o qual é claro e evidente, tratando-se, por exemplo, da qualidade de produção de um lactário.

Considerando o hospital um sistema, o SA é um de seus subsistemas mais importantes, que mantém um relacionamento necessário com outros subsistemas, também decisivos na consecução do objetivo final da instituição: a produção de um atendimento de alta qualidade à sua clientela.

O que fazer, então?

Não se pode, evidentemente, aceitar nenhuma forma de acomodação e improvisação, em qualquer área em que elas aconteçam: física, estrutural ou humana. Não se pode, igualmente, deixar de utilizar os recursos hoje disponíveis, em termos de planejamento, de estrutura, de equipamento e de organização. Seria pactuarmos com a mediocridade e com o risco de oferecer um serviço de baixa qualidade e custo elevado ao paciente, o qual é a razão de ser do hospital.

Entende-se que o proposto nem sempre se torna possível, em razão das limitações humanas do SA, sobretudo por causa da dificuldade de contar com um profissional de nutrição responsável por sua operacionalização. Um SA desprovido de uma chefia técnica e administrativamente preparada não terá condições de responder pela qualidade necessária do serviço.

NATUREZA DO SERVIÇO DE ALIMENTAÇÃO

Em todo hospital, deverá ser programado e projetado o serviço de alimentação, unidade de apoio destinada a fornecer as refeições a pacientes e funcionários.

Conceito

É o serviço de apoio destinado ao fornecimento de refeições aos pacientes e funcionários.

O serviço hospitalar presta assistência aos pacientes, funcionários e acompanhantes, com a distribuição de refeições e a educação alimentar.

Objetivo

Proporcionar aos comensais adequada assistência e educação alimentar, embasadas em fundamentos técnico-administrativo-científicos.

Metas

O SA tem como principais metas:

- preparar e distribuir a alimentação destinada aos pacientes, funcionários, acompanhantes e visitantes do hospital, obedecendo às dietas e cardápios preestabelecidos pelo próprio serviço;
- prever e prover o serviço de todos os gêneros alimentícios e equipamentos necessários ao desenvolvimento de suas atividades;
- receber, conferir, armazenar, registrar, controlar e distribuir os gêneros alimentícios e demais materiais de serviço (fluxo de recebimento de gêneros alimentícios);
- elaborar e atualizar o manual de dietas, de acordo com o parecer do corpo clínico do hospital;
- elaborar programas de educação alimentar, para os pacientes internados e de ambulatório, bem como para os funcionários, mostrando-lhes a necessidade de uma alimentação equilibrada e saudável;
- elaborar programas de treinamento para o pessoal do SA e para o pessoal indiretamente a ele ligado;
- programar estágio (externo) para todo o pessoal do SA, com vistas à atualização profissional;
- fomentar a pesquisa, no campo da nutrição;
- colaborar com as instituições educacionais na formação de profissionais de nutrição, na área da saúde;
- colaborar com programas de educação sanitária, desenvolvidos pelo hospital, a serviço da comunidade.

PLANEJAMENTO

O planejamento é uma das funções do administrador. Trata-se de um processo de tomada de decisões que possui características específicas que o diferenciam das outras decisões que o administrador deve tomar.

O planejamento é a tentativa de cumprir com esse objetivo, no âmbito do hospital, por meio da utilização de procedimentos formais e sistemáticos inerentes à estrutura organizacional.

Caso se considere o hospital como um conjunto de unidades integradas, deve-se distinguir entre o planejamento global da organização hospitalar a longo prazo e os planos operacionais das diversas áreas que são orientadas pelo planejamento global. Nesse sentido, ficará convencionado chamar de planejamento estratégico o primeiro e de planejamento tático o segundo.

Em geral, um problema será tático quando:

- o efeito de sua solução for de curta duração;
- atingir só uma parte da organização;
- não implicar determinação extensiva de fins, metas ou objetivos.

Essa definição é relativamente ambígua, não estabelecendo uma separação nítida entre problemas táticos e estratégicos. Inclusive, um mesmo problema, em um mesmo hospital, pode ser, simultaneamente, tático e estratégico, dependendo da pessoa que julgue as suas características. O plano estratégico de uma área pode ser um plano tático do ponto de vista do hospital como um todo.

Outra característica distinta é a que se refere ao grau de determinação de metas e objetivos. O planejamento de uma área de atuação hospitalar fica regido por certas limitações fixadas em um nível superior dentro da organização. Isso não ocorre quando fazemos o planejamento do hospital, que implica na determinação dos seus próprios objetivos. Em consequência, surgem diferentes estágios de implantação entre o planejamento estratégico (da organização como um todo) e o planejamento tático das diversas áreas.

O planejamento tático procura a seleção de meios para atingir determinadas metas, geralmente definidas no plano estratégico. Este, por sua vez, também inclui a seleção de meios. Em consequência, o planejamento estratégico está orientado no sentido de fixar metas e meios.

Com relação à sua forma intrínseca, o planejamento é um tipo particular de processo decisório caracterizado pelas três seguintes propriedades:

- é o processo de decidir o que e como fazer, antes de atuar. É, nesse sentido, uma decisão antecipatória;
- é necessário quando a situação desejada envolve um conjunto de decisões interdependentes;
- é o processo dirigido à produção de uma ou mais situações desejadas, as quais podem não ocorrer se não for exercido algum controle sobre o sistema. Implica, assim, evitar ações incorretas e reduzir a frequência de falhas ao explorar oportunidades.

As razões para o planejamento estratégico

Pode-se citar quatro razões pelas quais as organizações devem concentrar-se no planejamento estratégico:

- o desenvolvimento tecnológico acelerado, que possibilita a escolha de projetos avançados e o processo de especialização concomitante, origina complexos conjuntos de atividades necessárias à execução dos projetos. O prazo que vai da decisão à implantação deve, então, ser ampliado;
- as mudanças tecnológicas geram o aumento das oportunidades e também das ameaças de substituição de processos ou métodos, bem como da diversificação de atividades. Quanto mais possam ser antecipadas as possibilidades e previstas as consequências das alternativas mais convenientes, mais benefícios haverá para o hospital;
- o aumento da atividade de planejamento institucional a longo prazo tem dado oportunidade para que as empresas analisem seu próprio potencial, dentro do marco definido pelos planos de maior alcance;
- o crescimento econômico acelerado, que vem acompanhado de um notável incremento das exigências da população em relação a serviços prestados e produtos consumidos, faz que a análise do futuro seja crítica para a sobrevivência das organizações.

Os resultados práticos dessas pressões têm sido:

- aumento do prazo nos modelos de planejamento;

- o surgimento de técnicas formais para a previsão de inovações tecnológicas;
- um aumento do interesse nos problemas de planejamento e previsão a longo prazo.

Execução do planejamento

Podemos afirmar que o planejamento não é um ato que acaba na simples redação de um "plano" ou na elaboração de um orçamento, mas sim um processo que requer uma conclusão. É um processo que tende a uma "solução", mas que nunca a atinge, pois não existe limitação à possibilidade de revisão das decisões e porque tanto o sistema que está sendo planejado como o seu ambiente estão em permanente mudança durante o processo de planejamento, afetando-o e impondo uma contínua necessidade de reformulação.

O planejamento estratégico é uma função de alta administração que não deve ser delegada, pois envolve a fixação dos objetivos gerais da empresa.

- fins – especificação de objetivos e metas;
- meios – seleção de políticas, programas, procedimentos e práticas destinadas a satisfazer os objetivos e metas;
- recursos – determinação da qualidade e quantidade dos recursos requeridos; como são gerados ou adquiridos e como devem ser alocados às atividades;
- implantação – definição dos procedimentos de execução do plano proposto;
- controle – definição dos procedimentos para antecipação ou detecção de erros na execução ou de falhas do planejamento e de meios para sua correção.

Planejamento hospitalar

O planejamento do hospital como um sistema merece estudo detalhado, desde a sua instalação até a aquisição de equipamentos e a organização dos diversos serviços que o integrarão como subsistemas.

Durante os estudos de construção de um hospital, deverá estar presente o nutricionista, observando os mínimos detalhes da planta física, dimensionamento, localização e compra de equipamentos, levando em consideração a organização, fluxos e atividades a serem desenvolvidos no serviço de nutrição.

Vários fatores merecem atenção:

- tipo de hospital;
- especialidade do hospital (ou predominância do atendimento);
- capacidade do hospital;
- número de leitos por especialidade;
- tipo e número de refeições a serem servidas;
- estabelecimento do roteiro de trabalho a ser desenvolvido nas áreas de serviços;
- escolha do sistema de transporte de refeições a unidades de internação;
- levantamento de todo o equipamento necessário (leve e pesado);
- dotação do pessoal necessário para o serviço;
- observância das diretrizes a serem seguidas, de acordo com a orientação da direção superior do hospital.

O planejamento da construção de um hospital e, consequentemente, do serviço de alimentação, é realizado em diversas etapas sucessivas.

Etapas do planejamento do serviço de alimentação (SA)

1ª etapa: estabelecimento do plano diretor

Nesta etapa determina-se a composição da equipe de planejamento, que deverá ser multiprofissional (com a presença indispensável do nutricionista, com experiência na área hospitalar). A essa equipe compete a elaboração de um sumário-base das necessidades detectadas, detalhando dados referentes a:

Local:
- facilidade de acesso (para pacientes, funcionários, acompanhantes e visitantes);

- iluminação;
- ventilação;
- possibilidade de expansão (horizontal e/ou vertical);
- condições climáticas;
- zona (barulho, poluição).

População:
- nível de escolaridade (grau de instrução);
- incidência de doenças;
- idade média da população;
- condições socioeconômicas;
- condições de saneamento básico da região.

Custos:
- do planejamento;
- da construção e instalação;
- da manutenção;
- do capital de giro.

Os custos são calculados por meio de estimativas e projeção.

2ª etapa: estabelecimento do anteprojeto ou *layout*

Esta etapa é de vital importância, pois nela há a "cristalização" do projeto do hospital.

A precisão dessa etapa evitará revisões e reformas posteriores, tão incômodas, onerosas e geralmente insatisfatórias. Nessa fase, a equipe de planejamento define a filosofia do hospital, determinando, inclusive, a sua capacidade de atendimento (número de leitos e leitos por capacidade).

Enfim, é elaborado um esboço da planta física do hospital.

3ª etapa: definição da planta física e do memorial descritivo

Nesta fase, a equipe do planejamento inicial, junto aos profissionais responsáveis pela construção e implantação do hospital, elabora as plantas preliminares e submete os projetos à aprovação dos órgãos governamentais competentes.

Após prováveis e pequenas modificações, aprovação e liberação das plantas preliminares pelos órgãos competentes e pela equipe de planejamento, serão elaboradas as plantas definitivas.

Ao final dessa etapa, nenhuma modificação deverá ser realizada, pois, por menor que seja, implicará a reformulação de uma série de cálculos e desenhos, aumentando consideravelmente o custo operacional.

4ª etapa: construção do hospital

Durante a construção do hospital, a equipe de planejamento, baseada nos estudos preliminares que definiram o *layout*, deverá fixar a organização, departamentos ou serviços, fluxogramas, quadro de pessoal, compra de equipamentos, seleção e treinamento do pessoal, rotinas, roteiros etc.

Ao término da construção, o hospital imediatamente terá de iniciar suas atividades. Para tanto, o pessoal deverá estar apto a desenvolver suas funções, já tendo recebido o devido treinamento.

5ª etapa: o plano diretor do serviço de alimentação

Esta etapa consiste no estudo detalhado de todos os dados referentes ao serviço de nutrição.

Deverão ser levados em consideração principalmente os seguintes dados:

- tipo do hospital;
- padrão de atendimento do hospital;
- capacidade do hospital;
- especialidade do hospital;
- número de leitos por especialidade;
- subordinação hierárquica do SA;
- localização do serviço;
- número de comensais;

- qualidade do serviço a ser prestado:
  - planejamento dos cardápios;
  - política de compras;
  - sistema de distribuição das refeições;
- quadro de funcionários;
- jornada de trabalho.

6ª etapa: *layout* do serviço de alimentação

Deve ser esboçado por nutricionistas todo o serviço de alimentação, de acordo com os dados fornecidos pela equipe de planejamento, em seu plano diretor.

7ª etapa: definição da planta física do serviço de alimentação

A planta física do SA deve ser elaborada e projetada por uma equipe composta de: engenheiro, arquiteto e nutricionista, todos com experiência na área hospitalar.

Não se concebe o projeto de um SA sem a participação de, pelo menos, um nutricionista, pois esse profissional entende de planejamento, organização e administração do serviço de alimentação.

A cozinha deve ser bem ventilada e iluminada, dotada de um fluxo perfeito, para que os funcionários tenham condições de desenvolver suas atividades em um ambiente calmo e saudável, sem desgaste físico pelas condições ambientais.

8ª etapa: construção do serviço de alimentação

Organização

Durante a construção do SA, a equipe de nutricionistas responsáveis pelo serviço deverá elaborar organograma, rotinas, roteiros, normas técnicas e administrativas, dimensionamento do quadro de pessoal, programas de treinamento, impressos, enfim, o manual de organização do SA.

Cálculo dos componentes básicos dos cardápios

Este cálculo deverá prever o abastecimento inicial do SA, bem como determinar as áreas necessárias para o armazenamento e o preparo dos gêneros, que estão diretamente relacionados com a política de compras adotada pelo hospital.

Deverá ser prevista e dimensionada a área de estocagem dos gêneros alimentícios (câmaras frigoríficas e despensa).

Deverão ser consideradas as vias de acesso ao serviço pelos vários fornecedores que abastecerão o setor.

Outro item relevante é a verba destinada ao SA, que estabelecerá a política de compras específicas para o setor.

O cálculo dos cardápios básicos e especiais para os pacientes, funcionários, acompanhantes e visitantes cabe à equipe de nutricionistas responsáveis pelo SA.

Não serão dadas aqui instruções específicas sobre o cálculo e componentes dos cardápios, uma vez que são da competência exclusiva do nutricionista, com formação acadêmica e conhecimentos específicos para tal competência.

PLANEJAMENTO FÍSICO-FUNCIONAL DO SERVIÇO DE ALIMENTAÇÃO

O planejamento físico-funcional do SA tem como objetivo principal garantir instalações adequadas e funcionais, assegurando a operacionalização dentro das mais rígidas normas técnicas e de higiene, bem como a qualidade da produção do serviço prestado aos comensais, sejam eles pacientes ou funcionários.

O planejamento físico-funcional envolve abordagem adequada de uma série de aspectos fundamentais, como estes:

- localização do SA;
- configuração geométrica da cozinha;
- determinação do sistema de distribuição de refeição para os pacientes, acompanhantes e funcionários;
- número de comensais, independentemente do número de leitos (estimativa do quadro de refeições);
- logística do abastecimento;

- tipo de combustível a ser utilizado;
- determinação e dimensionamento das áreas de trabalho;
- dimensionamento, adequação e distribuição dos equipamentos de acordo com o fluxo estabelecido;
- planejamento dos sistemas hidráulicos e elétricos, bem como das instalações anexas;
- revestimentos.

A Figura 4.1 representa esquematicamente o ciclo de planejamento do serviço de alimentação.

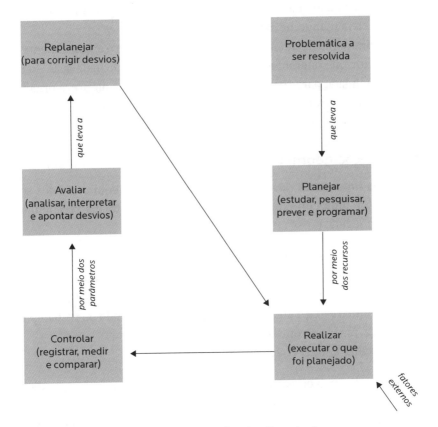

Figura 4.1: Ciclo de planejamento do serviço de alimentação.
Fonte: Oliveira (2008).

Localização do serviço de alimentação (SA)

Deve localizar-se no andar térreo (em relação a qualquer via de acesso privativo do SA). Esse tipo de localização permite melhor operacionalização do SA, além de possibilitar:

- fácil comunicação com o exterior, permitindo melhor acesso de pessoal (funcionários do SA e fornecedores) e de material (gêneros alimentícios e materiais de consumo);
- facilidade de iluminação natural;
- facilidade de ventilação natural cruzada;
- maior facilidade para reparo nas instalações, possibilitando uma efetiva manutenção preventiva e corretiva;
- eliminação de monta-cargas ou elevadores para o abastecimento do setor, que oneram ainda mais os custos finais de instalação do SA;
- facilidade para remoção do lixo, que por ser de natureza orgânica pode acarretar problemas sérios de contaminação, odor e proliferação de micro-organismos, insetos e roedores.

Configuração geométrica da cozinha

A área total do SA deve obedecer a uma divisão equitativa dos seus setores e ter uma configuração adequada, sendo a forma retangular a mais reconhecida, pois:

- evita caminhadas supérfluas;
- possibilita melhor esclarecimento do fluxo de produção;
- evita conflitos de circulação (de pessoal e/ou material);
- limita o espaço entre os equipamentos, reduzindo ou restringindo algumas fases operacionais;
- facilita a supervisão das atividades.

Deverá haver fácil acesso à circulação vertical, para a rápida distribuição das refeições aos pacientes.

Se o SA for instalado em pavimento superior ao térreo, deverá ser previsto elevador ou monta-cargas específico para o abastecimento do serviço.

Determinação do sistema de distribuição de refeições

O quadro de refeições deve ser estimado levando em consideração: o tipo de hospital, sua especialidade, expansibilidade, número de leitos por especialidade, as diferenças socioeconômicas dos pacientes, o padrão de atendimento do hospital, o padrão do cardápio que será fornecido e o tipo de equipamento a ser adquirido.

Este aspecto é fundamental, pois o planejamento físico-funcional de um SA baseia-se quase exclusivamente no número de comensais, uma vez que eles determinam a área física da cozinha e dos refeitórios, a capacidade dos equipamentos, a capacidade da área de estocagem e o próprio quadro de pessoal do serviço.

Refeições diárias fornecidas aos pacientes

De modo geral, são fornecidas cinco refeições, sendo as duas principais – almoço e jantar – e três complementares – desjejum, merenda e lanche noturno.

Refeições diárias fornecidas aos funcionários

Depende da jornada de trabalho. Geralmente são considerados três turnos de plantão com jornada de 8 horas diárias.

- turno diurno: das 6 às 15 horas;
- turno vespertino: das 14 às 23 horas;
- turno noturno: das 22 às 7 horas.

Cada turno tem intervalo de uma a duas horas para uma refeição principal que poderá ser fornecida pelo hospital, e um ou dois intervalos de 15 minutos, para um café.

Aos médicos serão fornecidas as refeições principais e complementares, desde que estejam de plantão no horário de entrega da refeição.

Tipo de cardápio a ser servido

Deverá ser estabelecida uma bateria de cardápios que deverá obedecer a um rigoroso rodízio, evitando a repetição de menus, tão característica no SA hospitalar.

O planejamento dos cardápios baseia-se na política de compras do hospital, capacidade de armazenamento do serviço, padrão das refeições fornecidas, tipos de comensais, especialidade do hospital (diversidade de dietas) etc.

Deverá ser estabelecido o quadro de refeições, que dimensiona o número de refeições servidas pelo serviço de alimentação.

Cálculo do número de refeições diárias fornecidas pelo SA

As refeições fornecidas aos funcionários dependem exclusivamente da filosofia administrativa do hospital. Há hospitais que fornecem gratuitamente as refeições aos médicos; outros, aos funcionários do SA; e outros, para todos os funcionários do hospital. O importante é que o número de refeições a serem fornecidas pelo SA seja claramente definido pela administração superior ainda em fase de planejamento do hospital, uma vez que o planejamento, dimensionamento, implantação e organização do SA são baseados quase que exclusivamente no dimensionamento do número de refeições a serem fornecidas. A Tabela 4.1 apresenta as porcentagens de cálculos para o número de refeições a serem servidas a pacientes, acompanhantes e funcionários.

Tabela 4.1: Cálculo do número de refeições diárias fornecidas pelo SA

Pacientes		Acompanhantes		Funcionários	
(Cálculo baseado em quatro a cinco refeições ao dia)		(Cálculo efetuado em função do número de pacientes pagantes)		(Cálculo baseado no quadro de pessoal, incluindo os médicos)	
Desjejum	70%	Desjejum	70 – 80%	Desjejum	65%
Almoço	80 – 90%	Almoço	60 – 70%	Almoço	60%
Merenda	70 – 80%	Merenda	10 – 15%	Merenda	10%
Jantar	70%	Jantar	40%	Jantar	20%
Lanche noturno	40 – 50%	Lanche noturno	80 – 90%	Lanche noturno	10%

A Tabela 4.2 apresenta o exemplo de um quadro de refeições para um hospital geral com 130 funcionários e 100 leitos (90% de ocupação), assim distribuídos: 20% de leitos particulares; 75% de leitos conveniados; 5% de

Tabela 4.2: Quadro de refeições

Refeições	Básicas				Complementares				TOTAL
Comensais	Almoço	Jantar	Ceia	Subtotal	Desjejum	Merenda	Lanche	Subtotal	
Pacientes	80	70	—	150	70	70	40	180	330
Acompanhantes	10	8	—	18	12	4	16	32	50
Subtotal	90	78	—	168	82	74	56	212	380
Funcionários (incluso médicos)	80	30	13	123	80	13	—	52	175
Total	179	108	13	291	62	87	56	264	555

Obs: exemplo de um hospital com 100 leitos.

leitos sociais. Não foram computadas como refeições as mamadeiras e os vales gratuitos.

Sistema de distribuição de refeições

A distribuição de refeições depende da área física disponível, da planta física e do fluxograma do serviço de alimentação, bem como das instalações e tipo de equipamento. No planejamento físico-funcional do SA, deve-se levar em consideração a distribuição de refeições aos diferentes tipos de usuários do serviço de alimentação.

Para os pacientes

Há três sistemas de distribuição de refeições: o centralizado, o descentralizado e o misto.

Sistema centralizado

É o sistema considerado mais prático, higiênico e funcional. Nele, a refeição é preparada, distribuída, porcionada e identificada na própria cozinha. Apresenta vantagens como:

- menor manipulação dos alimentos e, consequentemente, menor contaminação;
- melhor conservação da temperatura dos alimentos, pela rapidez e racionalização do próprio sistema;
- melhor supervisão e controle por parte do nutricionista;
- maior integração de esforços do próprio pessoal do SA, dispensando o auxílio de outros profissionais alheios ao setor durante a distribuição das refeições;
- supressão das copas superdimensionadas e equipadas das unidades de internação. O sistema exige apenas minicopas para a distribuição das dietas fracionadas e das mamadeiras.

O sistema centralizado não foi ainda totalmente implantado nos hospitais por falta de utensílios apropriados para a distribuição das refeições.

De fato, os poucos hospitais que optaram pelo sistema centralizado têm como uma das poucas alternativas a utilização do material descartável, que onera sobremaneira o custo da refeição, embora apresente uma série de vantagens.

Sistema descentralizado

Nesse sistema, a refeição é preparada na cozinha, sendo os alimentos acondicionados em carros térmicos que os transportam para as copas das unidades de internação, onde se processam o porcionamento, a identificação e a distribuição das refeições.

Apresenta uma série de desvantagens, como:

- maior manipulação dos alimentos, concorrendo para um aumento da contaminação;
- perda de uma boa apresentação dos alimentos, pelo excesso de manipulação e transporte;
- alteração ou perda do paladar dos alimentos, pelo excesso de aquecimento e reaquecimento a que são submetidos;
- maior evasão ou desvio de refeições das copas das unidades de internação, tornando o porcionamento inadequado às exigências fisiológicas do paciente;
- supervisão precária por parte do nutricionista, uma vez que a distribuição se processa simultaneamente em todas as copas;
- maior possibilidade de trocas e enganos na montagem e distribuição das refeições;
- maior desperdício de áreas físicas, equipamentos e instalações pela existência de copas em todas as unidades de internação ou clínicas.

Sistema misto

Neste sistema, parte da distribuição é centralizada e parte é descentralizada. O que mais comumente se observa, como variante do sistema, é o seguinte: a dieta geral e as dietas especiais de rotina têm distribuição descentralizada, enquanto as dietas especiais de controle têm distribuição centralizada. É o sistema mais adotado nos hospitais brasileiros.

Outra variante do sistema misto seria a distribuição centralizada das refeições principais (almoço e jantar) e distribuição descentralizada das refeições intermediárias (desjejum, merenda e lanche noturno). Ou, ainda, a distribuição centralizada da parte quente das refeições e descentralizada da parte fria (sucos, saladas e sobremesas).

Para funcionários e acompanhantes

Há várias opções:

- cafeteira fixa (ou balcão térmico), com a composição de bandejas de aço inoxidável estampadas ou composição de pratos (prato principal e guarnições);
- esteira rolante, em que o comensal recebe sua refeição em bandeja pronta, com embalagem inviolável, em um guichê. Esse sistema apresenta uma desvantagem, que é o desperdício, pois o comensal recebe a bandeja pronta, não se levando em consideração as preferências e hábitos alimentares;
- *self-service*, sistema mais encontrado em restaurantes industriais, com elevado padrão de cardápio. Ao contrário do que se imagina, esse sistema não apresenta desperdícios, pois o próprio comensal porciona a sua bandeja;
- à francesa, sistema mais requintado, muito pouco encontrado. Adapta-se às grandes firmas, onde existem refeitórios diversificados, cada um deles com cardápio estabelecido de acordo com o tipo de comensal. O sistema à francesa é implantado no refeitório privativo da administração, diretoria ou gerência, que atende a um pequeno número de comensais.

O sistema mais recomendado e encontrado nos hospitais brasileiros é o da cafeteira fixa com bandeja de aço inoxidável estampada, por ser o mais prático e funcional, possibilitando um maior controle do número de pessoas estabelecido.

A escolha do sistema de distribuição de refeições aos funcionários e acompanhantes é determinada quase que exclusivamente pela filosofia administrativa do hospital. Essa escolha será tanto mais acertada quanto melhor for o atendimento dispensado ao comensal.

Independentemente do sistema, no entanto, recomenda-se que haja refeitórios distintos para funcionários e acompanhantes, embora com cardápios padronizados, evitando assim uma sobrecarga ao SA, com preparações culinárias muito diversificadas.

Recomenda-se que os acompanhantes façam suas refeições no refeitório, o que aliviaria um pouco a tensão que os envolve. Nesse caso, sugere-se estudar um refeitório para os acompanhantes, que seja independente do refeitório dos funcionários, ou mesmo uma lanchonete que sirva lanches e/ou pratos opcionais.

Obs.: nos refeitórios deverá haver local para as mesas de refeições com espaço mínimo de 1,20 m^2 por pessoa; lavatórios; sanitários (masculino e feminino). As mesas deverão ser de fórmica, e os guardanapos de papel. São utilizadas normalmente as bandejas de aço inoxidável escovado ou bandejas lisas guarnecidas de pratos, talheres e copos, fabricados em aço inoxidável, fibra de vidro, ou material descartável, mas os talheres geralmente de aço inoxidável. O ambiente deverá ser sempre ventilado e iluminado adequadamente; as paredes deverão ser decoradas e, se possível, com música ambiente. Enfim, o ambiente deverá ser calmo e acolhedor.

Logística de abastecimento

Esta logística depende da filosofia administrativa do hospital. Somente após o estabelecimento da política de compras para o SA é que poderá ser dimensionada a área de estocagem, tanto dos gêneros perecíveis quanto dos semiperecíveis e não perecíveis.

Na realidade, porém, encontra-se uma situação totalmente diversa desta, isto é, a política de compras passa a ser adotada de acordo com a área de estocagem disponível no serviço, o que acaba por interferir inclusive no padrão e na rotatividade dos cardápios, caracterizando a refeição hospitalar como monótona e insatisfatória, tanto do ponto de vista qualitativo como do quantitativo.

A política de compras, por essa razão, deve preceder a definição da logística de abastecimento, e nela devem ser levados em consideração aspectos como:

- estabelecimento do consumo *per capita* do próprio hospital, segundo o tipo de clientela;
- estimativa do número de comensais;
- definição do padrão do cardápio a ser fornecido;
- definição das variações culinárias;
- levantamento das fontes de aquisição de gêneros disponíveis na região;
- determinação do lote econômico para os gêneros semiperecíveis e não perecíveis;
- disponibilidade e facilidade para a entrega dos gêneros alimentícios pelos fornecedores eleitos, por meio de concorrência aberta, que deve ser, no máximo, trimestral.

Tipos de combustíveis

É fundamental que o planejamento físico-funcional de um serviço de alimentação leve em consideração os tipos de combustíveis a serem utilizados. Também será importante a verificação do número e da qualidade dos fornecedores dos diversos combustíveis no mercado da região.

Determinação e dimensionamento das áreas de trabalho do SA

O SA compreende as áreas de recepção, estocagem, preparo, cocção, distribuição dos alimentos e higienização dos utensílios, dispostos na sequência racional do processamento (fluxograma do serviço de alimentação).

Descrição das áreas

Recebimento dos gêneros

Ocorre em uma área externa ao serviço de nutrição, ainda que pertencente à área física. Essa área deve ser dotada de uma plataforma anatômica coberta, para a descarga de gêneros alimentícios (Figura 4.2).

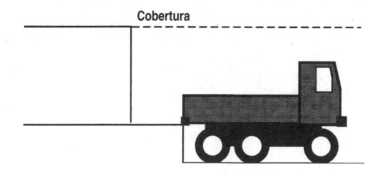

Figura 4.2: Esquema de plataforma anatômica.

Deverá haver previsão de uma balança do tipo plataforma (com capacidade de 25, 50 e 100 kg) para pesagem de mercadorias, carrinhos, plataforma para o transporte dos gêneros até a área de estocagem e uma sala para o encarregado da recepção (desenvolvimento de atividades burocráticas e administrativas, controle de notas fiscais e contato com os fornecedores) que não deverá ter acesso à área do serviço.

Estocagem

Despensa

Local destinado à estocagem de gêneros não perecíveis em temperatura ambiente. Dotado de estrados de madeira fenestrada para melhor ventilação, com pés de 0,40 m de altura; estantes ou prateleiras de madeira envernizada ou de aço fosfatizado, sendo as prateleiras reguláveis, armários, escadas ou banqueta de quatro ou cinco degraus e móveis de escritório e balança do tipo leque, com prato liso e capacidade de 20 kg, com divisões de 50 g.

Para melhor organização da área, pode-se dividir a despensa em três partes: despensa geral ou mensal, despensa diária e despensa de limpeza.

A boa organização de uma despensa depende de normas de estocagem como:

- estocar os gêneros alimentícios em local próprio com boa ventilação natural;
- a despensa deverá ser equipada com estrados de madeira, para a estocagem de sacarias;
- os estrados deverão distar 0,40 m do piso, sendo os pés revestidos com folhas de flandres, para evitar o acesso de roedores aos alimentos;
- os cereais em grãos e as leguminosas deverão ficar sobre os estrados de madeira, acondicionados em sacos de aniagem ou algodão;
- as prateleiras poderão ser de fórmica, madeira envernizada, azulejo ou aço inoxidável;
- as prateleiras deverão distar 10 cm das paredes, para evitar que sua umidade atinja os alimentos estocados;
- os gêneros acondicionados em pacotes, latas ou caixas deverão ser arrumados ou empilhados nas prateleiras, afastados da parede;
- ao armazenar macarrão e biscoito, não colocar outros gêneros sobre eles, para evitar que se quebrem;
- os gêneros alimentícios mais velhos deverão ser colocados em cima ou à frente dos mais novos, para que sejam consumidos em primeiro lugar (rotatividade);
- não misturar alimentos com material de limpeza; este último poderá ser guardado na própria despensa, mas em lugar separado;
- usar utensílio seco e limpo para retirar os gêneros das sacarias;
- providenciar periodicamente dedetização e desratização, tomando precaução para que os gêneros não sejam atingidos pelo produto do processo;
- as janelas deverão ser teladas (tela de náilon fino).

Câmaras frigoríficas

Local destinado à estocagem de gêneros perecíveis em condições ideais de temperatura e umidade.

As instalações frigoríficas deverão obedecer às seguintes determinações:

- para a conservação adequada dos alimentos, deverão ser instaladas três câmaras frigoríficas independentes, sempre que possível dotadas de antecâmara, a qual poderá ser comum às três câmaras;

- deverão ser observadas as condições de temperatura e umidade relativa apresentadas na Tabela 4.3.

Tabela 4.3: Condições de temperatura e umidade relativa para câmaras frigoríficas

Alimentos	Temperatura (°C)	Umidade relativa (%)
Carne	0	70
Laticínios	4	50
Frutas e verduras	10	80
Lixo	0	50

- as câmaras deverão ser revestidas internamente de chapa de aço inoxidável, com juntas calafetadas e impermeabilizadas com material vedante, com piso inclinado no sentido do escoamento, para permitir a lavagem;
- é vedado o uso de ralo, mesmo quando sifonado, dentro da câmara. O ralo deverá ser instalado dentro da antecâmara;
- a câmara para a carne deverá ser dotada de gancheiras e prateleiras de aço galvanizado ou inoxidável. As bandejas de miúdos deverão ser feitas de aço inoxidável ou plástico não poroso;
- cada câmara deverá ser dotada de termômetro do tipo mostrador, que permita a leitura da temperatura interna da câmara pelo lado externo;
- o interruptor de iluminação da câmara deverá estar localizado do lado de fora da câmara, com lâmpada-piloto indicativa da condição "ligado" e "desligado";
- o acesso ao comando de refrigeração deverá ser permitido somente ao pessoal da manutenção e, sempre que possível, do lado externo;
- cada câmara deverá ter separadamente uma unidade compressora para controle das diferentes temperaturas;
- conjunto de alarme e dispositivo para abertura da porta pelo lado interno da câmara;
- porta sem soleiras.

Antecâmara

Local para armazenagem provisória de gêneros perecíveis, que serão utilizados no dia, com temperatura de 12°C.

Obs.: de acordo com o dimensionamento e a necessidade do serviço, as câmaras frigoríficas poderão ser substituídas por refrigeradores comerciais do tipo vertical ou horizontal e um *freezer* do tipo horizontal (para carnes).

Preparo

Áreas distintas, onde os gêneros alimentícios sofrem as operações de processamento prévio, como: cavar, descascar, fatiar, aparar, bater e picar.

Setor de carnes

Local para manipulação de carnes, aves e peixes, dotado de:

- bancada de madeira (tipo ipê ou jatobá) para corte e preparo. Atualmente, em substituição à madeira – que causa a absorção de odor, rachaduras e acúmulo de gordura e resíduos – utiliza-se um material sintético apropriado que é o tampo de altileno (tampo sintético de resinas vegetais), o qual, raspado periodicamente, volta a ter sua superfície lisa e impermeável;
- balcão de aço inoxidável com cubas, gavetas para utensílios e prateleiras inferiores gradeadas;
- tanque com água corrente para lavar as carnes;
- amaciador de bifes;
- picador de carnes;
- urnas sobre rodas para acondicionar e transportar carnes;
- serra de fita (quando o setor recebe quartos inteiros). Instalação de trilhos desde a recepção até as câmaras frigoríficas e o setor de carnes, quando o movimento e quantidades o justificarem;
- quadro de avisos (para lembretes, orientações etc.).

Setor de vegetais

Local destinado a escolha, higienização, corte e porcionamento de vegetais folhosos, legumes e tubérculos, dotado de:

- descascador de batatas e outros legumes, instalado em local próprio, próximo a um ponto de água e de força, com um cesto acoplado à saída de água para recolher os resíduos, evitando entupimento das instalações;
- balcão de aço inoxidável com duas cubas geminadas, para guarda do alimento descascado e posterior limpeza;
- tanques para lavagem e desinfecção de vegetais, com fundo falso perfurado e torneiras com chuveiro próprio;
- urnas para acondicionar e transportar hortaliças e frutas;
- acessórios que se acoplam aos descascadores de batatas para um serviço mais rápido, econômico e padronizado;
- placas de madeira ou material sintético (altileno) para corte de hortaliças;
- prateleira superior perfurada, para a guarda de utensílios e acessórios.

Setor de cereais

Local para a escolha e posterior lavagem de cereais e leguminosas, dotado de:

- tampo de aço inoxidável para a escolha de cereais, rebaixado, com abertura na lateral para a queda dos cereais escolhidos, com caçambas basculantes, sobre rodas, para lavagem de cereais e transporte até os caldeirões de cocção;
- banco anatômico para a escolha de cereais;
- pontos de água, com torneira, acima das caçambas, e grelhas coletoras de água de escoamento.

Setor de massas ou confeitaria

Local para confecção de massas e doces, dotado de:

- tampo de aço inoxidável, com cuba, gavetas e prateleiras inferiores gradeadas;
- tampo ou mesa de mármore;
- balança do tipo leque, com prato liso, e capacidade de 10 kg;
- batedeira industrial;
- cilindro elétrico para abrir massas;
- forno elétrico ou a gás, independente do fogão;
- carro para transporte de assadeiras;
- fogão pequeno para pequenas preparações;
- utensílios e acessórios necessários à área.

Setor de sobremesas

Local destinado ao preparo de sobremesas, sucos, desjejum e lanches, dotado de:

- cafeteiras;
- báscula(s);
- tampo de aço inoxidável com cuba;
- geladeira comercial horizontal sob o tampo;
- *freezer* para sorvetes;
- extrator de sucos;
- batedeira doméstica ou industrial;
- fabricador de gelo;
- liquidificador;
- fogão;
- serra elétrica para pão;
- cortador de frios.

Setor de padaria (opcional)

Local para confecção de pães, biscoitos, bolos e tortas, dotado de:

- estufa natural;
- forno elétrico;
- mesa de aço inoxidável, prateleira vertical em aço inoxidável, para a guarda de material;
- batedeira universal.

Obs.: este setor é recomendado apenas para hospitais de grande porte.

Cocção

Local para preparação final dos alimentos. Compreende os seguintes locais de trabalho:

Cozinha geral

Área para preparo da dieta geral, com espaço para caldeirão autoclavado ou americano; fogão com queimadores duplos e chapas em ferro; fritadeira; forno independente; mesa auxiliar do cozinheiro, em aço inoxidável, dotada de gaveta para guarda de pequenos utensílios e gancheira giratória na parte superior para guardar conchas, espumadeiras etc.; essa mesa deverá estar localizada próximo ao fogão; coifa de exaustão, em aço inoxidável ou galvanizado, sobreposta aos fogões, fritadeiras e caldeirões.

Cozinha dietética

Local destinado à confecção das dietas especiais, dotado de balcão em aço inoxidável, pia dupla para trabalho com queimadores simples ou duplos com grelha; banho-maria para conservação da temperatura dos alimentos prontos; mesa auxiliar do cozinheiro; conjunto de básculas para preparo de sopas, legumes cozidos e principalmente uma balança para porcionamento e controle de sobras etc.

Obs.: deverá existir local próprio para lavar as mãos, com torneira acionada por pedal e toalheiro com toalhas descartáveis. O piso ao redor dos caldeirões, básculas a vapor e fogão deve ser levemente inclinado para as canaletas com grelhas, para escoamento da água de limpeza e da água utilizada para cocção. É importante que o espaço reservado para a cozinha dietética seja respeitado, para que seja possível obter um bom resultado na dietoterapia.

Setor de preparo de sondas

É a área do SA destinada ao preparo e distribuição das sondas enterais e nasogástricas. Deverá ser prevista uma área apropriada onde sejam adotadas técnicas de higiene e desinfecção adequadas, necessárias ao controle bacteriológico.

Recomenda-se que esse local reservado para o preparo exclusivo de sondas possua condições ideais de isolamento, sendo dividido do seguinte modo:

Sala de paramentação ou antessala, com:

- armário – para guarda de uniformes;
- lavabo;
- saco de ramper.

Sala de higienização – local de recepção dos frascos sujos e limpeza inicial com:

- balcão de aço inoxidável, com cubas para higienização dos frascos;
- guichê de passagem dos frascos para a sala de preparo.

Sala de preparo e distribuição de sondas, com:

- autoclave para esterilização dos frascos;
- fogão doméstico;
- liquidificador;
- balança;
- peneiras especiais;
- balcão de aço inoxidável, com cuba;
- mesa auxiliar;
- bancada para identificação dos frascos;
- refrigerador;
- guichê de distribuição.

Distribuição de alimentos

É o local destinado ao porcionamento e à distribuição de refeições aos pacientes, funcionários, acompanhantes e visitantes.

Previsão de local para distribuição dos alimentos por meio de balcões ou tampos de aço inoxidável e apoio para assadeiras, bem como um local para aquecimento dos carros térmicos utilizados tanto no sistema centralizado quanto no descentralizado de distribuição de refeições.

Higienização

Local de lavagem e guarda de louças, panelas e demais utensílios. A área de higienização poderá ser subdividida em três setores distintos:
- setor de louças: equipamentos necessários para o setor de lavagem de louças:
  - máquina de lavar louças a vapor, com mesa de entrada e saída de louças;
  - triturador de resíduos;
  - mesa em aço inoxidável com cuba para apoio;
  - prateleiras perfuradas suspensas, para guarda de louças e utensílios.
  Obs.: no local de recepção da louça usada e do refeitório, as entregas poderão ser efetuadas por carros, esteira rolante ou pessoalmente, em guichês.
- setor de panelas, próximo às áreas de cocção, deve conter:
  - estante ou prateleiras de aço inoxidável, gradeadas para escorrimento;
  - guarda de panelas;
  - triturador de resíduos;
  - estante para tampas;
  - tampo de aço, com cubas de 45 cm de profundidade cada, próprias para lavagem de panelas.

Ainda, deverá ser previsto um local para lavagem dos carros de transporte, totalmente isolado, dotado de grelha e mangueira com pontos de água quente e água fria.

Instalações anexas

Depósito de lixo

É o local destinado à guarda de lixo exclusivo do SA. Deverá estar situado, de preferência, anexo ao depósito de recipientes vazios (ou caixotaria, na plataforma de descarga de gêneros alimentícios). Esse local deve ser bem ventilado e possuir janelas teladas. O ideal, porém, é que o lixo seja guardado sob refrigeração (a 0°C em câmara frigorífica).

No local deverá haver água quente própria para a limpeza dos latões de lixo e do ambiente. O lixo seco e o úmido deverão ser coletados em sacos plásticos e colocados na câmara frigorífica, pois somente o uso de latões e tambores não assegura a higiene.

Depósito de material de limpeza

Deverá ser previsto um depósito de material de limpeza, de uso exclusivo do SA. Sua localização ideal é anexa à sala de inspeção e pesagem ou em áreas isoladas na própria despensa geral. As instalações necessárias são:

- estante gradeada de aço inoxidável;
- tanque para lavagem de panos;
- conjunto de traves e ganchos presos na parede, para pendurar vassouras, rodos e escovas.

Caixotaria

Local que se destina à guarda de vasilhames, caixas, engradados etc., para posterior devolução. Sua localização deverá ser próxima à plataforma de descarga. As instalações necessárias são:

- lavador de recipiente com água quente e fria;
- sapata de concreto para guardar o material;
- estante ou prateleira de aço inoxidável.

Sala de chefia (e secretaria)

Localizada em ponto estratégico, com paredes de vidro, piso superior no nível da cozinha, para melhor visualização das atividades desenvolvidas nas áreas de trabalho.

Será equipada com todo material de escritório necessário: mesas, arquivos, calculadoras, telefone interno e externo e terminal de computadores.

Fluxograma do serviço de alimentação

No serviço de alimentação, o abastecimento e armazenamento, bem como a distribuição dos alimentos para as diversas áreas, para o devido preparo e cocção, geralmente, constituem um problema sério.

Há necessidade de se disciplinar e equacionar essas operações, a fim de que sejam evitados cruzamentos indesejáveis e, muitas vezes, desastrosos.

O estabelecimento de um fluxo poderá esclarecer e facilitar o desenvolvimento das diversas atividades do serviço.

Os alimentos chegam ao serviço de alimentação pela plataforma de recebimento, onde os gêneros alimentícios são controlados qualitativa e quantitativamente e registrados em fichas, para o devido controle e distribuição.

Após o controle, os gêneros alimentícios são armazenados nos devidos lugares (despensa ou câmara frigorífica), obedecendo às normas de estocagem que os resguardem da deterioração, para que permaneçam íntegros até o momento do preparo para o consumo.

Os gêneros não perecíveis vão diretamente para a despensa, onde são armazenados em estrados, prateleiras e caixas apropriadas.

Os gêneros perecíveis são armazenados em câmaras frigoríficas, sob controle de temperatura e umidade.

Os alimentos, depois de armazenados, conforme a previsão estabelecida, são enviados às diversas áreas de preparo, onde são lavados, escolhidos, cortados e temperados. Logo depois vão para a área de cocção, sendo então distribuídos.

Todas essas atividades devem ser orientadas e coordenadas por um fluxo, para que sejam desenvolvidas de modo a racionalizar o serviço (ver Quadro 4.1 e Figura 4.3).

Quadro 4.1: Check-list para o dimensionamento do serviço de alimentação

Área externa/ recebimento	Estocagem	Preparo	Cocção	Diversos	Distribuição	Recolhimento e lavagem	Refeitórios
Lixo	Despensa: - material de limpeza - descartável	Carnes	Cocção	Lavagem de panelas	Bandejas – talheres		Mesas e cadeiras
Vasilhames de retorno	Câmaras frigoríficas – carnes	Vegetais e verduras	Frituras	Lavagem de carros de transporte	Alimentos quentes		Sanitários e lavabos independentes
Gás	Câmaras frigoríficas – vegetais	Sobremesas - Sucos/molhos	Assados	Lavagem de recipientes plásticos	Alimentos frios		Bebedouros
Vapor	Câmaras frigoríficas – laticínios	Lanches – desjejum – merenda	Apoio	Quadro elétrico	Sucos		
Água fria	Compressores	Cereais e leguminosas		Chefia	Lanches		
Água quente					Café		
Recebimento (plataforma)							
Vestiário							

O SERVIÇO DE ALIMENTAÇÃO

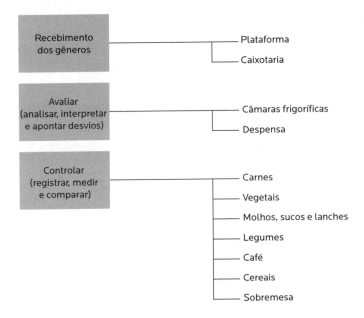

Figura 4.3: Esquema do fluxo do SA.

Dimensionamento, adequação e distribuição dos equipamentos de acordo com o fluxo estabelecido

No dimensionamento proposto, estão contidos dados relativos a áreas, setores e equipamentos de um serviço de alimentação.

Esses dados foram elaborados a partir de trabalhos e experiências realizados ao longo de onze anos de trabalho em planejamento e organização de serviço de nutrição, na área hospitalar.

No entanto, cada serviço de alimentação, independentemente de modelos preestabelecidos, possui características próprias de viabilidade e solução, que se traduzem em propostas diferenciadas.

Os padrões aqui indicados constituem uma base relativamente sólida – o estudo e planejamento de novos serviços de alimentação –, porém, cada detalhe deve ser minuciosamente revisto e projetado conforme as necessidades, disponibilidades e objetivos do serviço proposto.

Área necessária

No dimensionamento físico do SA, deverão ser respeitadas as seguintes áreas mínimas (para um hospital de até 200 leitos).

- 1,80 m²/leito para o SA, com distribuição descentralizada, cabendo aproximadamente:
  - 20% à recepção e estocagem;
  - 50% ao preparo e cocção;
  - 30% à distribuição e demais dependências.

- 2,00 m²/leito para o SA, com distribuição centralizada, cabendo aproximadamente:
  - 20% à recepção e estocagem;
  - 45% ao preparo e cocção;
  - 35% à distribuição e demais dependências.

Caso o hospital adote o sistema de refeições supergeladas ou um sistema misto de refeições, a área prevista para o preparo e a cocção deverá ser mantida para a instalação dos descongeladores de uma cozinha dietética ou de uma cozinha de apoio.

Distribuição aproximada das áreas

RD = refeições/dia.

A distribuição percentual aproximada das áreas é apresentada no Quadro 4.2.

Recebimento

0,02 m²/RD.

Lixo

0,02 m²/RD.

Quadro 4.2: Distribuição percentual aproximada das áreas

Plataforma de recebimento – 2,5% (A refrigeração do lixo está contida na plataforma de recebimento)
Local de refrigeração do lixo – 0,8%
Controle de mercadoria e recebimento – 1%
Despensa – 10%
Câmaras frigoríficas – 2,5%
Preparo: carne, cereais, vegetais, massas e sobremesas – 9%
Cozinha geral – 20%
Cozinha dietética – 2,5%
Higienização: louças, carros de transporte, panelas e utensílios – 6,5%
Circulação interna – 6,5%
Refeitórios – 8%
Distribuição de dietas – 5%
Monta-cargas e/ou elevadores – 0,5%
Estacionamento de carros – 1,5%
Cafeteria (anexa ao refeitório) – 4,5%
Preparo: desjejum e merenda – 10,2%
Administração – 2,5%

Vasilhames de retorno

0,02 m²/RD.

Material de limpeza

0,02 m²/RD.

Despensa

- estrados: 100 x 80 cm – 100 refeições/dia;
- prateleiras: do tipo Fiel 100 x 45 x 220 cm de altura com seis planos cada;

- 1 estante para cada 150 refeições/dia;
- balança do tipo leque: 5 kg;
- mesa para conferência;
- escrivaninha.

Câmaras frigoríficas

- carnes:
  - 1 gaveta/10 kg;
  - 1 gaveta/50 refeições;
  - 1 carro/10 ou 20 gavetas;
  - prateleiras com quatro planos (até 2.000 refeições).
- vegetais:
  - 1 prateleira com quatro planos;
  - gavetas plásticas/500 refeições.

- laticínios:
  - 1 prateleira com quatro planos;
  - gavetas plásticas/500 refeições.

Compressores

- 100 cm x 100 cm cada compressor; deixar 20 cm de frente e 100 cm de fundo livres.

Quadro elétrico

- fundo de 80 cm;
- 1,5 m /1.000 refeições.

Áreas de preparo

Carnes

- 1,5 m de tampo de altileno;
- 1,5 m de tampo de aço inoxidável;

- cuba dupla de aço inoxidável;
- moedor de carne e acessórios;
- amaciador de bifes.

Vegetais

- 1,5 de tanque de lavagem de verduras com chuveiro;
- 1,5 m de tampo de aço inoxidável;
- 1 descascador de batatas e acessórios.

Cereais

- 1,5 m de mesa própria para escolha;
- 1 carro para lavagem de cereais (local para lavagem de carros).

Sobremesas

- 1 cuba dupla de aço inoxidável, em tampo do mesmo material;
- 1,5 m de tampo de mármore;
- 1 balcão de refrigeração/500 refeições;
- 1 balança de mesa;
- 1 estante (para guardar utensílios);
- 1 batedeira – 20 L até 8.900 refeições;
- 50 L (acima de 800 refeições).

Molhos, sucos e lanches

- 1 cuba embutida em tampo de aço inoxidável (1,5 m);
- 1 cortador de frios;
- 1 extrator de sucos.

Café

Cafeteiras
- 8 L – 140 xícaras;
- 15 L – 240 xícaras;
- 30 L – 500 xícaras;
- 50 L – 900 xícaras;

- 100 L – 1.500 xícaras;
- 1 cuba para lavagem de pequenos utensílios;
- armário para guarda de mantimentos e utensílios.

Cocção

- fogão de duas bocas (500 g) – 200 refeições;
- frigideira;
- fritadeira de imersão;
- caldeirões – 1 L/refeição;
- fornos elétricos – 1 câmara/300 refeições.

Lavagem de panelas

- 3 mL/2.000 refeições;
- 2 cubas – 60 x 70 x 90 cm (próprias para lavagem de panelas);
- prateleiras superiores gradeadas;
- estante com quatro planos para guarda de panelas (paneleiro).

Sala de chefia

- 4 m²/pessoa;
- móveis de escritório e acessórios.

Distribuição

- 1 balcão para bandejas e talheres;
- 1 balcão térmico com cinco cubas;
- 1 balcão frio com três cubas;
- 1 cuba para pão;
- 1 refresqueira para sucos.

Refeitório

- mesas – 120 x 80 cm/4 pessoas (cuidado com mesas quadradas e redondas, que ocupam um espaço maior).

Sanitários para os comensais

- deverá haver a previsão de lavabos independentes;
- bebedouro.

Sala de lavagem

- 1 cuba para talheres;
- máquina lavadora, com mesa de entrada e saída;
- máquina lavadora – lavagem a 60°C;
- enxágue a 82°C;
- mesa com 2 cubas para copos (2 m);
- exaustão da área de lavagem;
- latão de lixo sobre rodas, preferivelmente de aço inoxidável;
- local para guardar material de limpeza.

Equipamentos

A eficiência do serviço de alimentação nas operações com os alimentos depende do *layout* e dos equipamentos. A produção eficiente, a execução correta e a rapidez do processamento dos gêneros alimentícios estão diretamente relacionadas aos problemas decorrentes dos progressos na indústria e da tecnologia avançada, na tentativa de sanar os problemas.

Como resultado dos estudos científicos, muitas mudanças têm se operado, alterando as condições de trabalho, possibilitando maior rendimento com economia de mão de obra e, portanto, maiores lucros. Diversos tipos de equipamentos operam nas cozinhas, transferindo para a máquina o trabalho penosamente executado pelo homem, como o retalhamento e o fatiamento de carnes e vegetais, o transporte de panelas pesadas que atualmente deslizam sobre rodas etc.

Sendo assim, ao implantar um sistema racional de trabalho deve-se pensar em detalhes minuciosos, porém importantes, dos quais depende o êxito do serviço.

Entre os itens a serem estudados no planejamento físico-funcional de um serviço de nutrição, um é considerado de extrema importância, por influir diretamente sobre a produção: os equipamentos (Quadro 4.3).

Quadro 4.3: Equipamentos do serviço de alimentação

01	Balança de plataforma com capacidade de 150 kg
02	Mesa para conferência de mercadoria
03	Lavabo
04	Extintor de incêndio
05	Carro tipo plataforma com capacidade de 500 kg
06	Estrado
07	Estante modulada de aço
08	Estante com prateleiras ajustáveis
09	Balança de mesa com capacidade de 15 kg
10	Mesa de apoio com prateleira elevada
11	Escada
12	Refrigerador para laticínios com capacidade de 50 pés cúbicos
13	Câmara frigorífica para carnes
14	Câmara frigorífica para vegetais e frutas
15	Antecâmara
16	Mesa para retalhamento de carne
17	Tampo de aço inox com 2 cubas
18	Picador de carne
19	Amaciador de bife
20	Máquina descascadora de batatas
21	Tampo de aço inox com 2 cubas geminadas e 1 simples, com cesto perfurado removível, para cereais
22	Triturador de lixo

O fator equipamento, em virtude de sua importância, deve ser estudado cuidadosamente, desde a fase de planejamento até a implantação do serviço.

Por meio de pesquisas realizadas em vários hospitais, foram detectados inúmeros problemas relativos aos equipamentos e suas instalações, entre os quais se destacam:

- desconhecimento por parte das próprias empresas fornecedoras dos diversos equipamentos específicos para cozinhas industriais;
- falta de padronização na nomenclatura dos equipamentos. Por exemplo: carrinho – pode significar carro térmico, carro de transporte do tipo plataforma ou do tipo prateleira;
- falta de padronização das capacidades dos utensílios e dos equipamentos entre as várias empresas fornecedoras. Por exemplo: xícara de chá, cuja capacidade varia de 100 mL a 150 mL;
- dimensões de utensílios, que não se ajustam aos equipamentos correspondentes. Por exemplo: bandejas que não se encaixam na máquina de lavar louças;
- dificuldade na obtenção de peças para reposição;
- instalação inadequada dos equipamentos (falta de planejamento e orientação durante a instalação);
- dimensionamento dos equipamentos sem considerar as limitações físicas dos funcionários (altura dos balcões, tamanho dos equipamentos) por desconhecimento de ergonomia;
- utilização errônea de trincos, dobradiças, maçanetas nos equipamentos, dificultando a passagem de carrinhos, inutilizando-os rapidamente;
- fornecimento inadequado de vapor para os equipamentos (excessivo ou reduzido);
- falta de manual de instruções, operação e manutenção de equipamentos (reduzindo o tempo de vida útil do equipamento).

Com os problemas apresentados, pode-se imaginar a importância da escolha e da compra de equipamentos, bem como do planejamento cuidadoso e detalhado de sua instalação.

Hoje não se constroem cozinhas para depois adaptar os equipamentos que, de última hora, foram julgados convenientes. Pelo contrário, inicia-se com a análise da capacidade e utilização dos equipamentos antes de sua compra e implantação.

Após o planejamento, deve-se proceder à seleção e aquisição dos equipamentos, que incorporarão o serviço de alimentação; para tanto, faz-se necessária a observância de determinados aspectos:

Tipo de cardápio

Deve-se determinar o tipo de cardápio a ser fornecido, para verificar a complexidade e sofisticação dos equipamentos.

Quantidade de alimentos a serem preparados

Este fator depende do número de comensais e do consumo *per capita* (porção individual) e é importante para o dimensionamento dos equipamentos a serem comprados.

Política de compras

Dependendo da política de compras estabelecida pelo hospital, haverá a eliminação ou a necessidade de alguns equipamentos específicos para o recebimento dos gêneros alimentícios, bem como para sua estocagem.

Tipo de serviço

A determinação do sistema de distribuição de refeição aos diferentes comensais é importante para a especificação do equipamento.

Quadro de pessoal

Do dimensionamento do pessoal e da qualificação da mão de obra dependerá a escolha do equipamento a ser utilizado nos diversos setores do SA.

Planta física

É importante que a área seja adequadamente dimensionada e dotada de condições que permitam a instalação correta dos equipamentos (estabelecimento do fluxograma).

Disponibilidade econômica da instituição

É de primordial importância, para que os equipamentos possam ser comprados e instalados, devendo-se incluir os gastos para sua manutenção preventiva e corretiva.

Tipos de combustíveis a serem utilizados

É necessário um estudo prévio quanto à aquisição dos equipamentos, baseando-se no tipo e na facilidade de fornecimento contínuo de combustível, no custo operacional e na manutenção.

Após a determinação da capacidade e da quantidade de equipamentos necessários e do seu posicionamento nas áreas de trabalho, persiste ainda o problema do tipo e do fornecedor do equipamento a ser adquirido. Ao comprar equipamentos, convém lembrar que sejam de boa qualidade, de fácil operação, manutenção, limpeza e assistência técnica garantida e idônea.

A aquisição dos equipamentos deve obedecer a especificações criteriosas. Essas especificações devem ser estudadas, esquematizadas e submetidas à aprovação das empresas participantes do processo de concorrência. Porém, só isso não basta. O encarregado da compra, no caso o nutricionista, deve estar habilitado a analisar se os equipamentos atendem ou não às especificações propostas.

Externamente, os equipamentos mais baratos podem se assemelhar aos mais caros; porém, ao examiná-los mais cuidadosamente, pode-se detectar algumas deficiências, limitações ou irregularidades.

Antes de adquirir um equipamento, deve-se observar as instalações que foram projetadas a ele, para que não ocorram imprevistos indesejáveis.

Caso as instalações sejam antigas, tornam-se necessários a análise e o levantamento do equipamento existente e de sua localização, para que se possa estudar as instalações necessárias para a inclusão dos equipamentos adquiridos.

No caso de instalações novas, é importante conhecer o objetivo do serviço, para melhor adequação do equipamento adquirido.

De modo geral, estes fatores devem ser observados:

- estudo criterioso, anterior à compra dos equipamentos – nessa fase são fornecidos detalhes sobre o local e as instalações específicas para os equipamentos adquiridos que atenderão às necessidades do serviço;
- dimensionamento do espaço a ser ocupado – no caso, as três dimensões do equipamento devem ser totalmente aproveitadas (ver, na Figura 4.4, exemplo de cálculo da capacidade de uma panela);

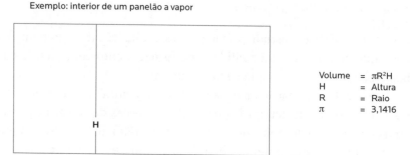

Figura 4.4: Fórmula para cálculo da capacidade dos equipamentos.

- os equipamentos devem ser agrupados de acordo com as finalidades – considere-se a mínima distância entre um equipamento e outro. As distâncias entre os diversos equipamentos devem ser as menores possíveis, evitando-se fadiga e perda de tempo e possibilitando um melhor aproveitamento do espaço. Esse fator está diretamente relacionado ao *layout* do SA, o qual, sendo de formato retangular não muito alongado, possibilita melhor flexibilidade na distribuição dos equipamentos, de acordo com o fluxograma estabelecido;
- determinação do fluxo de trabalho – a disposição das áreas de trabalho obedecerá ao fluxo dos alimentos, devendo-se evitar cruzamentos e retornos desnecessários que causam congestionamento e dificultam o desenvolvimento racional das atividades de serviço. Além disso, deve-se obter uma integração, de forma que o abastecimento de matéria-prima, utensílios e equipamentos auxiliares se dê de forma estratégica, com o intuito de racionalizar o trabalho, tornando o SA um conjunto harmônico e operacional;
- flexibilidade – as áreas de trabalho devem ser facilmente adaptáveis às novas exigências do serviço. O dimensionamento adequado da área do SA deverá possibilitar a expansão do serviço, para atender às necessidades do hospital e à demanda do serviço;
- a utilização máxima e correta do equipamento – torna-se necessária a programação de uma manutenção preventiva para que se obtenha maior produção e eficiência. Seria conveniente fixar próxi-

mo a cada equipamento um quadro explicativo sobre a sua utilização. A promoção de recursos de treinamento, para orientação e instrução do manuseio correto dos equipamentos disponíveis, resulta em um maior rendimento e maior segurança. Para que se obtenha o aproveitamento máximo de cada equipamento, é necessário que ele esteja perfeitamente adequado ao serviço. Equipamentos superdimensionados ocasionam prejuízo financeiro, além de reduzir consideravelmente as facilidades de operações;

- satisfação, higiene e segurança – o funcionário satisfeito e devidamente equacionado no serviço produz mais e melhor, em um ambiente higiênico, saudável e seguro. Os custos operacionais reduzidos e os acidentes de trabalho são praticamente eliminados.

Atualmente, embora o hospital seja considerado uma empresa complexa, pelas próprias atividades nele desenvolvidas, ainda não se conseguiu atingir o nível equivalente em termos de equipamentos para cozinhas hospitalares. Haja vista o interesse que as indústrias têm em modernizar e melhor adaptar seus equipamentos, infelizmente, no campo hospitalar, essa tendência evolui muito lentamente.

Conclui-se que a mão de obra devidamente treinada continua sendo o único recurso de que o nutricionista dispõe para a execução de quase todas as atividades desenvolvidas no SA, para consecução do seu objetivo final: melhorar o atendimento e a assistência alimentar prestada aos comensais, sejam eles pacientes, funcionários, acompanhantes ou mesmo visitantes.

Planejamento dos sistemas hidráulicos e elétricos

O planejamento físico-funcional em um serviço de alimentação deve ser feito levando-se em consideração a compatibilidade entre os sistemas hidráulico ou elétrico existentes nas proximidades do local e os sistemas hidráulicos ou elétricos dos vários equipamentos.

Esse fator é fundamental no sentido de se evitar quaisquer despesas decorrentes de incompatibilidade, tão comuns em empreendimentos planejados de forma deficiente.

Revestimentos

Recentemente, atenção especial tem sido dispensada ao revestimento do teto, das paredes e do piso do SA, que devem oferecer o máximo de higiene, segurança e conforto visual.

O teto deve ser revestido de material lavável, com cores suaves. Quando o SA apresenta pé direito superior a 3,50 m, recomenda-se a instalação de "forro-falso" acústico, o que não dispensa, entretanto, a existência do teto propriamente dito. Nos serviços de nutrição com pé direito inferior aos 3,50 m, não se recomenda a instalação do forro acústico, uma vez que este material é altamente inflamável.

As paredes devem ser revestidas com material lavável, durável e impermeável, em virtude da ação do calor, do condensado, da umidade e da gordura existente nas diversas áreas de trabalho. As paredes podem ser azulejadas até o teto, o que, porém, dificulta a limpeza, ou até uma altura mínima de 1,50 m, sendo o revestimento completado com uma tinta lavável em cores suaves.

Os pisos constituem problema de difícil solução em qualquer cozinha de caráter industrial. Vários estudos estão sendo realizados com relação aos pisos industriais e diversos tipos estão sendo lançados no mercado. Nenhum deles, porém, atende às exigências necessárias: durabilidade, facilidade de limpeza, inexistência de acentuados sulcos de união (para evitar acúmulo de gorduras e sujidades) e, principalmente, caráter antiderrapante.

Alguns pisos considerados antiderrapantes tornam-se, na verdade, altamente derrapantes nos momentos de maior atividade do serviço, principalmente após a cocção. Algumas indústrias parecem ter resolvido o problema por meio do uso, pelos funcionários, de botas antiderrapantes de borracha, independentemente do tipo de revestimento do piso da cozinha.

A escolha das cores para o revestimento do teto, parede e piso das cozinhas deve obedecer a alguns padrões, que visam principalmente evitar a fadiga visual e a modificação das características organolépticas dos alimentos. Assim, por exemplo, foi estabelecido o seguinte padrão em relação ao índice de reflexão das cores:

- teto: 80 a 95% de reflexão;
- parede: 50 a 60% de reflexão;
- piso: 30 a 45% de reflexão.

Algumas cores foram estudadas, em função da luz por elas refletidas (Tabela 4.4).

Tabela 4.4: Cores – índices de reflexão e recomendações

Cores	Índice de reflexão (%)	Recomendação
Branca	85	Teto
Cinza-claro	70	–
Amarelo	60	Parede
Azul-céu	50	Parede
Verde-claro	40	Piso
Cinza-escuro	35	Piso
Cinza (intermediário)	20	–
Vermelho	20	–
Verde-oliva	15	–
Verde-musgo	15	–
Marrom	10	–
Preto	01	–

A Associação Brasileira de Normas Técnicas (ABNT) preconiza para as cozinhas industriais uma unidade de iluminamento de 100 lux/m^2 com correspondente unidade de dispersão (dada em lúmen). Essas unidades serão obtidas com o aproveitamento máximo da iluminação natural e a combinação adequada das cores.

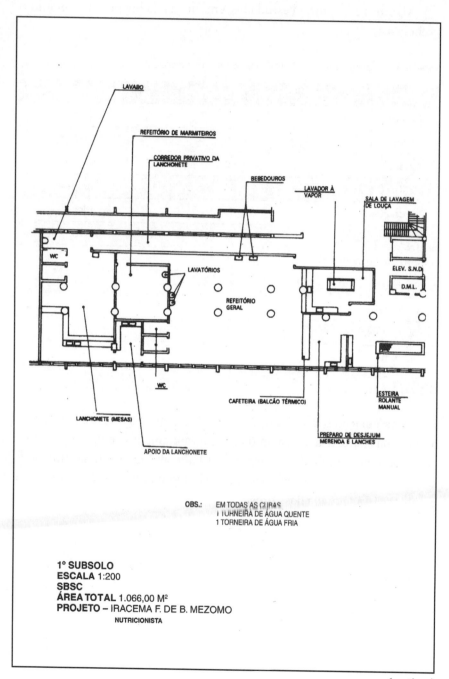

(continua)

(continuação)

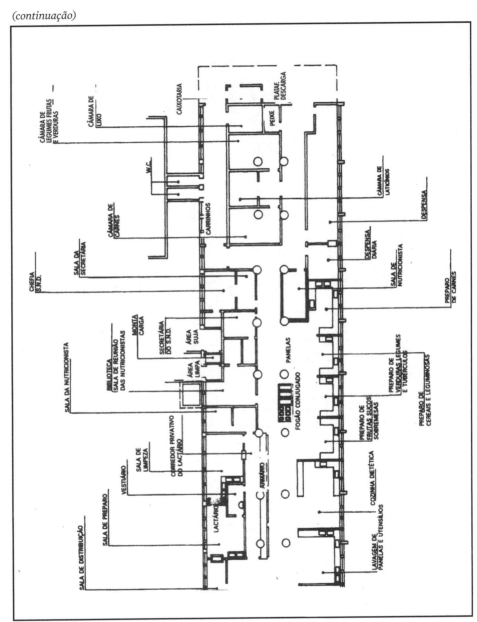

(continua)

(continuação)

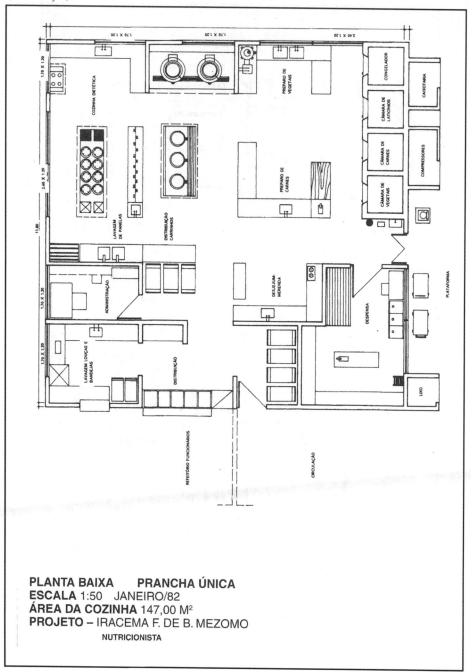

PLANTA BAIXA   PRANCHA ÚNICA
ESCALA 1:50   JANEIRO/82
ÁREA DA COZINHA 147,00 M²
PROJETO – IRACEMA F. DE B. MEZOMO
　　　　　NUTRICIONISTA

(continua)

(continuação)

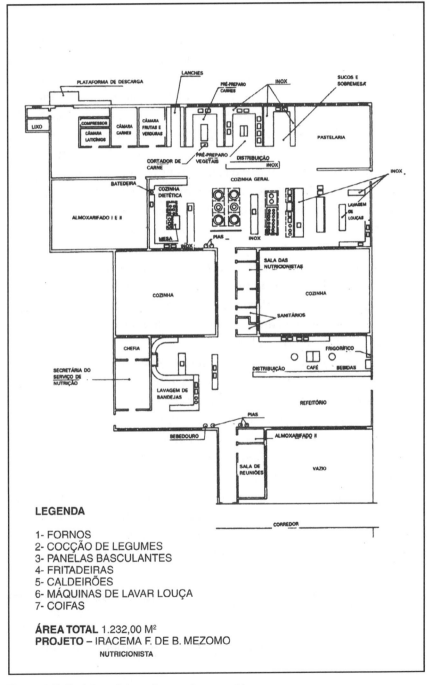

Figura 4.5: Projetos elaborados por Iracema Mezomo.

CONTROLE DE HIGIENE E DE QUALIDADE DOS ALIMENTOS

Entende-se por higiene dos alimentos não somente a sua manipulação, mas também o cuidado dos equipamentos e utensílios utilizados em todo o processo da manipulação, tanto do alimento cru quanto do cozido.

Leis dietéticas existentes desde o ano 2000 a.C. entre os judeus ortodoxos até hoje são regras que, uma vez obedecidas, minimizam os riscos das infecções intestinais, intoxicações alimentares ou gastrenterites, que no Brasil continuam sendo ainda a maior causa de mortalidade infantil, associada à subnutrição.

Tais leis preconizavam que os animais deveriam ser sadios para que servissem de fonte de alimento para o homem e que a limpeza correta das mãos era fundamental para a manipulação dos alimentos.

Originou-se daí a instrução para se lavar muito bem as mãos após o sacrifício dos animais e antes das refeições, ou seja, o cuidado com a higiene alimentar, mesmo antes de se conhecer a existência de micro-organismos.

Pasteur estudou e provou a existência e a multiplicação das bactérias causadoras de morte por intoxicação alimentar. Em 1896, na Bélgica, foi detectado o micro-organismo responsável pelo botulismo, o qual afeta o sistema nervoso levando o indivíduo à morte.

As salmonelas e os estafilococos foram identificados em seguida e, finalmente em 1945, foi descoberto um bacilo anaeróbico, esporulado, semelhante ao *Clostridium botulinum*, porém de menor gravidade, o *Clostridium Welchii*.

Sabemos agora que o crescimento e a multiplicação das bactérias são processos naturais e que, em condições ambientais e de temperatura específica, multiplicam-se rapidamente, podendo cada célula dar origem a milhões de outras em um período inferior a 5 horas.

O tempo de vida das bactérias varia de acordo com o alimento e o meio onde crescem. Os esporos produzidos por algumas bactérias podem sobreviver em estado latente por longo período, passando a se multiplicar quando encontram novamente condições ambientais adequadas.

Condições para o crescimento e a multiplicação de bactérias

As bactérias vivem e se multiplicam em muitos alimentos, e a própria temperatura da cozinha, bem como sua umidade, proporciona condições ideais para isso.

A maior parte das bactérias necessita de ar para sobreviver (aeróbicas), mas algumas independem dele e, pelo contrário, só se multiplicam com ausência de oxigênio (p. ex., os esporulados *Clostridium Welchii* e *botulinum*).

Os micro-organismos patogênicos multiplicam-se rapidamente à temperatura de 37°C, embora alguns possam também se multiplicar em temperaturas de 15°C a 45°C.

Acima de 45°C-50°C, poucas bactérias conseguem se multiplicar; desse modo, a temperatura de cocção é que garante sua destruição, com exceção dos esporos que necessitam mais do que uma simples fervura, pois são mais resistentes.

Sabe-se que as bactérias encontram-se espalhadas em todo meio ambiente, e por isso são facilmente encontradas nos alimentos.

Os alimentos podem também ser contaminados pelo próprio homem ou pelos animais. Nesse sentido, afirma-se que na própria cozinha existem focos de contaminação, representados pelos próprios empregados.

O nariz, a garganta, as mãos e as lesões de pele são redutos de bactérias, que agem quando entram em contato com os alimentos.

Muitas vezes, o hábito inconsciente de tocar a boca e o nariz em uma ou outra ocasião e o uso incorreto de lenços para controlar secreções nasais são os responsáveis pela contaminação dos alimentos por bactérias.

As lesões da pele causadas por cortes infectados, assim como feridas expostas mal cuidadas que entram em contato com os alimentos, transmitem estafilococos responsáveis pelos surtos de intoxicações alimentares. As infecções alimentares também são ocasionadas por moscas, baratas e ratos.

Além de animais e insetos, objetos como toalhas, maçanetas, torneiras, válvulas de descarga, ralos e utensílios de cozinha podem atuar como fase intermediária na transmissão de infecções.

É comum a ocorrência de surtos de salmoneloses em vários tipos de instituições, provocados por toalhas utilizadas por mãos contaminadas por ferimentos infectados, localizados nas mãos e nos dedos.

Recomenda-se, então, o uso de toalhas de papel, que atenuam ou até mesmo eliminam o problema.

Alterações nos alimentos e causas de intoxicações alimentares por bactérias

As alterações podem ser observadas tanto no aspecto microbiológico, quanto no físico ou no químico.

A contaminação microbiológica dos alimentos de origem animal leva à putrefação, e a dos alimentos de origem vegetal leva à fermentação, que são os estágios finais do processo.

Essas reações degradativas podem persistir mesmo em condições consideradas ideais, tanto do ponto de vista da temperatura como da embalagem.

Algumas alterações são provocadas, como no caso do iogurte, picles ou bebidas fermentadas.

O Quadro 4.4 apresenta alguns agentes de contaminação e as respectivas alterações que causam nos alimentos.

Quadro 4.4: Agentes de contaminação e alterações causada nos alimentos

Agente	Alteração
Streptococcus	Formação de ácidos
Lactobacillus	Aroma e sabor desagradáveis
Colibacilus	Formação de gás
Micrococcus	Aumento da viscosidade

CRITÉRIOS PARA SE CONFIAR O SA A UMA CONCESSIONÁRIA DE SERVIÇO HOSPITALAR

O hospital é uma organização como outra qualquer, porém especializada na prevenção, recuperação e manutenção da saúde da coletividade.

Sob esse aspecto, o hospital, entendido como um sistema, possui o serviço de nutrição, que é um dos seus subsistemas, encarregado da produção de refeições para a comunidade sadia (funcionários, visitantes e acompanhantes) e para a comunidade enferma, que poderá receber uma dieta normal ou uma dieta especial, com composição específica e adequada para atender às necessidades nutricionais individuais do paciente (dieta individualizada).

O SA deve ser estruturado de forma a atender funcionalmente aos objetivos do hospital, bem como a seu objetivo principal, isto é, prestar assistência alimentar à sua população-alvo, porém, sem provocar a evasão de lucros. Todo administrador hospitalar deve conhecer o funcionamento do SA para poder coordená-lo em harmonia com o responsável pelo setor.

O administrador hospitalar deve ser consciente de que administrar um serviço de alimentação não é uma tarefa simples, pois envolve todo um planejamento físico-funcional, a administração de recursos humanos, a implantação de rotinas técnico-administrativas, que são competência do profissional nutricionista, qualificado para desempenhar essas funções.

Lembre-se, também, que o SA comprovadamente consome de 12 a 13% do investimento de um hospital, o que é suficiente para entender porque alguns administradores optam por soluções alternativas, como contratação de empresas especializadas no fornecimento de refeições hospitalares.

As empresas concessionárias, especializadas no fornecimento de refeições hospitalares, aliviam a sobrecarga técnico-administrativa que os serviços próprios acarretam.

Dessa forma, pode-se contratar uma concessionária que desenvolva as atividades do SA, minimizando os custos operacionais, que devem ser controlados mediante análise constante das cláusulas contratuais. Entre essas, há três principais ações administrativas:

- a concessionária se encarrega de todas as fases do processo, desde a escolha dos fornecedores de matéria-prima até o serviço propriamente dito; nesse caso, os funcionários são contratados e preparados pela concessionária e o serviço é pago pelo número de refeições servidas;
- mediante mandato, a concessionária se responsabiliza pelo quadro de funcionários, acrescendo uma taxa de manutenção, enquanto o hospital se encarrega do fornecimento de matéria-prima;
- a prestadora de serviços pode supervisionar o processo de atividades, e tanto o pessoal quanto as mercadorias são fornecidos pela empresa. Nesse caso é cobrada uma taxa de administração do serviço.

Há hospitais que terceirizaram os serviços de limpeza, transporte e vigilância. Porém, a entrega do serviço de nutrição a terceiros merece estudo criterioso, pois este é um serviço essencialmente técnico-científico--administrativo.

Como visto anteriormente, o SA indiretamente constrói e mantém a imagem positiva (ou negativa) do hospital; passa a ser o cartão de visitas do hospital, para o paciente e para a comunidade, em sua maioria leigos em Administração Hospitalar. O SA passa a ser indicador de qualidade e padrão do serviço prestado pelo hospital.

Ao se discorrer sobre esse assunto, objetiva-se apenas apresentar uma solução alternativa e analisam-se as vantagens e desvantagens da implantação do sistema.

A primeira dúvida que surge em relação às concessionárias é a relacionada à absorção da ideia de se ter elementos estranhos ao hospital convivendo com o pessoal próprio.

Essa é uma preocupação válida, lembrando apenas que estas podem ser as soluções para se evitar os conflitos disciplinares, técnicos e administrativos.

O convívio será grande e inevitável e a coexistência poderá ser pacífica na medida em que o bom-senso e o equilíbrio forem considerados. Para tanto, o nutricionista, elemento de confiança e pertencente ao quadro do hospital, deverá ser o elo entre a concessionária e o hospital.

Cabe ao nutricionista participar das proposições e assumir o papel de supervisionar, e mesmo fiscalizar, o serviço contratado. A presença do chefe de produção da concessionária no SA vai liberar o nutricionista das tarefas burocráticas, possibilitando-lhe um maior contato e acompanhamento do paciente, conduta carente em todo hospital.

É válido salientar que haverá necessidade de dois nutricionistas ou de um nutricionista e um técnico em nutrição, este segundo pertencente à concessionária.

O hospital terá, então, pelo menos um nutricionista liberado das tarefas burocráticas, com elaboração de escalas e cardápios, suprimentos e equipamentos, uniformes, faltas, desvios etc., dedicando-se à pesquisa e à atualização das dietas e aos cuidados especiais e atenção indispensáveis aos pacientes.

A presença de outro nutricionista, ou de um técnico em nutrição, na área de produção do serviço, passa a ser de responsabilidade da concessionária.

Salienta-se que a presença desse outro profissional é imprescindível. Será o responsável pelo controle da produção, dos equipamentos, da administração das cozinhas (geral e dietética), despensa e lactário, bem como pela administração do pessoal que pertença à concessionária.

Essa divisão de trabalho torna-se necessária, principalmente, nos hospitais, que, com raras exceções, contam apenas com um nutricionista ou técnico em nutrição para atender a todos os problemas técnicos, científicos e administrativos que os serviços de alimentação apresentam.

Geralmente, o que ocorre é que o nutricionista que foi contratado para atender com prioridade os pacientes por meio da dietoterapia passa a se ocupar exclusivamente com o pessoal, uniformes, cardápios, escalas, disciplina dos funcionários, compras, fornecedores, relatórios etc., relegando involuntariamente o paciente a segundo plano.

Há, então, uma inversão de valores, ou seja, o nutricionista assume a produção e administração do SA e os técnicos em nutrição (cujo grau de formação é o ensino médio), sem formação específica em dietoterapia, passam a atender os pacientes e assumir a responsabilidade que cabe ao nutricionista, por formação. A elaboração de dietas especializadas para os pacientes e seu acompanhamento são tarefas e responsabilidade do nutricionista.

O nutricionista do hospital será um dos responsáveis pela elaboração dos editais para a concorrência. Somente um edital completo e correto poderá levar a uma relação satisfatória e harmônica entre contratante e contratada.

O nutricionista da concessionária fará cumprir os requisitos necessários para que as refeições preparadas correspondam às exigências das leis de nutrição e também às solicitadas nos editais aprovados da empresa contratante.

Levando-se em consideração que os editais especificam objetivamente o tipo, a qualidade e a quantidade de refeições e que foram elaborados por nutricionistas, certamente as leis básicas de nutrição serão obedecidas e respeitadas.

A concessionária e o contratante deverão contar sempre com a assessoria de nutricionistas para que o contrato se cumpra dentro dos requisitos estabelecidos, mediante estudo criterioso.

A responsabilidade do nutricionista da concessionária está praticamente ligada à elaboração dos cardápios básicos e especiais, bem como às atividades anteriores e posteriores inerentes a essa elaboração.

De outra parte, é delicada a posição do nutricionista da empresa contratante, que deverá, em última instância, ser o elo entre uma empresa e outra. Os contratos para análise deverão ser criados em concordância entre os dois profissionais, pois somente assim os resultados serão positivos.

Com o trabalho consciente dos nutricionistas de ambas as partes interessadas, a delegação dos problemas do serviço de alimentação a empresas especializadas em cozinhas institucionais tem sido, na maior parte dos casos, positiva.

Nesse aspecto, enfatiza-se que os nutricionistas de ambas as partes deverão atuar diretamente na análise do programa estabelecido.

O nutricionista da empresa contratante deverá ter experiência suficiente para propor especificações claras e objetivas; deve saber realmente o que exigir e o que receber da concessionária.

Na elaboração do edital, é fundamental definir, por exemplo, itens como:

- objetivo da concorrência;
- condições específicas;
- discriminação dos serviços solicitados (qualidade e marca dos gêneros e demais materiais);
- características e números de refeições a serem servidas;
- custo das refeições;
- disposições gerais sobre habilitação do pessoal.

Somente por meio da elaboração de um edital completo e correto é que se pode chegar a uma relação satisfatória e harmônica entre empresa contratante e contratada. Dessa forma, deve-se definir objetivamente os critérios que serão periodicamente analisados:

- as leis da nutrição;
- o tipo de preparação;
- o número de preparações por refeição;

- a qualidade dos gêneros alimentícios utilizados;
- o número de comensais;
- apresentação das preparações;
- o sistema de distribuição;
- manutenção preventiva e corretiva dos equipamentos;
- controle e reposição dos utensílios;
- fluxo unidirecional na produção das refeições;
- destino e acondicionamento do lixo;
- higienização e desinfecção das áreas, equipamentos e utensílios;
- nível do quadro de funcionários, treinamento e reciclagem para a área hospitalar;
- uniforme, exame de saúde e apresentação do pessoal do SA;
- sistema de cobrança adotado entre contratante e contratada.

Também são determinadas as normas técnicas que envolvem o planejamento de cardápios e a data para entrega dos cardápios, para avaliação pelo nutricionista responsável pelo recebimento da prestação de serviço.

Torna-se necessário um entrosamento harmonioso entre os profissionais envolvidos, lembrando que os funcionários da concessionária seguem o regulamento geral do hospital.

Deverão ser bem esclarecidos e rigorosamente cumpridos e fiscalizados fatores como: manutenção do equipamento, cuidados e apresentação dos utensílios, asseio e limpeza das áreas de trabalho, desinfecção de material, o destino do lixo e de outros materiais, o uso de elevadores e monta-cargas, o sistema de distribuição, despesas administrativas, salários e encargos sociais.

Deverão ser estabelecidos critérios para administração de funcionários na empresa concessionária, e as rotinas administrativas deverão ser aprovadas pelo nutricionista da empresa contratante.

A concessionária de refeições atua somente no transporte e entrega das refeições embaladas. Esse tipo de serviço torna-se necessário onde não há área física suficiente para a instalação da cozinha ou onde o serviço adote o sistema centralizado de distribuição de refeições.

A falta de nutricionistas nos hospitais é uma verdade e um fato incontestável. O resultado direto é a deficiência comprovada na área da dietoterapia e da assistência ao paciente, sem mencionar as aberrações apresentadas pelo serviço.

Torna-se necessária a formação de uma nova mentalidade sobre a real importância e o valor do serviço de alimentação nos hospitais, sobre a real importância e o papel do profissional nutricionista. Tais argumentos estão sendo confirmados pela evolução natural dos fatos e das necessidades.

5
ORGANIZAÇÃO DO SERVIÇO DE ALIMENTAÇÃO

Os diversos planos de uma empresa desencadeiam uma série de atividades, que só serão administradas de forma eficaz se existir alguma forma de organização que as divida entre as pessoas e fixe as relações entre elas, orientando seus esforços para um objetivo básico.

Pela organização, o trabalho é dividido e agrupado em funções que são atribuídas a cada pessoa e são definidas as principais relações decorrentes do exercício das funções individuais. E isso se aplica (e se exige) tanto na grande, quanto na média e na pequena empresa. O único fator que se altera é o nível de complexidade das relações decorrentes da maior ou menor amplitude das funções atribuídas a cada pessoa.

Pela organização, a equipe reúne condições para uma atuação integrada e solidária, sem sobreposição e sem estrangulamentos de fluxos.

Sua implantação, no entanto, nem sempre é fácil porque exige resposta para uma série de questões como estas:

- como dividir as atividades e agrupá-las em torno de cada indivíduo?
- que tipos de relações devem ser estabelecidas entre as pessoas?
- como fazer da empresa uma unidade funcional de trabalho?

- qual deverá ser a estrutura geral da empresa, observadas as questões colocadas?

A divisão das atividades e sua reunião em grupos com a finalidade administrativa de obter os melhores resultados são possíveis pela chamada departamentalização, que se aplica a todos os níveis da empresa.

Na departamentalização, seguem-se as características e os objetivos fundamentais de cada empresa ou setor, resultando daí diversos agrupamentos possíveis, como os responsáveis:

- por produtos e serviços;
- por clientes;
- por funções;
- por zona;
- por período;
- por processos (etapas) etc.

É claro, porém, que a departamentalização, mesmo quando bem-feita, não resolve por si mesma todos os problemas administrativos da empresa, que continuarão a exigir sempre novos estudos, cuidados e adaptações, mesmo porque a empresa é constantemente afetada pelos fatores tecnológicos e condições ambientais que alteram e afetam seus objetivos básicos.

De qualquer forma, ao planejar uma departamentalização, o que importa é tirar proveito da especialização, facilitar o controle, auxiliar a coordenação, assegurar atenção adequada, levar em consideração as condições ambientais e reduzir as despesas.

As relações estabelecidas entre as pessoas, por sua vez, ficam definidas e caracterizadas pela delegação de poderes que abrange a distribuição de encargos (planejamento e execução de atividades específicas), a delegação de autoridade (que não é poder, mas simples permissão para assumir compromissos, empregar recursos e praticar outros atos necessários ao cumprimento das tarefas) e a criação de responsabilidade (criação de obrigação de cada subordinado, perante o chefe, de cumprir satisfatoriamente suas tarefas).

A distribuição de encargos, a delegação de autoridade e a delegação (criação) de responsabilidade estão sempre interligadas e qualquer alteração que uma dessas esferas apresente afeta necessariamente as outras duas.

A delegação de poderes, como instrumento de organização, exige uma série de cuidados, principalmente no tocante à definição dos limites da autoridade, poucas vezes reconhecidos, limites esses exigidos pela política, pelas normas e pelo programa da empresa, e que devem ser bem explícitos por parte de quem delega.

Isso não significa que haja delegação de responsabilidade, pois esta nunca se transfere a terceiros, não podendo criar uma subordinação.

Finalmente, na delegação de poderes, deve-se observar o princípio de que a autoridade deve corresponder à responsabilidade. Ambas devem ser equivalentes.

As relações estabelecidas entre as pessoas podem ainda ser influenciadas e alteradas pela assessoria, pela autoridade funcional e pelo maior ou menor grau de descentralização adotado na empresa.

A assessoria é um instrumento de organização um tanto complexo que exige cuidados especiais, como:

- clareza do conceito de assessoria;
- seleção adequada do assessor;
- facilidade de acesso (do assessor) às informações necessárias;
- valorização do assessor e apoio ao seu trabalho.

A autoridade funcional está ligada à ideia de assessoria e pode ser definida como a permissão dada ao assessor para elaborar e emitir instruções, que serão consideradas procedentes do próprio chefe principal. Cumpre notar que a autoridade funcional se relaciona apenas com as instruções técnicas dadas por um chefe às pessoas subordinadas a outro chefe.

O uso de autoridade funcional, no entanto, é difícil, complexo e pode trazer uma série de desvantagens, como a sobrecarga do pessoal de operação, que pode receber instruções de vários chefes. Pode haver, também, contradições entre as diversas instruções.

O uso excessivo da autoridade funcional acaba enfraquecendo a autoridade de linha e pode levar a uma administração excessivamente autocrática e inflexível, baseada na imposição.

A autoridade funcional é recomendada quando abrange apenas um aspecto secundário da operação total, quando os chefes de operação não têm o necessário conhecimento técnico ou especializado e quando é necessário assegurar ação uniforme em várias unidades de operação.

A descentralização, por sua vez, é uma questão que existe entre as relações do chefe com seus subordinados, em toda a extensão da hierarquia organizacional.

O uso de descentralização ou da centralização depende de uma série de fatores, tanto internos quanto externos e, a princípio, ambos têm vantagens e desvantagens que devem ser adequadamente ponderadas em cada situação.

Para fazer da empresa uma unidade funcional de trabalho existem diversos expedientes, como o emprego de comissões, juntas, conselhos, grupos etc.

Esses expedientes facilitam o julgamento colegiado, a coordenação, a cooperação na execução dos planos, o treinamento dos seus membros e a continuidade de orientação.

Há também desvantagens, como a ação lenta e dispendiosa, a responsabilidade dividida, as soluções de compromissos e outras. Daí a necessidade de um estudo preliminar específico que comprove sua necessidade e utilidade, por etapas.

Qual deverá ser a estrutura geral da empresa?

A empresa é dinâmica e assim deve ser sua estrutura. Por isso, periodicamente, ela deve ser analisada para verificar sua adequação às novas necessidades emergentes. Nisso tudo, porém, é preciso ater-se a um padrão básico para evitar o surgimento de uma estrutura desequilibrada.

Ao se planejar uma estrutura para a empresa, é preciso considerar uma série de fatores partindo da análise dos seus objetivos e atividades. A seguir, deve-se estudar a departamentalização, a delegação de poderes, o nível ideal ou adequado de centralização, a criação de assessorias e comissões, a definição da amplitude de supervisão etc. Em tudo, no entanto, é necessário o equilíbrio, a defesa dos fatores importantes para o sucesso da empresa e, sobretudo, lembrar que a estrutura orgânica é dinâmica e não estática, e que é apenas um recurso social que contribui para alcançar certos objetivos da empresa.

ANÁLISE ESTRUTURAL E FUNCIONAL

Objetivo da organização e de seus órgãos

Além do objetivo geral, toda a empresa possui uma série de objetivos secundários, determinados pela situação vigente, necessidade de expansão etc. Para que o objetivo geral da organização seja atingido, ela utiliza os seus setores ou órgãos componentes de sua estrutura organizacional.

Organograma

A representação da estrutura de organização de uma empresa ou setor denomina-se organograma. Em virtude da dinâmica interna do próprio ambiente, o organograma deve ser periodicamente atualizado, para que espelhe fielmente a estruturação da organização e de seus órgãos componentes.

Há três tipos fundamentais de ligações hierárquicas em toda estrutura organizacional, apresentados a seguir.

Subordinação de linha

Autoridade do chefe em relação aos seus subordinados, definida por uma linha vertical no organograma. Fica bem caracterizado nessa subordinação o poder que o chefe recebe da empresa, responsabilizando-o diretamente pela ação dos seus subordinados. Nessa subordinação fica também bem caracterizado o princípio da unidade de comando, ou seja, "cada subordinado deve possuir só um chefe".

Subordinação funcional

Nesse tipo de representação, o chefe de outro setor ou seu delegado pode dar ordens diretas a uma pessoa ou grupo de pessoas sobre um assunto de sua especialidade funcional, sem ferir o princípio de unidade de comando.

Assessoria

Um chefe pode ser aconselhado por especialistas que, entretanto, não podem interferir diretamente no trabalho de seus subordinados. Estabelece apenas uma ligação de assessoria entre o chefe e seus assessores.

Princípios de organização

Segundo o propósito da organização

Unidade de objetivo

A organização como um todo e cada um dos setores devem contribuir para que os objetivos da empresa sejam atingidos. Para tanto, os objetivos da organização devem ser conhecidos por todos.

Eficiência

A organização deve alcançar as suas metas, com o menor custo e o maior lucro possível.

Segundo a estrutura organizacional

Definição de atribuições

Cada setor da empresa deve ter suas funções bem definidas.

Departamentalização

As pessoas devem ser agrupadas segundo critério de afinidade ou complementaridade das funções.

Hierarquia

Em toda organização deve existir uma linha definida de autoridade, desde a alta administração até os escalões hierárquicos inferiores.

Delegação de autoridade e definição de responsabilidade

Deve-se definir claramente as atribuições de cada pessoa dentro da empresa e do seu setor e, ao mesmo tempo, delegar a devida autoridade correspondente ao cargo de quem a exerce.

Unidade de comando

Cada subordinado deve ter um único responsável direto pelo seu comando no desenvolvimento de seu trabalho.

Amplitude de controle

O número de subordinados que um chefe pode comandar eficientemente é limitado, dependendo do nível hierárquico e do tipo de função exercida.

Teoria de Graicunas

Esta teoria declara que à medida que cresce o número de subordinados, aumenta o número das relações de controle, conforme a Tabela

5.1. Essa teoria não se aplica quando o contato entre subordinados e executivo é mínimo.

Tabela 5.1: Aumento teórico nas relações de subordinação

N° de subordinados	N° de relações possíveis
2	18
3	44
5	100
6	222
7	490
8	1.080

A observação da amplitude de controle na montagem de uma estrutura organizacional é importante, pois caso se crie uma amplitude estreita, haverá necessidade de criar novos níveis hierárquicos, o que poderá acarretar problemas administrativos como: dificuldade de comunicação precisa, despesa de supervisão e reflexo negativo sobre o moral do pessoal.

Segundo o processo de organização

Continuidade

A estrutura de organização deve ser planejada visando sua evolução e perpetuação.

Flexibilidade

Tendo a empresa uma estrutura organizacional flexível, é necessário que ela se adapte continuamente às alterações ambientais e de uma realidade externa, atribuindo-lhe a necessária flexibilidade.

Equilíbrio

Ao planejar a estrutura de uma organização deve-se procurar definir as prioridades, segundo os recursos disponíveis e os seus objetivos.

Planejamento e controle

Toda organização deve possuir instrumentos para planejar e controlar eficazmente os resultados.

Divisão do trabalho

Para atingir seus objetivos, a organização desenvolve funções que são distribuídas por seus diversos órgãos, utilizando o critério da departamentalização ou divisão do trabalho.

Em qualquer organização, devem ser definidas sete áreas principais:

- pesquisa e desenvolvimento;
- produção;
- marketing;
- finanças;
- relações externas;
- jurídica.

Somente nas grandes organizações essas funções são realizadas isoladamente. Nas pequenas e médias empresas, diversas dessas funções são agrupadas e desenvolvidas por meio de um mesmo órgão ou setor.

Relação custo-benefício

A avaliação das vantagens de alteração de um método de trabalho é de suma importância para o racionalizador. Para isso, é utilizada a relação custo-benefício, obtida pela divisão entre o custo de execução de um trabalho e o benefício resultante deste.

A produtividade compara valores quantificáveis, mas isso não se aplica à relação custo-benefício. Ainda que o custo possa ser avaliado, os benefícios globais nem sempre o serão. Existem benefícios ou vantagens que não podem ser quantificados diretamente e que nem por isso devem ser desprezados, como: melhor qualidade de serviços, melhor satisfação do pessoal, melhor fluxo de trabalho, melhor atendimento ao público etc.

Quanto menor a relação custo-benefício, melhores serão os trabalhos e resultados de racionalização.

Tempo e eficiência

Determinação do tempo

O estudo da racionalização do trabalho teve como origem os trabalhos de Taylor e seus seguidores, que viam no melhor aproveitamento de tempo do operário a melhor forma de aumentar a produtividade. Surgiram, então, as técnicas de "medida do trabalho", que visam determinar o tempo necessário para a execução de um trabalho por um operário habilitado, em ritmo normal e em condições normais de operação.

O conhecimento do tempo para a realização de um trabalho é efetivamente útil para as fases de planejamento e controle. Os estudos de "medidas de trabalho" são utilizados nas indústrias, onde os trabalhos são repetitivos. Para trabalhos administrativos, são utilizadas as estimativas de tempo, baseadas na experiência ou registros anteriores. A técnica de amostragem do trabalho pode ser utilizada para avaliar o grau de eficiência de um grupo de máquinas ou de pessoas.

Departamentalização

Antes de iniciar qualquer estudo relativo à departamentalização empresarial, torna-se necessária uma análise da própria organização, ou seja, do sistema mais adequado ao esquema de ações e funções que se atraem e interagem numa ordem sistêmica, denominada organização.

A departamentalização representa o conjunto de sistemas e subsistemas que, numa visão harmônica, completa a organização.

A organização assemelha-se ao corpo humano, com todos os seus sistemas em plena e harmoniosa interação.

O organograma é a apresentação gráfica da organização, assim como o esqueleto é a expressão do organismo. A organização e os organismos exigem planos e níveis de decisão, orientação e execução das suas atividades.

A departamentalização, na forma de sistemas e subsistemas da organização, representa uma ferramenta vital à própria organização, sem a qual seria impossível a sobrevivência organizacional.

Por meio da abordagem autonômica da empresa, iniciada com Fayol, originou-se o chamado desenvolvimento organizacional.

Organização

A palavra organização tem diversos significados:

- em relação ao comportamento: entende-se organização como um sistema de comportamento de todos os participantes perante as relações formais e informais do comportamento individual dos membros da equipe;
- em relação à empresa: organização é um conjunto que envolve um empreendimento moldado de forma a atingir seus objetivos;
- em relação à função administrativa: pode-se conceituar a organização como uma função administrativa, ou seja, uma parte do processo administrativo. Organização é o agrupamento de atividades necessárias para atingir os objetivos da organização (empresa) com a divisão de trabalho, com agrupamentos racionais e funcionais, nos quais o executivo de cada setor seja provido de autoridade e responsabilidade e capaz de atingir os objetivos. Em outras palavras, organização é a atividade básica da administração, com a finalidade de agrupar e estruturar recursos para atingir os objetivos predeterminados.

As estruturas organizacionais são um instrumento dinâmico e evolutivo e uma ferramenta adequada para atingir os objetivos da organização, pois a inércia organizacional é fatal.

A estrutura organizacional, retrato da organização, pode ser visualizada sob dois aspectos relacionados entre si:

- aspecto vertical: é a dimensão escalar ou hierarquização, que envolve os fluxos de decisão verticalmente, formando uma cadeia de comando, onde figuram os níveis hierárquicos e a amplitude administrativa em um processo harmonioso;
- aspecto horizontal: é o paralelo funcional; refere-se basicamente ao fluxo de relações dentro da organização, envolvendo a departamentalização, a divisão do trabalho, órgãos de linha e *staff*.

Esses aspectos devem ser claramente definidos no organograma, pois retratam o relacionamento estrutural, sabendo-se que a linha evidencia a relação direta de superior para subordinado, ou seja, "quem manda em quem". O princípio escalar evidencia a cadeia de relações diretas e autoridade, ou seja, cada subordinado deve saber exatamente quem representa a autoridade.

Genericamente, as funções de *staff* ou de assessoria estão mais ligadas aos objetivos sem, no entanto, agirem diretamente na linha de comando. Participam mais na esfera funcional.

Organogramas

O gráfico organizacional deve representar a interação do agrupamento das atividades desenvolvidas. Não é algo aleatório; ao contrário, trata-se da expressão real da organização, inclusive com possibilidades de desenvolvimentos futuros.

O organograma é a representação da organização, ou seja, um retrato fiel de determinado momento, sendo alterado a cada mutação. O organograma deve representar fielmente:

- a estrutura hierárquica, definindo os diversos níveis;
- os órgãos componentes da estrutura organizacional;
- os canais de comunicação entre os setores ou órgãos.

O gráfico deve permitir a visualização clara da estrutura da organização de forma objetiva, permitindo compreender a empresa como um todo, evitando a formação de pontos críticos e frágeis na organização.

No organograma, as relações de autoridade são representadas nas formas apresentadas a seguir.

Autoridade de linha

É o poder direto do chefe imediato em relação aos subordinados. É o direito de mandato e a faculdade de delegar, em parte, o poder (Figura 5.1).

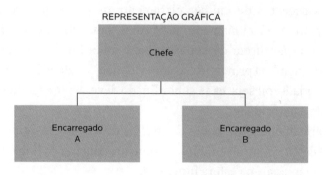

Figura 5.1: Autoridade de linha.

Autoridade de assessoria

É a autoridade técnica de aconselhamento para pesquisas, levantamentos, trabalhos específicos de orientação técnica. Sua característica é assessorar o superior hierárquico; não interfere diretamente na linha e não pode dar ordens a níveis inferiores (Figura 5.2).

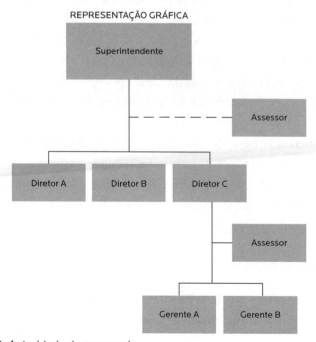

Figura 5.2: Autoridade de assessoria.

Autoridade funcional

É a autoridade que permite a um cargo ou a um órgão atuar sobre outros não ligados diretamente a ele, com propósito técnico e específico de sua área ou atividade funcional, dentro da organização.

A atuação dessa autoridade é sempre funcional, podendo propor alterações e modificações na autoridade de linha, porém sempre por meio da aprovação do órgão imediatamente superior (Figura 5.3).

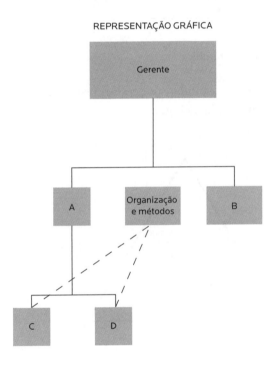

Figura 5.3: Autoridade funcional (linha cheia) e assessoria (linha pontilhada).

Organização funcional

O organograma representa o gráfico formal da organização, ou seja, a legalidade do direito e do poder da autoridade dos órgãos e cargos (Figura 5.4).

Logicamente, o conjunto de encargos funcionais hierárquicos, direcionados para o objetivo da organização, se dá por meio da própria estrutura orgânica, condicionada pela natureza do ramo da atividade.

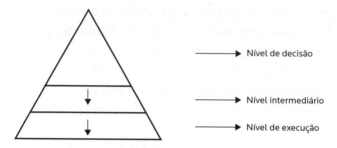

Figura 5.4: Pirâmide hierárquica.

Como exemplo hospitalar, pode-se representar a pirâmide hierárquica da forma mostrada na Figura 5.5.

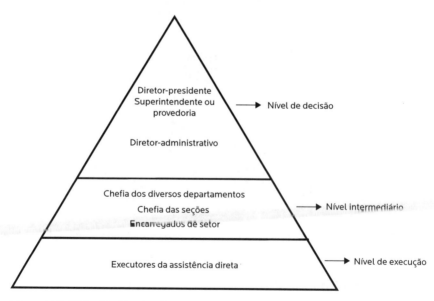

Figura 5.5: Pirâmide hierárquica – exemplo hospitalar.

Recomenda-se que os cargos com os mesmos níveis hierárquicos obedeçam a uma nomenclatura equivalente (Figura 5.6).

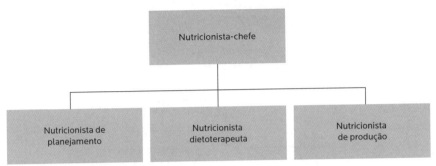

Figura 5.6: Exemplo – organograma do SA.

Tipos de organogramas

Existem vários tipos de organogramas. Os modelos de organogramas em sua forma de desenho costumam obedecer a dois critérios básicos: a forma de representação e convenções.

A apresentação simples, prática e funcional do organograma obedece às convenções das construções gráficas para não perder o objetivo a que se propõe, isto é, representar com fidelidade as relações de autoridade na organização.

Organograma clássico

É o mais utilizado de todos os tipos, pois facilita a codificação dos órgãos e está representado na Figura 5.15.

As linhas de ligação representam os canais de autoridade que fluem do poder central para os departamentos representados pela linha cheia ou contínua.

Os retângulos representam as funções: geralmente decrescem de tamanho à medida que decresce o nível hierárquico (não é, entretanto, fator fundamental). Ver Figura 5.7.

Segundo Hoyler (1968, p. 168), "na prática, alguns técnicos, desejando mostrar diferentes tipos de relações existentes, usam linhas diversas (ou em diferentes cores) com significados convencionados e, nesse caso, é preciso que acompanhe uma legenda com as convenções estabelecidas".

Derivados do organograma clássico, têm-se ainda o organograma vertical, o organograma bandeira (*bannière*), o organograma desdobrado (*replié*), que é uma mistura do clássico com o vertical, organograma lambda e diagonal europeu.

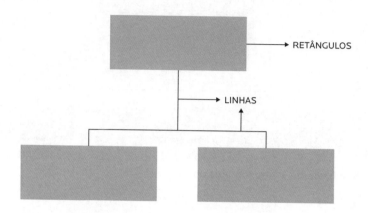

Figura 5.7: Organograma clássico

Organograma circular

Elaborado em círculos concêntricos, é utilizado em empresas complexas. Além desse organograma (das principais divisões), essas empresas deverão contar ainda com o tipo clássico para completá-lo, em âmbito departamental. Assim, cada departamento possuirá o seu organograma clássico, pois no circular a figuração não permite tal nível de detalhamento (Figura 5.8).

Organograma setorial

A autoridade máxima localiza-se no centro do gráfico e os níveis são representados por círculos concêntricos, diminuindo em hierarquia quanto mais se distanciam do centro. É uma representação limitada, pois não permite o perfeito detalhamento das variações dos órgãos auxiliares.

Outros tipos

São encontrados ainda estes tipos de organogramas, ainda que mais raramente:

- organograma em barras;
- listograma;
- organogramas lineares de responsabilidades.

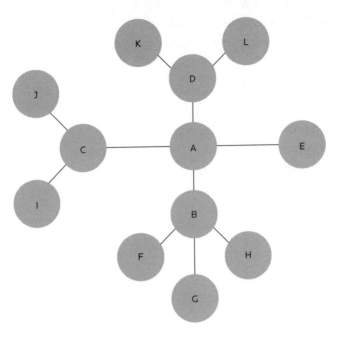

Figura 5.8: Organograma circular.

O organograma, seja qual for o tipo ou a forma de apresentação adotados, será sempre o resultado gráfico da divisão do trabalho. É a visualização da departamentalização adotada.

Para que a departamentalização seja realmente um instrumento eficiente na organização empresarial, ela deve obedecer ao princípio da homogeneidade, ou seja, as funções devem ser designadas com base na homogeneidade do conteúdo.

Etapas da departamentalização

Primeiramente, deve-se identificar as atividades da organização; em seguida, combinar e/ou agrupar essas atividades em departamentos específicos. A seguir, alguns tipos de departamentalização.

Tipo 1:

- departamentalização por objetivos;
- departamentalização por processo;

- departamentalização por clientela;
- departamentalização por área geográfica.

Tipo 2:

- agrupamento por produto ou serviço;
- agrupamento por localização;
- agrupamento por período;
- agrupamento por clientes;
- agrupamento por processos;
- agrupamento por funções.

Tipo 3:

- por funções;
- por produtos;
- por localização;
- por clientes;
- por processos;
- por afinidade;
- por ajustamento.

Departamentalização segundo o Ministério da Saúde:

O Ministério da Saúde, por meio da Coordenação de Assistência Médica e Hospitalar (CAMH), em 2004, agrupou os serviços hospitalares em três grupos (Figura 5.9).

Serviços assistenciais:

- serviços médicos;
- serviços complementares de diagnóstico e tratamento;
- serviço de enfermagem;
- serviço de alimentação;
- serviço social.

ORGANIZAÇÃO DO SERVIÇO DE ALIMENTAÇÃO

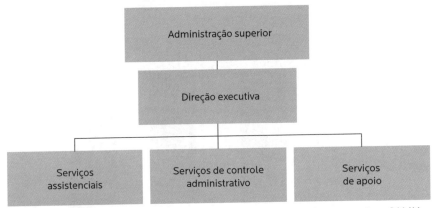

Figura 5.9: Organograma dos serviços hospitalares agrupados segundo a CAMH.

Serviços de controle administrativo:

- setor de pessoal (recursos humanos);
- serviço de prontuário do paciente;
- contabilidade e custos hospitalares;
- departamento de compras;
- tesouraria;
- secretaria;
- registro;
- biblioteca.

Serviços de apoio:

- almoxarifado;
- lavanderia, rouparia e costura;
- limpeza;
- manutenção;
- transporte.

As Figuras 5.10 a 5.15 são exemplos de organogramas hospitalares com a organização dos SA.

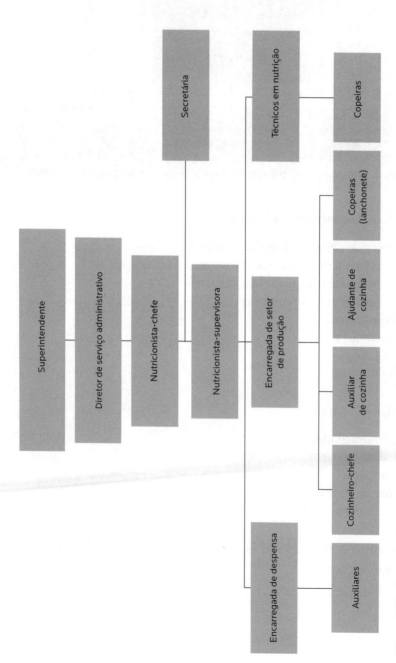

Figura 5.10: Exemplo de organograma do serviço de alimentação.

ORGANIZAÇÃO DO SERVIÇO DE ALIMENTAÇÃO

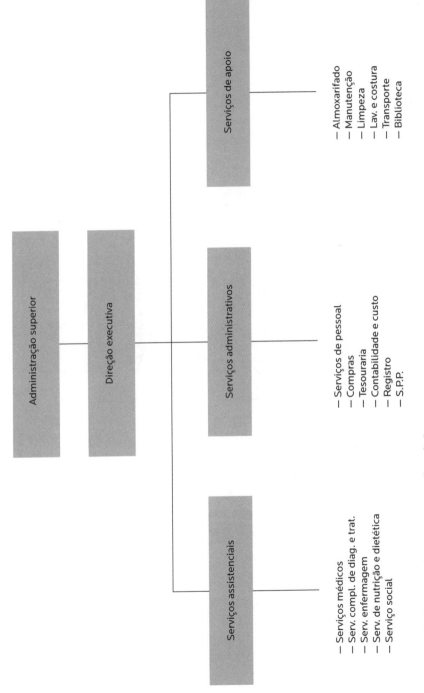

Figura 5.11: Esquema de organograma hospitalar.

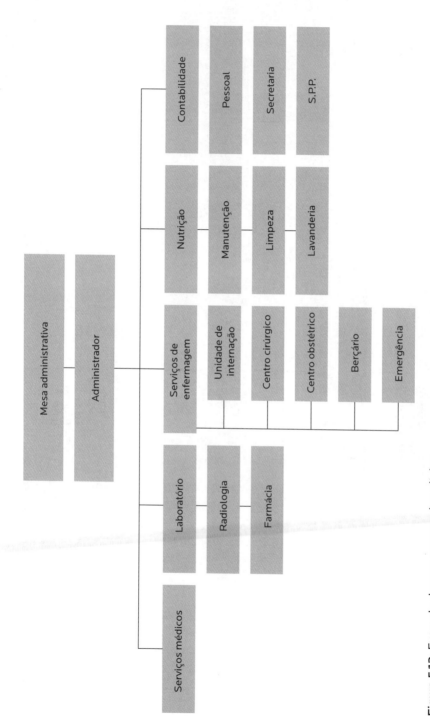

Figura 5.12: Exemplo de organograma hospitalar.

ORGANIZAÇÃO DO SERVIÇO DE ALIMENTAÇÃO

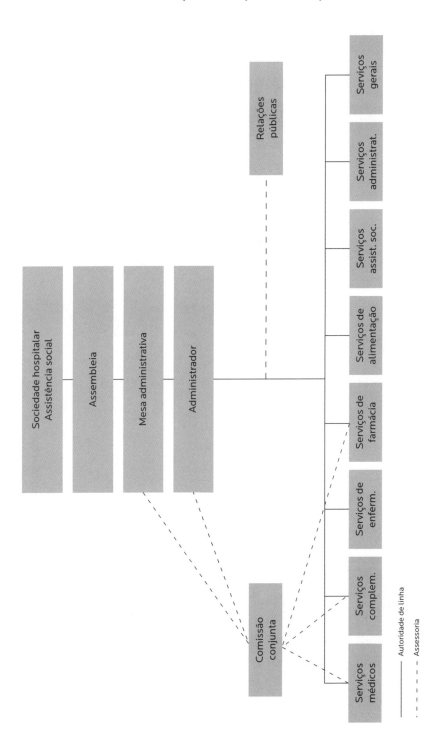

Figura 5.13: Exemplo 1 de organograma hospitalar com assessoria.

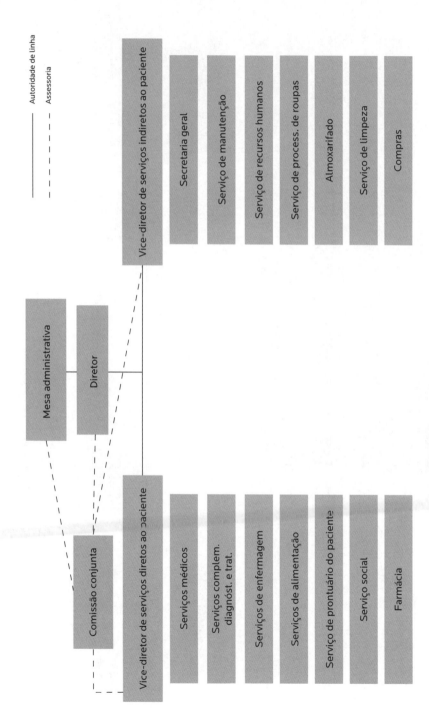

Figura 5.14: Exemplo 2 de organograma hospitalar com assessoria.

ORGANIZAÇÃO DO SERVIÇO DE ALIMENTAÇÃO

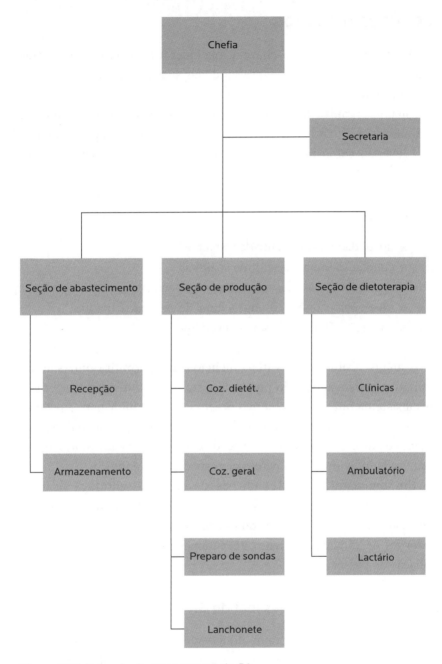

Figura 5.15: Exemplo de organograma do SA.

RECURSOS HUMANOS

O homem é o elemento-chave de qualquer organização e, por se tratar de um ser humano, são imprescindíveis suas reações isoladas e sua interação com o grupo.

Em uma organização hospitalar, o homem representa um patrimônio inestimável, insubstituível e extremamente complexo pela própria natureza, devendo como tal ser considerado no processo de seleção, para compor o quadro de pessoal do hospital.

Alguns fatores devem ser observados na seleção da equipe do serviço de alimentação:

- hostilidade do ambiente de trabalho;
- conotação social do setor de cozinha;
- responsabilidade das operações processadas na área;
- nível socioeconômico-educacional de seus participantes;
- condições físicas e de saúde da equipe.

A análise criteriosa dos itens mencionados permitirá uma seleção qualitativa mais positiva, do ponto de vista da produtividade esperada. No subsistema nutrição, o objetivo precípuo é contribuir para a promoção, proteção e recuperação da saúde dos indivíduos, por meio do fornecimento de uma alimentação balanceada e adequada a cada indivíduo ou a grupos de indivíduos com patologias específicas comuns.

Um administrador hábil conduzirá sua equipe no sentido de alcançar os objetivos propostos, com o máximo de rendimento, o mínimo de esforço e custo. Para tanto, basta ter bom-senso e conhecimento das técnicas modernas de dimensionamento, recrutamento, seleção, treinamento e avaliação do pessoal.

Dimensionamento do pessoal do SA

Vários fatores interferem no dimensionamento do pessoal necessário ao bom funcionamento do SA de um hospital. Ressaltem-se alguns mais evidentes, ressalvando, entretanto, a atenção que se deve ter às particularidades de cada hospital.

Somente após analisar os seguintes fatores que interferem no dimensionamento do pessoal do SA hospitalar é que se deve efetuá-lo de fato:

- tipo de hospital:
  - oficial ou particular;
  - geral ou especializado.

- tipo de construção:
  - monobloco: horizontal ou vertical;
  - pavilhonar.

- tipos de paciente:
  - particulares;
  - conveniados;
  - acompanhantes.

- número de refeições a serem servidas a:
  - pacientes;
  - funcionários;
  - acompanhantes.

- padrão de atendimento:
  - tipo de cardápio: padronizado;
  - *à la carte*.

- sistema de distribuição de refeições:
  - centralizado;
  - descentralizado;
  - misto.

- quantidade e qualidade das instalações e equipamentos;
- qualificação do pessoal técnico e subalterno disponível;
- jornada de trabalho.

Existem vários métodos para o dimensionamento do pessoal do SA. Optou-se aqui pelo que pareceu mais adequado ao bom funcionamento do serviço, de acordo com a complexidade do hospital.

Recrutamento e seleção

Dimensionado o quantitativo de pessoal, passa-se a qualificá-lo por meio da descrição de cargos e funções, que deve ser feita de maneira concisa – para facilitar a compreensão – e exata, para evitar interpretações ambíguas.

Inicialmente deve-se dividir o pessoal em dois grupos: direção e execução.

A descrição de cargos e funções define:

- papel do cargo na unidade;
- natureza hierárquica;
- atribuições do ocupante;
- delegação de poderes;
- relações permanentes e eventuais;
- qualificação específica;
- atividades a realizar;
- equipamento utilizado;
- requisitos pessoais;
- conhecimento do cargo;
- possibilidade de promoção.

A descrição de cargos e funções será enviada ao departamento de recursos humanos da organização que se encarregará do recrutamento e da seleção preliminar do pessoal. Em seguida, encaminhará o funcionário ao encarregado do SA, para proceder à seleção específica e definitiva do serviço.

Descrição de cargos e funções

Todo funcionário, ao ingressar em um novo emprego, espera receber da organização uma descrição de seu cargo e de sua função. Deseja saber que autoridade tem para tomar decisões por sua própria iniciativa e até que ponto vai sua subordinação à organização.

Frequentemente ocorre falta de orientação com relação a esses aspectos, particularmente quanto ao relacionamento do novo elemento com os demais empregados, bem como quanto ao limite ou número de subordinados.

A descrição dos cargos e funções supõe o recolhimento de certos dados relativos a estes e aos seus ocupantes e pode ser feita pela observação do funcionário que executa as tarefas, pela aplicação de um questionário ou por meio de uma entrevista com o trabalhador.

Informações a serem levantadas

As informações a serem levantadas quanto à função em estudo podem ser classificadas nos seguintes grupos principais:

- atribuições;
- deveres e tarefas da função.

A análise da função deve fornecer uma lista dos deveres ou tarefas ligados ao seu desempenho.

Com relação a cada tarefa, deve-se questionar:

- o que o funcionário deve fazer? Qual a natureza do seu trabalho?
- como deve fazê-lo? Quais as rotinas a serem seguidas? Quais equipamentos deve utilizar?
- quando e onde deve fazê-lo? Qual é a relação com as demais tarefas?

Requisitos necessários

Enquadram-se os requisitos físicos, a habilidade mental, as qualidades específicas e os conhecimentos especializados exigidos para a execução da tarefa.

Essas informações facilitam o recrutamento, a seleção, a lotação e o treinamento dos funcionários.

Condições e riscos do trabalho

Para certas funções, esta informação é importante, podendo determinar certos tipos de compensação (adicionais ou gratificações por função etc.).

Responsabilidade e outros dados importantes

Incluem o grau de supervisão exercida sobre o trabalho do funcionário, o tipo e a importância das decisões que ele deve tomar, as consequên-

Quadro 5.1: Ficha para descrição de cargos e funções

Cargo ou função	Setor
Sumário do cargo ou função	
Atividades principais (requisitos): a) educação b) experiência	
Responsabilidade: a) por materiais b) por subordinados c) por decisões	
Esforço: a) físico b) mental: atenção – iniciativa	
Condições de trabalho: a) riscos b) ambiente	
Posição hierárquica: a) chefe imediato b) subordinados	
Outros dados: a) padrão ou nível salarial b) requisitos físicos c) habilidades especiais d) conhecimentos especiais e) regime de trabalho f) traços de personalidade	

cias do mau desempenho de sua função para o hospital, limites de idade, horas de trabalho, licenças e férias, requisitos legais etc.

Vantagens da descrição de cargos e funções

A descrição de cargos e funções é tarefa básica indispensável para qualquer programa do serviço de recursos humanos e para a formação do próprio quadro de pessoal.

Não se deve selecionar ou treinar pessoal, nem determinar o valor de um cargo ou mérito de um funcionário, sem antes ter uma ideia clara e registrada por escrito do que se faz neste cargo e de quais requisitos pessoais são necessários para seu bom desempenho. Trata-se de uma técnica essencial a todos os níveis da administração de recursos humanos.

A descrição de cargos e funções possibilita:

- o recrutamento do pessoal;
- a seleção do pessoal;
- o treinamento de pessoal;
- a administração de salários;
- a avaliação do mérito funcional e a promoção;
- a determinação do valor relativo das diversas funções dentro do hospital;
- a definição das linhas de autoridade e responsabilidade da organização;
- o fornecimento de dados à higiene e à segurança industriais;
- a racionalização do trabalho;
- a adaptação das condições de trabalho ao homem (leis da ergonomia);
- a formulação de normas e procedimentos de trabalho.

Exemplos de descrição de cargos

1. Cargo: Nutricionista chefe
Resumo da descrição do cargo: trabalho que consiste em dirigir e estabelecer normas técnicas e administrativas, bem como planejar programas de trabalho e controlar a sua execução.

Trabalhos executados:

- programar e estabelecer normas e diretrizes técnico-administrativas para o serviço de acordo com as normas vigentes do hospital;
- planejar e determinar medidas para a padronização e atualização dos métodos de trabalho;
- determinar o quadro pessoal do serviço;
- elaborar relatórios mensais e extraordinários sobre as atividades do serviço;
- convocar reuniões com seus subordinados;
- solicitar a elaboração e aplicação de programas de ensino e treinamento para o pessoal dos diversos setores do serviço;
- motivar a participação dos demais profissionais nutricionistas em congressos, cursos e outros eventos;
- cooperar com as instituições de ensino nos estágios práticos;
- incrementar atividades de pesquisa em nutrição e dietética;
- participar da comissão de controle de infecção hospitalar (CCIH);
- solicitar ao nutricionista de produção o controle bacteriológico de refeições;
- elaborar escala de serviços e folgas;
- distribuir os funcionários de diversos setores necessários ao setor de dietoterapia;
- analisar e aprovar a padronização de dietas e cardápios elaborados;
- aprovar a previsão periódica de compras dos gêneros alimentícios e materiais quando estes forem requisitados para a provisão do SA;
- desempenhar tarefas afins.

Equipamentos usados:

- arquivo;
- mesa;
- cadeira;
- calculadora;
- telefone com ramal próprio;
- materiais de escritório de forma geral.

Relacionamento com ocupantes de outros cargos:

- administrador;
- corpo clínico;
- enfermagem;
- serviço social;
- chefe do serviço de nutrição;
- demais nutricionistas.

Combinação de trabalho:

- as tarefas desta função podem ser combinadas com:
  - as demais nutricionistas;
  - corpo clínico;
  - enfermagem.

Qualificações especiais:

- superior completo (Nutrição);
- curso de especialização em Administração Hospitalar;
- experiência profissional na área hospitalar de 3 anos, no mínimo, e registro no CRN.

Especificação do cargo – função:

- título: nutricionista chefe;
- sexo: independe;
- carga horária: 44 horas semanais;
- folga: 2 folgas semanais;
- férias: 30 dias/ano.

Qualificações gerais:

- abstração;
- concentração;
- astúcia;
- perspicácia;
- raciocínio rápido;
- temperamento estável.

Exigências pessoais:

- boa aparência;
- liderança;
- sociabilidade;
- dinamismo;
- bom-senso;
- agilidade;
- livre de doenças.

Contatos:

- administração;
- demais nutricionistas e chefias.

Principais funções:

- Planeja, dirige e coordena as atividades desenvolvidas pelo serviço.

- Supervisor direto: administrador
- Limites de idade: 25 a 55 anos
- Estado civil: independe
- Salário: de acordo com o plano de cargos, salários e benefícios adotado no hospital em questão
- Educação: superior completo (nutrição), curso de especialização em administração hospitalar
- Capacidade física: normal
- Condições de trabalho: normais, sujeitos a pequenos riscos de contaminação
- Promoção: desde que se qualifique para tanto, poderá fazer parte da administração geral do hospital

2. Cargo: Lactarista

Resumo da descrição do cargo: responsável pelo preparo, identificação, esterilização, acondicionamento e distribuição de fórmulas lácteas e substitutos, segundo normas técnicas estabelecidas pelo nutricionista do lactário.

Trabalhos executados:

- preparar as fórmulas lácteas e substitutos, água, chás e hidratantes nos horários determinados;
- esterilizar frascos, bicos, arruelas e protetores, segundo critérios adotados;
- promover o envasamento e a identificação das mamadeiras;
- acondicionar as mamadeiras preparadas, segundo normas estabelecidas;
- efetuar a separação de lotes de mamadeiras para posterior controle bacteriológico;
- efetuar controle bacteriológico de autoclave;
- responsabilizar-se pela higienização local e pelos utensílios utilizados;
- manter o local de trabalho em ordem e asseado;
- comunicar ao nutricionista do lactário sobre equipamentos e utensílios que necessitem de reposição, bem como falhas e irregularidades ocorridas no setor;
- participar de reuniões periódicas promovidas pelo nutricionista do lactário;
- desempenhar tarefas afins.

Equipamentos usados:

- fogão;
- liquidificador;
- galheteiros;
- frascos;
- panelas;
- demais utensílios utilizados em geral;
- paramentação especial;
- autoclave;
- banho-maria.

Relacionamento com ocupantes de outros cargos:

- nutricionistas do lactário;
- auxiliares do lactário.

Combinação de trabalho – as tarefas dessa função podem ser combinadas com:

- o nutricionista do lactário;
- o auxiliar do lactário.

Qualificações especiais:

- segundo grau completo;
- curso de lactarista.

Especificação do cargo – função:

- título: lactarista;
- número: depende do porte do hospital;
- sexo: feminino;
- carga horária: 44 horas semanais;
- folga: 1 folga semanal;
- férias: 30 dias/ano.

Qualificações intelectuais:

- concentração;
- atenção;
- raciocínio rápido.

Exigências pessoais:

- limpeza;
- agilidade;
- responsabilidade;
- organização.

Contatos:

- nutricionista do lactário;
- auxiliar do lactário;
- enfermagem.

Principais funções :
- preparo de fórmulas lácteas e não lácteas;
- esterilização das mamadeiras;
- envasamento;
- identificação;
- distribuição.

- Supervisor direto: nutricionista do lactário
- Limites de idade: 21 a 55 anos
- Estado civil: independe
- Salário: de acordo com o mercado
- Manutenção: de acordo com o plano de cargos, salários e benefícios adotado pelo hospital em questão
- Experiência: mínimo de 6 meses
- Educação: segundo grau completo e curso de lactarista
- Capacidade física: compatível com a função
- Condições de trabalho: local fechado, com ventilação artificial e piso antiderrapante
- Promoção: técnica em nutrição ou nutricionista, desde que venha a preencher os requisitos de formação necessários

3. Cargo: Escriturário do SA

Resumo da descrição do cargo: responsável pela execução de trabalhos de digitação sob supervisão, bem como pela manutenção e atualização dos arquivos e fichários, preparando inclusive índices e tabelas solicitadas.

Trabalhos executados:
- executar trabalhos especializados de digitação sob supervisão;
- coordenar trabalhos relacionados com arquivamento de documentos;
- responsabilizar-se pela tramitação e conservação de documentos, processos e papéis em geral;
- manter fichários atualizados, preparando, inclusive, índices;
- participar de treinamentos e reuniões, quando solicitado;
- desempenhar tarefas afins.

Equipamentos usados:

- computador;
- mesa;
- cadeira;
- armário;
- telefone com ramal próprio.

Relacionamento com ocupantes de outros cargos:

Esta função se relaciona com:
- os nutricionistas responsáveis pelos diversos setores;
- demais funcionários do SA.

Qualificações especiais:

- certificado de conclusão do ensino fundamental;
- excelente digitação em computador.

Especificação do cargo – função:

- Título: Escriturário de SA.
- Número: 1
- Sexo: feminino
- Carga horária: 44 horas semanais
- Folga: 1 folga semanal
- Férias: 30 dias/ano

Qualificações intelectuais:

- bom raciocínio;
- perspicácia;
- habilidade.

Exigências pessoais:

- boa aparência;
- limpeza;
- sociabilidade.

Contatos:

- nutricionista supervisora;
- nutricionista de produção;
- cozinheira;
- despenseira.

Principais funções:

- executa trabalhos de arquivamento;
- digitação;
- tramitação de documentos e relatórios.

- Supervisor direto: nutricionista (de acordo com o setor a que pertencer)
- Limites de idade: 18 a 40 anos
- Estado civil: independe
- Salário: de acordo com o plano de cargos, salários e benefícios adotados pelo hospital
- Experiência: 6 meses em serviço de escritório
- Educação: ensino fundamental completo e certificado de curso de informática
- Capacidade física: compatível com a função
- Condições de trabalho: ambiente fechado, com iluminação mista, próximo ao setor de produção do SA.
- Promoção: poderá ter promoção na carreira administrativa do hospital, podendo atuar em outros setores

4. Cargo: Despenseiro

Resumo da descrição do cargo: responsável pelo recebimento, conferência, armazenamento e distribuição dos gêneros e materiais de acordo com as normas técnicas determinadas pelo serviço.

Trabalhos executados:

- rever as requisições do dia anterior, para certificar-se da distribuição dos gêneros alimentícios e materiais;

- separar os gêneros e materiais mediante as requisições encaminhadas ao serviço;
- distribuir os gêneros alimentícios e materiais solicitados;
- anotar em impresso próprio entrada, saída e saldo dos gêneros e materiais;
- acondicionar de forma racional e ordenada os gêneros e materiais;
- promover a ordem e a higiene do local;
- auxiliar na contagem do inventário físico do estoque;
- vistoriar o estado dos gêneros e materiais sob sua responsabilidade;
- comunicar ao seu superior eventuais irregularidades ocorridas no seu setor;
- levar ao setor de compras os pedidos de suprimento do serviço;
- participar de treinamentos promovidos por sua chefia;
- desempenhar tarefas afins.

Equipamentos usados:

- calculadora;
- carros abertos e fechados;
- balanças plataforma e de mesa;
- arquivo;
- escada;
- prancheta;
- telefone com ramal próprio.

Relacionamento com ocupantes de outros cargos:

- nutricionista do abastecimento;
- setor de compras;
- demais funcionários do setor.

Combinação de trabalho:

- as tarefas desta função poderão ser combinadas com as nutricionistas do abastecimento.

Qualificações especiais:

- Ensino fundamental completo.

Especificação do cargo – função:

- Título: Despenseiro
- Número: depende do porte do hospital
- Sexo: masculino
- Carga horária: 44 horas semanais
- Folga: 1 folga semanal
- Férias: 30 dias/ano

Qualificações intelectuais:

- capacidade de ler e escrever;
- habilidade para fazer cálculos;
- concentração.

Exigências pessoais:

- organização;
- agilidade;
- responsabilidade;
- habilidade;
- boa saúde.

Contatos:

- nutricionista do abastecimento;
- funcionário do serviço.

Principais funções:

- Supervisor direto: nutricionista do abastecimento
- Limites de idade: 18 a 30 anos

- Estado civil: independe
- Salário: de acordo com o mercado
- Manutenção: de acordo com o plano de cargos, salários e benefícios adotados no hospital em questão
- Experiência: experiência adquirida em treinamento específico
- Educação: ensino fundamental completo
- Capacidade física: ser dotado de força física
- Condições de trabalho: normal, ambiente fechado e suscetível a variação frequente de temperatura
- Promoção: almoxarife, desde que venha a atender os requisitos para o cargo.

5. Cargo: Copeiro

Resumo da descrição do cargo: executa trabalho operacional de distribuição de refeições a pacientes, segundo normas estabelecidas; observa a aceitação das dietas pelos pacientes; recolhe louças e utensílios utilizados na distribuição.

Trabalhos executados:

- participar de reuniões periódicas promovidas pelo nutricionista dietoterapeuta;
- informar ao nutricionista dietoterapeuta eventuais irregularidades que possam comprometer o desenvolvimento de suas atividades;
- manter a ordem e a limpeza do local;
- distribuir refeições aos pacientes, segundo o mapa de dietas;
- atender aos pedidos de lanches, sucos para pacientes e/ou acompanhantes;
- recolher louças e utensílios utilizados na distribuição de refeições;
- observar e informar sobre a aceitação e queixas referentes às refeições dos pacientes, elaborando relatório ao nutricionista dietoterapeuta;
- proceder à montagem das bandejas ou baixelas para posterior distribuição das refeições;

- zelar pela guarda e pelo controle das louças e utensílios utilizados na distribuição de refeições aos pacientes;
- proceder, quando necessário, à higienização adequada dos utensílios sob sua responsabilidade;
- promover a separação de louças e utensílios provenientes de áreas contaminadas, encaminhando-os para adequada higienização;
- desempenhar tarefas afins.

Equipamentos usados:

- carros térmicos e não térmicos;
- bandejas, baixelas, louças e demais utensílios necessários.

Relacionamento com ocupantes de outros cargos:

- serviço de enfermagem;
- nutricionista da dietoterapia;
- nutricionista da produção;
- auxiliares de cozinha.

Combinação de trabalho:

- auxiliar de cozinha;
- serviço de enfermagem.

Qualificações especiais:

- ensino fundamental completo.

Especificação do cargo – função:

- Título: Copeiro
- Número: de acordo com o porte do hospital
- Sexo: independe
- Carga horária: 44 horas semanais
- Folga: 1 folga semanal
- Férias: 30 dias/ano

Qualificações intelectuais:

- equilibrado;
- capacidade de ler e escrever;
- controle emocional;
- raciocínio rápido;
- atenção;
- concentração.

Exigências pessoais:

- responsabilidade;
- boa aparência;
- paciência;
- organização;
- agilidade;
- sociabilidade;
- bom senso;
- dinamismo.

Contatos:

- auxiliar de cozinha;
- cozinheiro de dietas;
- cozinheiro geral;
- serviço de enfermagem.

Principais funções: responsável pela distribuição de refeições a pacientes

- Supervisor direto: cozinheiro de dietas
- Limites de idade: 18 a 55 anos
- Estado civil: independe
- Salário: de acordo com o mercado
- Manutenção: de acordo com o plano de cargos, salários e benefícios adotado no hospital em questão
- Experiência: 6 meses
- Educação: ensino fundamental completo

- Capacidade física: boa saúde (sem problemas lombares, cardíacos e de circulação)
- Condições de trabalho: exige esforço físico, dedicação e paciência
- Promoção: encarregado ou supervisor de copas, caso o hospital venha a ter esses serviços

Recrutamento

O recrutamento é uma das funções do departamento ou serviço de pessoal que consiste na procura dos funcionários necessários ao preenchimento das vagas existentes nas várias seções da empresa.

Por meio do recrutamento, identificam-se, no mercado de mão de obra, os recursos humanos necessários à continuidade e à expansão das atividades da empresa. Trata-se de um processo que envolve conceitos como: qualidade e quantidade dos recursos humanos disponíveis em determinadas áreas; situação de mercado de trabalho no momento; *status* da empresa, ou seja, suas condições para satisfazer as necessidades básicas sociais dos trabalhadores; políticas de pessoal adotadas pela empresa e, finalmente, o maior ou menor rigor exigido na seleção. Existem duas fontes: o recrutamento interno e o externo.

Recrutamento interno

É o recrutamento que se faz dentro da empresa, entre os próprios funcionários e os candidatos indicados por eles.

É usado principalmente para procurar:

- todos os chefes dos primeiros níveis de supervisão: chefes de seção, de grupo, líderes, subchefes, mestres etc.;
- todas as funções imediatamente acima dos auxiliares de escritório, como: auxiliares especializados, assistentes administrativos, secretárias etc.

Vantagens do recrutamento interno:

- é a fonte mais próxima;
- é a fonte menos custosa;

- é a fonte mais rápida;
- já se conhece a pessoa recrutada;
- estimula-se a preparação para a promoção;
- aumenta-se o moral interno;
- melhora as relações públicas internas;
- dá vazão aos profissionais ambiciosos.

Dificuldades do recrutamento interno:

- serão suficientes os recursos humanos internos, para o preenchimento das vagas?
- o recrutamento interno também requer treinamento;
- chefes inseguros não gostam de ter subordinados capacitados;
- é necessária uma avaliação criteriosa e imparcial;
- lidar com o ressentimento dos não promovidos;
- recrutamento interno reduz a inovação do trabalho.

Recrutamento externo

O recrutamento externo só deve ser feito quando se esgotarem os recursos humanos da empresa e é preferível nos casos de:

- auxiliares de níveis mais baixos;
- operários não qualificados;
- funções raras e não muito especializadas.

Principais fontes externas:

- anúncios de emprego em jornais ou revistas;
- sites especializados;
- agências de emprego;
- escolas e universidades;
- cartas casuais de candidatos;
- cartas a profissionais que estejam trabalhando em outras empresas;
- sindicatos e associações de classe;
- candidatos casuais, apresentando-se na recepção ou na portaria da empresa;

- tabuleta na portaria;
- indicações de clientes;
- recrutamento em outros estados;
- recrutamento nas grandes capitais do país;
- recrutamento em instituições do governo;
- propaganda mural (*outdoor*) em vias de grande acesso;
- propaganda em transporte coletivo;
- congressos e convenções profissionais;
- associações religiosas e culturais.

Seleção

A seleção, como nova etapa no processo de admissão do funcionário, pode ser definida como a escolha da pessoa certa para o cargo.

Seus objetivos são:

- adequação da pessoa ao cargo;
- eficiência da pessoa no cargo.

Para que isso seja possível, toda e qualquer seleção deve estar fundamentada na descrição e especificação do cargo e deve utilizar técnicas adequadas, entre as quais destacam-se as seguintes:

- preenchimento do pedido de emprego;
- entrevista: dirigida (com roteiro) e não dirigida (sem roteiro);
- provas de conhecimentos gerais (cultura geral, línguas) e específicas (cultura profissional, conhecimento técnico);
- teste de aptidões: gerais e específicas;
- testes psicológicos;
- informações relativas ao candidato.

Avaliação final

Após a avaliação dessas técnicas, a pessoa encarregada da seleção terá uma série de informações que lhe dirão se o candidato será aceito ou não.

Tratando-se de um candidato a uma posição de responsabilidade, o chefe de departamento pode requerer consultar o próprio pessoal do departamento ou entrevistar outros candidatos. Nesse caso, deve informar ao candidato por quanto tempo deverá esperar uma decisão.

Todo esse processo deve ser tratado de uma forma rigorosa, pois, dos muitos problemas críticos existentes nos hospitais, e nas demais organizações, são mais numerosos os que se referem ao pessoal do que os relacionados com as finanças ou tecnologia.

Vantagens de uma boa seleção:

- adequação da pessoa ao cargo e decorrente satisfação do pessoal com o emprego;
- rapidez do novo empregado em ajustar-se e integrar-se às suas funções;
- melhoria do potencial humano, mediante a escolha sistemática dos melhores;
- maior estabilidade do pessoal e consequente redução do *turnover*;
- maior rendimento e produtividade pelo aumento da capacidade pessoal;
- melhoria do nível das relações humanas, pela elevação do moral.

Cálculo para o dimensionamento do pessoal

O dimensionamento do pessoal do serviço de alimentação baseia-se no quadro de funcionários do hospital ou no número de leitos que possui, ou, ainda, no número de refeições servidas.

Os métodos aqui demonstrados servem apenas como base de cálculo, uma vez que o dimensionamento do pessoal varia em função do padrão do hospital, do tipo de construção (horizontal, vertical, monobloco, pavilhões), do sistema de distribuição de refeições, do tipo de equipamento, das instalações, do fluxograma, da área disponível etc.

Cálculo em relação ao número de leitos do hospital

Neste caso, calcula-se um funcionário para cada oito leitos. A proporção será então 1:8.

Exemplo: 100 leitos   Total: 15 funcionários

Funcionários	Leitos
1	8
x	100

x = 12,5 funcionários = 13 funcionários
(incluídos substitutos de folgas e férias, que são as ausências previstas ou programadas)

Acrescente-se 20% sobre o total, para substituição de eventuais faltas e licenças (ausências imprevistas). Portanto, dois funcionários a mais. Ou seja: 13 + 2 = 15 funcionários.

Cálculo em relação ao quadro de pessoal do hospital

A porcentagem do pessoal do serviço de alimentação em relação ao total de funcionários do hospital varia muito, conforme a necessidade do serviço e o tipo de hospital.

Encontram-se em alguns hospitais cerca de 6, 8, 10 e mesmo 12% do total de funcionários do hospital para o SA.

Entretanto, 8% é considerada uma porcentagem fiel, pois permite uma boa organização e racionalização do serviço. Por exemplo, um hospital com 130 funcionários exige 10 funcionários para o SA, conforme demonstrado a seguir:

Funcionários	%
130	100
x	8

x = 10,4 funcionário, ou seja, 10 funcionários.

Esses aproximadamente 10 funcionários serão considerados como número-base.

Cálculo do número de substitutos

Levando-se em consideração que o pessoal seja contratado pelo regime CLT (isto é, 8 horas de trabalho diárias, com intervalo de uma hora para refeição, folgas semanais e férias anuais de 30 dias), o cálculo será o seguinte:

a) substitutos de folgas

Para cada grupo de seis funcionários, acrescentar um funcionário (pois as folgas são semanais).

Funcionários	Subst.
6	1
10	x

x = 1,6 funcionário, ou seja, 1 funcionário.

Portanto, deve-se acrescentar 1 funcionário substituto de folgas.

b) substitutos de férias

Como cada funcionário tem direito a 30 dias de férias por ano, multiplicando-se o número de funcionários por 30 tem-se o total de dias/férias do pessoal de serviço, o que é representado para efeito de cálculo por "x".

Levando-se em conta os feriados anuais e as férias, cada funcionário trabalhará aproximadamente 330 dias por ano.

Dividindo-se x por 330, tem-se o total de substitutos de férias necessários para cobrir as férias dos funcionários.

Assim, o cálculo de substitutos de férias será feito da seguinte forma:

Exemplo:

funcionários do SA	10 funcionários (número base)
substitutos de folgas	1 funcionário (para cada 6+1)
	11 funcionários

Portanto, 11 funcionários × 30 dias de férias = 330 ÷ 330 dias = 1 (substituto de férias).

Tem-se, então, finalmente:

Cálculo do número base 10 (8% sobre o total de funcionários)

Substitutos de folgas	1 (para cada 6+1) funcionário
Substitutos de férias	1 (cálculo anterior) funcionário

Total de 12 funcionários para o SA.

Cálculo em relação ao número de refeições servidas (segundo Gandra)

Esta fórmula é mais utilizada para as indústrias que não têm as peculiaridades de um hospital.

Por meio do número de refeições servidas diariamente, calcula-se o número de funcionários necessários para o trabalho de produção e distribuição.

A fórmula é a seguinte, segundo o Prof. Yaro Ribeiro Gandra (1983):

a) $\text{IPF} = \dfrac{\text{Número de refeições} \times \text{n minutos}}{\text{Jornada diária de trabalho} \times 60 \text{ minutos}}$

sendo:

IPF = indicador de pessoal fixo
número de refeições servidas
    almoço
    jantar
    refeições noturnas completas
n minutos = tempo médio gasto na produção e distribuição de uma refeição.

Esse tempo médio depende de:

- número de refeições servidas por dia e horários;
- número de dias de trabalho na semana;
- diferenciação de cardápio;
- número concomitante de pontos de distribuição;
- qualidade e quantidade de funcionários;
- sistema de distribuição de refeições (*self-service* ou serviços à mesa);
- horário de cada turno;
- características regionais;
- fatores intrínsecos da própria empresa.

b) ISD = indicador de substituição de descanso

$$ISD = \frac{\text{dias do ano} - \text{dias de descanso}}{\text{dias de descanso}}$$

Soma de dias de descanso
- 30 dias de férias
- 48 folgas anuais
- 12 feriados (em média)

Dias do ano = 365

c) IPS = indicador de pessoal substituto

$$\frac{IPS}{ISD} = \frac{IPF}{ISD}$$

d) IAD = indicador de absenteísmo diário

$$IAD = \frac{\text{média diária de empregados ausentes} \times 100}{\text{número de pessoal fixo}}$$

A média de empregados ausentes =
Faltas por:
- licença
- afastamentos ÷ período considerado
- gestação

$$IPT = IPF + IPS + IAD + IAD \text{ (de IPF)}$$

Distribuição aproximada do pessoal do SA

A distribuição do pessoal do SA depende de vários fatores, como:

- tipo de construção do hospital;
- capacidade do hospital;
- especialidade do hospital;
- número de leitos por especialidade;
- planta física do SA;
- área da cozinha;
- número de funcionários;
- equipamentos;
- sistema de distribuição de refeição;
- fluxograma.

A distribuição aproximada se dá conforme apresentado na Tabela 5.2.

Tabela 5.2: Distribuição percentual do pessoal do SA, por seção

Administração (pessoal burocrático, encarregados e chefia)	15%
Recebimento de estocagem	8%
Preparo de gêneros	11%
Cocção	20%
Merenda, lanche, desjejum	5%
Cafeteria	7%
Copas de distribuição	20%
Lavagem de louças e faxina	8%
Serviço noturno	6%

Tome-se como exemplo um hospital de 200 leitos, com 20 funcionários (10% sobre o total de funcionários) e mais 6 substitutos, totalizando 26 funcionários (ver Tabela 5.3).

Tabela 5.3: Distribuição do pessoal do SA por cargo

Cargos	Quantidade de funcionários	Substitutos
Nutricionista	2	S/substituto
Despenseiro	1	S/substituto
Auxiliar – preparo de vegetais	1	1
Auxiliar – preparo de carnes	1	S/substituto
Cozinheiros	2	S/substituto
Auxiliar – cozinha dietética	2	1
Auxiliar – desjejum e merenda	1	1
Auxiliar – cafeteria	2	S/substituto
Copeiros(as)	6	1

(continua)

(continuação)

Cargos	Quantidade de funcionários	Substitutos
Auxiliar de lavagem de louças	1	1
Cozinheiro noturno	1	1
Total:	**20**	**6**

EDUCAÇÃO EM SERVIÇO E TREINAMENTO

Cabe dar aqui um enfoque na importância da educação em serviço, em benefício do andamento do serviço, e principalmente nos funcionários do serviço de alimentação, junto aos pacientes internados no hospital, levando à conscientização de que se trabalha com seres humanos e para seres humanos.

Não é possível acomodar-se ao cotidiano, pois um serviço estático é um serviço ultrapassado, sem ideais; há grande responsabilidade diante da cura do paciente, diante dos funcionários, diante dos superiores hierárquicos e diante da meta profissional, para se provar que a nutrição é condição básica para a saúde física e psíquica do indivíduo.

A educação em serviço e treinamento visa preparar o grupo para a execução de suas tarefas no menor espaço de tempo, com o mínimo de custo e esforço e o máximo de eficiência e segurança.

O serviço de alimentação ocupa na escala de orçamento dois terços do capital circulante. A mão de obra brasileira, em mais de 70%, constitui-se de indivíduos que pertencem às classes sociais menos favorecidas. Como podemos exigir desses funcionários conhecimentos e aplicação das noções de higiene, composição dos alimentos, importância da nutrição, sem que tenham sido orientados sobre o que é o serviço, seus objetivos e suas finalidades?

Na maioria das vezes, o novo funcionário é treinado por um funcionário mais velho e recebe noções deturpadas, perpetuando erros, influenciando negativamente no trabalho, além de receber um tratamento coberto de indiferença, pois é considerado um número a mais no quadro de funcionários do setor. Como pode esse funcionário transmitir calor humano quando o desconhece? Como pode esse trabalhador oferecer um sorriso ou uma palavra de carinho, quando ele é tratado como uma máquina de produção?

A educação em serviço visa:

- mostrar ao funcionário a organização administrativa da instituição onde trabalha;
- situar sua participação junto a cada elemento da equipe e compreender a importância do seu desempenho;
- torná-lo consciente de suas responsabilidades, deveres e direitos dentro da empresa;
- levá-lo a desenvolver habilidades no desempenho de suas tarefas;
- familiarizá-lo com o uso adequado do equipamento disponível;
- orientá-lo quanto à cordialidade devida à clientela, superiores hierárquicos e colegas de trabalho.

Programa-modelo

Treinamento do pessoal do SA

I – Introdução

- Ao hospital (macroindução):
  - objetivos e regulamentos do hospital;
  - organização e funcionamento.
- Ao serviço de alimentação (microindução):
  - objetivos e regimento interno do SA;
  - organização e funcionamento;
  - relações interdepartamentais.

II – Orientações

- A ética profissional:
  - conduta e atitude no trabalho;
  - apresentação pessoal;
  - direitos e deveres;
  - sigilo profissional.
- Educação sanitária:
  - noções sobre microbiologia e parasitologia;

- noções sobre assepsia;
- higiene e saúde;
- higiene e habilitação;
- higiene do trabalho;
- higiene do meio;
- contaminação dos alimentos.

III – Treinamento

Fase introdutória:

- noções sobre alimentação;
- propriedades nutritivas dos alimentos;
- tipos de dietas do hospital;
- importância no preparo e apresentação dos alimentos;
- sistemas de distribuição das dietas aos pacientes e funcionários;
- equipamento e material do serviço;
- prevenção de acidentes;
- normas de segurança.

Treinamento prático:
   a) distribuição de dietas:
- dieta geral;
- dieta especial.

   b) cuidados especiais:
- alimentação infantil;
- alimentação fracionada.

   c) apresentação e maneira de servir:
- desjejum;
- almoço;
- merenda;
- jantar;
- lanche noturno.

Avaliação:
- por supervisão direta;
- por avaliação de aproveitamento (prova e testes).

Avaliação de desempenho

O desenvolvimento dos funcionários, com o objetivo de melhor utilizar suas capacidades, deve ser uma preocupação constante do serviço de recursos humanos de cada hospital.

O treinamento se faz necessário, mas será insuficiente se não for acompanhado de uma avaliação periódica do trabalho e de sua comunicação ao funcionário.

Para ser útil ao serviço de recursos humanos, ao supervisor e ao funcionário, a avaliação do desempenho deve ser sistemática, objetiva e profunda, e não superficial, esporádica e subjetiva.

Os principais objetivos da avaliação de desempenho são:

- melhorar o desempenho;
- desenvolver as pessoas;
- possibilitar o diagnóstico (causa) do fraco desempenho e o estabelecimento das condições de sua melhora;
- identificar os funcionários cujas capacidades ultrapassam ou não se coordenam com suas atribuições;
- avaliar o desempenho de um funcionário em contrato de experiência;
- melhorar as relações humanas do trabalho;
- fornecer as bases para a política salarial;
- fornecer critérios para o recrutamento, seleção, treinamento, promoção, transferência e demissão de empregados;
- estimar o potencial de cada indivíduo;
- identificar os funcionários que precisam de treinamento em determinadas áreas.

Sistemas e normas de avaliação

Existem vários sistemas de avaliação do desempenho. Antes de adotar um sistema, porém, o encarregado deve ter em mente diversos critérios e normas que devem ser seguidos para tornar eficiente o seu programa de avaliação.

Os sistemas básicos e mais utilizados de avaliação são:

- escala de avaliação (uma escala para cada fator). Exemplo: conhecimento do trabalho (Quadro 5.2);
- entrevista com o supervisor do empregado, que informa sobre o seu desempenho;
- sistema de comparação dos empregados com relação aos diversos fatores selecionados para a avaliação;
- avaliação por um grupo de supervisores reunidos;
- entrevista com o subordinado, desde que bem conduzida;
- observação direta do funcionário pelo supervisor;
- autoavaliação do funcionário, mediante o preenchimento da "ficha de autoconceito";
- preenchimento da ficha de mérito do funcionário pelo seu supervisor imediato.

Quadro 5.2: Escala de avaliação para conhecimento do trabalho

X	X	X	X	X
excelente	acima da média	média	abaixo da média	mau

Quadro 5.3: Roteiro para o comentário da avaliação do desempenho com os funcionários

1. Explicação do objetivo
Deixa-se o funcionário à vontade; o supervisor expõe o motivo do comentário ou entrevista. Juntos poderão, então, identificar os pontos altos de seu desempenho e seus pontos críticos, passando à análise das causas e ao planejamento da superação.
2. Autoavaliação
O funcionário faz uma autoavaliação de seu desempenho; a finalidade dessa etapa é levá-lo a descobrir suas próprias competências e imperfeições. Durante a autoavaliação, o supervisor deve falar o menos possível.
3. Avaliação do supervisor
O funcionário faz uma apreciação ampla de seu trabalho após a avaliação por parte do supervisor. Os pontos de divergência devem ser amplamente discutidos.
4. Planejamento de melhora
Esta etapa deverá incluir identificação das falhas e de suas respectivas causas, análise e planejamento de sua eliminação.

Resultados da entrevista de informação sobre a avaliação

O êxito da entrevista de avaliação irá refletir nas atitudes posteriores que os avaliados demonstrarão no seu desempenho. Por esse motivo, considera-se a entrevista como ponto-chave para provocar a mudança de comportamento e incentivar o desejo de autoaperfeiçoamento. Se o chefe agiu de maneira construtiva, o empregado aceita sua orientação e busca apoio para seu desenvolvimento.

Quando isso acontece, a avaliação de desempenho atinge plenamente seus objetivos, o desempenho de toda a organização melhora e a moral do grupo se eleva construtivamente.

Acompanhamento do empregado

Todo trabalho de avaliação de desempenho e de comunicação dos resultados, de reformulação de planos e de autoaperfeiçoamento e motivação em progredir, que se procurou despertar nos indivíduos, deverá ser coroado com o acompanhamento que o chefe fará do empregado no sentido dos objetivos pretendidos. Deverá este estabelecer um contato mais cordial com seus subordinados, por meio de uma observação sistemática do seu desempenho, contribuindo com seu incentivo, apoio e providências necessárias para o progresso dos empregados e para a eficiência da empresa como um todo.

REGIMENTO DO SERVIÇO

Regimento é um ato normativo aprovado pelo diretor do hospital, com caráter flexível e que dispõe sobre os objetivos, a estrutura orgânica, as atribuições, a competência dos órgãos e dos cargos de direção, as normas técnicas de funcionamento, rotinas, roteiros e relatórios da produtividade de cada serviço do hospital.

O regimento de um serviço é tão importante quanto o estatuto social para a empresa e o regulamento para o hospital. Sem a existência desse instrumento de administração, as instruções terão sempre caráter informal, o que significa que sua transgressão não pode ser comprovada e sua observância pode ser constantemente menosprezada.

É da aplicação e observância rigorosa de um regimento que provêm todas as informações do hospital, cuja análise permite a tomada de decisões que culminará no aperfeiçoamento gradativo e contínuo de cada uma das unidades administrativas.

As unidades administrativas que carecem de regimento são vítimas da improvisação, pois nesse contexto os funcionários é que deverão inventar um sistema de trabalho.

A elaboração do regimento de uma unidade administrativa exige, como mínimo, que sejam desenvolvidos alguns capítulos indispensáveis sem impedir que numerosos outros possam ser acrescidos de acordo com a natureza e a necessidade de cada unidade.

Estes são os capítulos indispensáveis ao regimento de um serviço de alimentação:

- estrutura orgânica;
- finalidades;
- atribuições (orgânicas e funcionais);
- pessoal (lotação qualitativa e quantitativa);
- jornada de trabalho;
- impressos;
- normas (técnicas e administrativas);
- rotinas;
- roteiros;
- relatórios administrativos.

Atribuições

É a descrição das funções tanto do órgão ou unidade quanto dos funcionários.

Atribuições orgânicas

Referem-se à descrição das principais atividades e ações do órgão ou departamento. Por exemplo, ao serviço de alimentação compete:

- requisitar, receber, armazenar e controlar os gêneros alimentícios e materiais necessários ao setor;

- preparar e distribuir as dietas aos pacientes, funcionários e acompanhantes;
- administrar o lactário;
- treinar o pessoal em serviço.

Atribuições do nutricionista dietoterapeuta

Na área hospitalar, torna-se imprescindível a integração do nutricionista com o médico que prescreve a dieta e acompanha a evolução do quadro clínico do paciente, bem como com a enfermeira que supervisiona de perto o comportamento do paciente; essa integração possibilitará a recuperação do paciente em menor tempo.

O dietoterapeuta colabora na prescrição da dieta, oferecendo informações sobre:

- os hábitos alimentares do paciente;
- suas condições econômicas;
- viabilidade da execução da dieta no sistema hospitalar;
- adaptação da dieta às condições já expostas;
- considerações da possibilidade de modificações do esquema dietético, de acordo com a evolução do quadro clínico;
- substituições equivalentes dos alimentos.

Cabe ao nutricionista dietoterapeuta:

- informar o paciente acerca da importância da dieta para sua recuperação;
- adaptar a dieta aos alimentos preferidos pelo paciente e permitidos pela dieta;
- orientar fórmulas de preparações permitidas e que correspondam ao gosto do paciente;
- adaptar a dieta às condições econômicas, prescrevendo alimentos de fácil obtenção, preparações simples, valor comercial inferior sem alteração do valor nutricional;
- procurar compreender os problemas que direta ou indiretamente estejam bloqueando a recuperação do paciente.

O nutricionista dietoterapeuta precisa:

- receber informações quanto à aceitação da dieta;
- coordenar os horários da alimentação do paciente com a rotina de prescrições de medicamentos e outros tipos de assistências de enfermagem que na maioria das vezes são desagradáveis ao paciente, a fim de que não coincidam, tornando o momento das refeições o mais agradável possível;
- receber informações da conduta dos familiares nos dias de visita quanto à dieta do paciente.

O nutricionista dietoterapeuta deve informar-se com a assistente social sobre o momento da alta do paciente, para que possa orientar a dieta a ser seguida em casa, obedecendo às condições econômicas e ao hábito alimentar sem fugir do esquema dietoterapêutico prescrito. Do mesmo modo, precisa informar-se da presença do parente mais próximo que acompanhará o paciente e orientá-lo quanto à importância do seguimento da dieta, com vistas ao pronto restabelecimento de sua saúde, e, caso se trate de uma dieta prolongada, instruir sobre a maneira de variá-la, evitando a monotonia do cardápio e procurando fazer que pareça o mais normal possível.

O nutricionista dietoterapeuta deve, junto à administração:

- padronizar as várias dietas;
- simplificar as preparações culinárias dessas dietas;
- apresentar previsão de material necessário para a execução das dietas.

Junto à equipe de ensino e pesquisa, cabe ao nutricionista dietoterapeuta:

- assessorar o pessoal médico e paramédico em assuntos relativos à nutrição e à dietoterapia;
- participar de programas de treinamento de alunos;
- colaborar nos programas de treinamento em serviços dos vários setores do hospital, inclusive o de nutrição e dietética;
- pesquisar a disponibilidade de alimentos dietéticos utilizáveis no hospital;

- aplicar dietas novas e acompanhar os casos, apresentando os resultados;
- acompanhar o comportamento psicossomático do paciente submetido a determinadas dietas, documentando e apresentando os resultados.

Atribuições funcionais

Referem-se à descrição das principais atividades relativas a cada categoria profissional (funcionário habilitado ou aprendiz). Por exemplo, compete à copeira:
- verificar se os utensílios e o material de serviço estão em ordem e são suficientes para o desenvolvimento do serviço;
- porcionar, identificar, entregar e recolher as bandejas com a alimentação dos pacientes;
- zelar pelo material sob sua responsabilidade, qualitativa e quantitativamente.

Normas administrativas

Trata-se das resoluções, ordens de serviço e orientações que emanam de uma autoridade administrativa. Exemplos:

- não é permitida a tomada de refeições fora do horário do hospital;
- não é permitido trabalhar no setor sem estar devidamente uniformizado;
- o chefe da seção estará subordinado diretamente ao administrador do hospital;
- o serviço de alimentação centralizará a sua atividade e responsabilidade na pessoa do chefe de serviço de alimentação, com vistas ao seu bom funcionamento;
- os funcionários e o chefe deverão trabalhar uniformizados da seguinte forma (tome-se um exemplo):
  - o nutricionista usará guarda-pó branco;

- os funcionários da cozinha usarão: avental inteiro xadrez (amarelo com branco); lenço xadrez (amarelo com branco); saia ou calça (amarelo-escuro) e camisa xadrez (amarelo com branco);
- os funcionários da copa usarão: calça ou saia (rosa), jaleco (rosa) e lenço (rosa).

Normas técnicas

São normas que explicitam a forma como deve ser executada uma ação, tarefa ou atividade. Uma única ação (p. ex., a lavagem de louças – ver Tabela 5.4) pode exigir o desenvolvimento descritivo de várias normas técnicas.

Exemplo de norma técnica: "Não será permitida a entrada de estranhos na cozinha, sem autorização do chefe de serviço de alimentação".

Tabela 5.4: Normas para a lavagem de louça

N°	Operação	Nível de água	Temperatura (°C)	Tempo	Produto
1	Rinsagem	–	Ambiente	5 min	Água
2	Lavagem	Alto	50°	15 min	Detergente
3	Enxágue	Alto	60°	10 min	Água
4	Desinfecção	–	90°	10 min	Desinfetante

ROTINAS

A rotina é um componente da organização do hospital. Trata-se de fundamento indispensável à execução das numerosas atividades que nele se desenvolvem a cada momento. A inexistência de rotinas gera a desorganização, comprometendo o funcionamento do hospital como um todo e de cada uma das suas unidades administrativas.

A composição de cada tarefa é descrita por meio das rotinas; sua alteração pode significar o gradativo aperfeiçoamento. A mensuração do desempenho do seu cumprimento figura como teste de avaliação e fornece subsídios valiosos para a tomada de decisões.

O descumprimento de qualquer das ações que compõem a atividade consiste em um "passo em falso", gerador de consequências não previstas e, no caso específico do hospital, talvez irreversíveis e irremediáveis. A incorreção ou a falha dessas consequências representa quase sempre a prestação desqualificada de um serviço, acarretando o descontentamento do usuário ou a fabricação incorreta de um produto e, gerando, por fim, perdas materiais. Como no caso específico do hospital envolve-se sempre o ser humano, direta ou indiretamente, essas consequências podem ser o retardo da cura, a complicação do tratamento e até mesmo a morte.

Tabela 5.5: Rotina para o controle de dietas

Natureza da operação Controle de dietas		Unidade de administração Seção de nutrição Rotina n° 23-001	
N° da ação	Agente	Descrição do procedimento	Notas
1	Registro	Entrega à nutricionista uma cópia do boletim de internação e alta.	
2	Nutricionista	Transcreve na pasta de controle de dietas o nome do paciente e o respectivo aposento.	É uma pasta em que são relacionados os pacientes internados.
3	Copeira do andar	Entrega à nutricionista as requisições de dietas, ao lado do nome do paciente.	
4	Nutricionista	Transcreve as requisições na pasta de controle de dietas, ao lado do nome do paciente.	
5	Nutricionista	Atualiza as pastas de controle de dietas das copas dos andares.	As copeiras utilizarão estas pastas na distribuição das refeições.
6	Nutricionista	Efetua a relação das dietas gerais.	

(continua)

(continuação)

Natureza da operação Controle de dietas		Unidade de administração Seção de nutrição Rotina n° 23-001	
Nº da ação	Agente	Descrição do procedimento	Notas
7	Nutricionista	Efetua a relação de dietas especiais.	
8	Nutricionista	Entrega as relações de dietas na cozinha, para preparo.	

Fonte: Mezomo (2001).

Tabela 5.6: Rotina para o preparo de refeições

Natureza da operação Preparo das refeições		Unidade de administração Seção de nutrição Rotina n° 23-004	
Nº da ação	Agente	Descrição do procedimento	Notas
1	Cozinheira	Consulta o cardápio do dia.	
2	Cozinheira	Verifica os gêneros que deverão ser utilizados.	
3	Cozinheira	Verifica a quantidade de refeições que deverão ser preparadas.	
4	Cozinheira	Verifica, junto à nutricionista, as sobras da câmara frigorífica.	
5	Cozinheira	Providencia o preparo dos ingredientes para que depois sejam cozidos.	
6	Ajudante	Prepara os gêneros para que depois sejam cozidos.	
7	Cozinheira	Verifica se os ingredientes estão preparados.	
8	Cozinheira	Efetua o preparo dos pratos principais.	
9	Nutricionista	Verifica a preparação das refeições.	
10	Cozinheira	Após o término da preparação, distribui as refeições aos diversos setores.	

Fonte: Mezomo (2001).

Tabela 5.7: Exemplo de rotina de recrutamento e seleção de funcionários no serviço de alimentação

Natureza da operação Recrutamento e seleção de funcionários		Unidade de administração Seção de nutrição Rotina n° 23-005	
N° da ação	**Agente**	**Descrição do procedimento**	**Notas**
1	Nutricionista	Constata se há vagas de pessoal na seção.	
2	Nutricionista	Solicita ao setor de pessoal que providencie candidatos para a seção.	
3	Setor de pessoal	Encaminha os candidatos à seção de nutrição.	Com a ficha preenchida de proposta de emprego.
4	Nutricionista	Verifica a proposta de emprego.	
5	Nutricionista	Entrevista o candidato.	
6	Nutricionista	Verifica as condições da carteira profissional.	
7	Nutricionista	Adverte o candidato sobre o sistema de rodízio, o horário de trabalho e horas extras.	
8	Nutricionista	Orienta o candidato sobre a documentação.	Carteira profissional, CPF, 2 fotos 3x4, carteira de saúde, cópia das certidões de nascimento de filhos menores e de casamento.
9	Nutricionista	Encaminha o candidato ao setor de pessoal para registro.	

Fonte: Mezomo (2001).

Tabela 5.8: Exemplo de rotina de compras no serviço de alimentação.

Natureza da operação Compras em geral		Unidade de administração Seção de nutrição Rotina n° 23-016	
N° da ação	Agente	Descrição do procedimento	Notas
1	Nutricionista	Comunica-se com a empresa fornecedora e solicita a presença do vendedor.	
2	Nutricionista	Faz o pedido de suprimento.	
3	Nutricionista	Solicita que o vendedor preencha o pedido no impresso próprio da empresa.	
4	Nutricionista	Assina o pedido e fica com uma cópia.	
5	Nutricionista	Anota em livro próprio o pedido feito, quando o pedido não é feito com cópia.	
6	Nutricionista	Guarda o pedido até a entrega da mercadoria.	
7	Nutricionista	Comunica à despenseira o pedido feito.	Ver também a rotina de entrega de mercadoria.

Fonte: Mezomo (2001).

Tabela 5.9: Rotina do preparo do refeitório para o almoço dos funcionários

Natureza da operação Preparo do refeitório dos funcionários para o almoço		Unidade de administração Seção de nutrição Rotina n° 23-025	
N° da ação	Agente	Descrição do procedimento	Notas
1	Copeira	Limpa o refeitório, deixando tudo em ordem para o almoço.	A partir das 10:30h

(continua)

(continuação)

Natureza da operação Preparo do refeitório dos funcionários para o almoço		Unidade de administração Seção de nutrição Rotina n° 23-025	
N° da ação	**Agente**	**Descrição do procedimento**	**Notas**
2	Copeira	Enche o balcão-cafeteira de água e abre a válvula de vapor.	
3	Copeira	Verifica se os banheiros estão limpos.	
4	Copeira	Pega o pão na cozinha e corta-o no refeitório.	
5	Copeira	Leva as cubas do balcão a fim de que sejam abastecidas.	
6	Copeira	Pega as sobras do dia anterior para que sejam aproveitadas como opção.	
7	Copeira	Serve o almoço aos funcionários.	A partir das 11:30h
8	Copeira	Recebe os vales de refeição dos funcionários no momento em que estes se servem da sobremesa e os guarda.	
9	Copeira	Observa a entrega de bandejas usadas.	
10	Copeira	Após o encerramento do almoço, leva as cubas do balcão para a cozinha, e as lava.	
11	Copeira	Entrega os vales à nutricionista, limpa o refeitório e áreas anexas.	
12	Copeira	Joga o lixo no local de guarda do lixo e lava os latões.	
13	Copeira	Leva as cubas de volta à cafeteira.	
14	Copeira	Verifica se o refeitório está limpo e em ordem.	

Fonte: Mezomo (2001).

ROTEIRO

Consiste na determinação das ações que cada funcionário deve executar em um determinado período. Ver por exemplo, no Quadro 5.4, o roteiro da função de copeira.

Quadro 5.4: Roteiro das ações da copeira no serviço de alimentação de um hospital

Horário	Ação
7:00h	- apresenta-se ao serviço devidamente uniformizada
7:00-7:30h	- confere o material sob sua responsabilidade
7:30-9:00h	- recolhe, limpa e guarda os utensílios utilizados
9:00-11:00h	- prepara a distribuição das bandejas do almoço para os pacientes
11:00-12:30h	- recebe os carrinhos térmicos e serve a alimentação aos pacientes
12:30-13:30h	- fecha a copa e realiza seu intervalo para o almoço
13:30-15:00h	- recolhe, confere, limpa e guarda os utensílios utilizados
15:00h	- passa o plantão para a substituta, troca de roupa, bate o cartão e se retira do hospital

6
COORDENAÇÃO DO SERVIÇO DE ALIMENTAÇÃO

COORDENAÇÃO

A realização ou alcance do objetivo final da empresa supõe a operação coordenada, ou seja, a sincronização e a unificação das atividades das pessoas. Daí a importância que lhe deve ser atribuída pelo administrador.

A coordenação, no entanto, não é uma atividade isolada a ser acrescida às demais que a precedem. De fato, ela acompanha todas as demais. E quanto mais complexa for a empresa, mais difícil será a sincronização das suas atividades que, entre outras coisas, deve levar em consideração as mudanças ambientais que exigem uma constante adaptação da empresa às novas exigências do meio.

Para assegurar uma boa coordenação, o administrador deve garantir:

- organização simplificada;
- programa e diretrizes coerentes;
- sistemas adequados de comunicação;
- meios de promover a coordenação voluntária;
- coordenação por meio da supervisão.

A organização adotada deve ser a mais simplificada possível para facilitar o processo de coordenação das diversas atividades. Da mesma forma, devem estar muito bem caracterizadas as atribuições de cada pessoa e de cada departamento, a fim de evitar sobreposições e contradições.

O estabelecimento de programas coerentes e detalhados facilita a coordenação. Por isso, devem ser analisados e confrontados, pois só assim se garantirá que serão programas unificados.

A sincronização das ações pela coordenação permitirá elevar a produtividade e reduzir seus custos, aumentando a competitividade da empresa.

Por outro lado, sem meios adequados de comunicação, a coordenação será dificultada e poderá ser até mesmo impossível. Deve-se assegurar e adequar o fluxo de informações que deve preceder e acompanhar as operações. Utilizam-se para isso documentos e relatórios escritos e orais, bem como memorandos e cartas, que devem conter todas as informações necessárias. O administrador deve estar certo de que o fluxo de informações se processa de modo leve e rápido e, por isso, deve analisar todos os meios utilizados.

A coordenação conduzida por meio do uso dos expedientes formais poderá ser afetada se não existir a participação voluntária das pessoas. Cada uma delas deve estar ciente de que sua ação está relacionada com a ação das demais e que da ação solidária é que resulta o objetivo comum.

É preciso criar um espírito de equipe para que o egoísmo e o interesse pessoal não acabem por destruir o que foi planejado. É preciso valorizar os bons hábitos e as relações informais que solidificam a amizade entre as pessoas. Sem essas relações – que podem ser incentivadas por meio de encontros sociais, culturais e esportivos – não se tem o ambiente propício para a coordenação voluntária.

No entanto, mesmo que se tenha uma organização simplificada, programas e diretrizes coerentes, sistemas adequados de comunicações e meios de promover a coordenação voluntária, é necessária ainda a supervisão constante para garantir a unidade de ação. Para que seja harmonioso, o andamento de cada atividade não pode ser descuidado. A coordenação efetiva é a garantia de que a empresa poderá atingir seu objetivo final.

ADMINISTRAÇÃO E DIMENSIONAMENTO DE ESTOQUES

É válido iniciar a discussão desse tema pela colocação de duas premissas, consideradas de grande valia no contexto deste capítulo:

- o hospital – mesmo o não lucrativo – é aceito e considerado como empresa;
- os materiais, como recursos provindos do caixa, são um dos ativos da organização.

Chega-se com facilidade à conclusão de que o hospital é quase tão somente uma das alternativas de investimento de materiais. O não investimento desses materiais em outra empresa ou mesmo em outra área não afim poderá representar a perda de grandes lucros. A diferença de lucro entre dois investimentos chama-se custo de oportunidade. Esses materiais investidos no hospital, como parte de seus ativos, devem produzir retornos, inevitavelmente; e o administrador hospitalar hoje, mais do que nunca, administrativamente mais motivado e tecnicamente mais bem preparado, pode colimar os dois objetivos centrais da política de materiais, assim colocados:

- garantir que os materiais produzam efetivamente retornos, isto é, lucros, para a organização;
- garantir uma alocação equilibrada dos materiais entre as várias alternativas – almoxarifado, farmácia, despensa –, levando-se em consideração a rentabilidade de cada área e sobretudo o funcionamento harmônico da organização.

Gerência econômica de estoques

A administração de materiais objetiva especificamente a otimização do atendimento e a minimização de custos.

A otimização do atendimento pressupõe os níveis operacionais de estoque, ou seja, mínimo, médio e máximo.

A minimização de custos pressupõe redução de custos:

- na compra ou aquisição;
- na manutenção dos materiais;
- na reposição.

Níveis de estoques

Estoque mínimo

Também chamado de estoque de segurança, de proteção ou de reserva, é a menor quantidade de material que deverá existir armazenada para prevenir qualquer eventualidade ou situação de emergência, provocada pelo consumo anormal do material ou pelo alongamento do tempo de espera.

A penetração da linha de consumo no estoque mínimo poderá apresentar as seguintes causas:

- consumo maior que o previsto;
- atraso no tempo de processamento interno (requisição);
- atraso no prazo de entrega.

Estoque médio

Refere-se ao nível médio de material armazenado, em torno do qual as operações de suprimento e consumo se realizam. É considerado geralmente como 50% da quantidade a pedir mais o estoque mínimo.

Estoque máximo

É a maior quantidade de material que deverá existir na organização, a fim de garantir o consumo até o tempo de recebimento do próximo lote de reposição.

Estoque máximo refere-se ao nível acima do qual a organização não pretende operar, sob pena de estar desperdiçando recursos investidos em materiais. A ultrapassagem desse nível poderia ter as seguintes causas:

- consumo menor que o previsto;
- redução no tempo de processamento interno;
- antecipação no prazo de entrega.

Decorrências

Os estoques máximo e mínimo no sistema de reposição por quantidade funcionam sempre como níveis de alerta. São componentes da maior importância dentro da política de estoques, por agirem como elementos de controle da situação.

Com os níveis de alerta, o administrador estará em permanente contato com as "possíveis exceções", corrigindo, alternando e redimensionando os estoques relativos àqueles materiais cuja situação foi mudando.

A otimização do atendimento deve levar a organização à elaboração de níveis que não podem ser tão altos a ponto de que sobrem materiais nem tão baixos a ponto de que se processe a "ruptura de estoque".

A ruptura acontece quando requisições não podem ser atendidas por falta de material estocado. A eventual falta de materiais, no momento em que se fizerem necessários ao funcionamento da organização, representará uma série de custos adicionais, como:

- comunicações urgentes;
- transporte especial;
- compras em quantidades reduzidas, a preços mais elevados e em condições desvantajosas;
- paralisação ou atraso de determinados serviços e envolvimento da administração para contornar situações criadas.

Fatores de custos

Tendo atingido o primeiro objetivo específico – a otimização do atendimento na organização –, a administração de materiais envidará esforços para que não haja excesso nem falta de materiais, de modo que esse atendimento seja oferecido ao menor custo possível. Os materiais devem ser adquiridos e repostos de forma econômica.

Aquisição de materiais

Este custo se refere ao total na compra do material. Compõe-se do preço, que o comprador tentará conseguir reduzir à menor cifra possível e que poderá ainda ser diminuído por meio de descontos, bonificações e prazos de pagamento. Fretes e seguros de transporte aumentarão o custo do material comprado.

Assim, o custo de aquisição ou compra de material até chegar ao almoxarifado, farmácia ou despensa será seu preço, menos descontos obtidos, menos prazos de pagamentos, mais fretes, mais seguros de transporte. Conclui-se, dessa maneira, ser da maior importância saber o que comprar, quanto comprar e como comprar.

Manutenção de estoques

A posse do estoque custa à empresa determinada soma anualmente. O material estocado requer, entre outras coisas, espaço, aeração, iluminação e mão de obra para seu manuseio, além de representar a imobilização de um capital sujeito à deterioração e à obsolescência. Nesse somatório de custos, os fatores geralmente considerados são os seguintes:

- juros de capital;
- parcelas do seguro contra fogo, roubos etc.;
- depreciação dos ativos fixos envolvidos na estocagem ou na movimentação dos materiais;
- mão de obra;
- riscos (deterioração e obsolescência);
- despesas gerais (luz, água, limpeza e outros).

A gama de variação da soma dessas despesas em relação ao valor total do estoque oscila na maioria dos casos entre 17 e 24%.

Aqui, cabe uma vez mais concluir que:

- tudo o que está estocado em nossa organização responde aos critérios mais econômicos possíveis?
- uma mudança na política de compras, com redução do estoque, não continuaria a favorecer a otimização do atendimento?
- com isso, não teria ocorrido forçosamente uma redução de custos (de juros, seguros, riscos, mão de obra, área física etc.)?

Custo de reposição

É o custo correspondente ao processo da reposição de materiais que a organização enfrenta a fim de manter devidamente os níveis de estoques.

Em outras palavras, trata-se do custo do conjunto de atividades envolvidas em cada compra efetuada pela organização, desde a emissão do pedido até a entrega do material ao almoxarifado.

Pedido por lote

Frequentemente ocorre ao setor comprador da empresa a dúvida sobre o que será mais econômico:

- comprar determinado artigo várias vezes ao ano a fim de baixar o investimento de capital;
- adquiri-lo em grande quantidade a fim de evitar o trabalho burocrático de colocar várias encomendas no mesmo período?

O método de compra por lote econômico resolve com grande precisão o problema, indicando ao comprador qual a quantidade economicamente mais vantajosa e qual a periodicidade com que as encomendas deverão ser colocadas, a fim de que o custo de material seja o mais baixo possível.

Padronização

A padronização é comumente entendida como a atividade de reduzir a quantidade de variedades ou produtos (similares) estendendo o emprego de cada material ao maior número possível de aplicações.

Nesse sentido, todo programa de padronização leva a uma redução dos níveis de estoque.

Não há propriamente alteração no consumo de materiais, mas sim no comportamento do seu consumo.

Aumentando-se o número de utilização de um item ou material, o seu consumo tende a se tornar mais uniforme, o que requer menos itens em estoque de outros materiais similares.

Menor número de itens de estoque significa:

- redução dos custos de reposição;
- redução de custos administrativos;
- redução de custos de manutenção, como estocagem, área, estantes, riscos etc.

A Figura 6.1 esquematiza o controle de estoques.

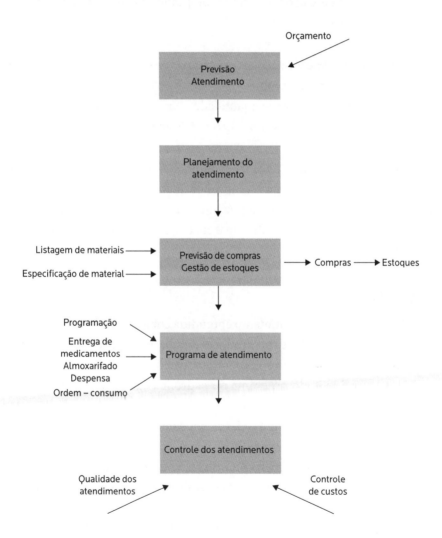

Figura 6.1: Controle de estoques.

DIMENSIONAMENTO DE ESTOQUE NO SERVIÇO DE ALIMENTAÇÃO

Na maioria dos hospitais, o serviço de alimentação (SA) necessita de uma administração mais científica e capacitada. Há falta de estudo e levantamento de mercado, de planejamento estratégico e até da presença do profissional nutricionista, ainda na equipe de planejamento geral do hospital.

Os fatores mencionados caracterizam o SA como problemático – nele imperam as improvisações, para os acertos de última hora.

O dimensionamento do estoque do SA, assunto que agora nos interessa, depende quase que exclusivamente do planejamento do serviço, e este da filosofia administrativa do hospital e da equipe de planejamento desse serviço.

No SA recebem-se três tipos de gêneros alimentícios (descritos a seguir) que deverão ser criteriosamente armazenados.

Gêneros perecíveis

São os gêneros que se deterioram com facilidade. Essa característica praticamente impossibilita períodos de estocagem prolongados. Dependendo do porte do hospital e da demanda do serviço, os gêneros perecíveis deverão ser submetidos ao processo de entrega diária ou, quando muito, em dias alternados. Processos de estocagem mais prolongados alteram as características organolépticas dos alimentos e sua concentração de nutrientes, além de elevar o fator de correção dos gêneros. O somatório desses fatores aumenta os custos do serviço e diminui o padrão de qualidade do SA.

Os gêneros perecíveis são armazenados em câmaras frigoríficas e, durante o período de estocagem, devem ser rigorosamente controlados quanto à temperatura e à umidade relativa.

De modo geral são previstas três câmaras frigoríficas, que são utilizadas conforme demonstrado na Tabela 6.1.

Tabela 6.1: Temperatura e umidade relativa das câmaras frigoríficas

Gêneros	Temperatura (°C)	Umidade relativa (%)
Carnes	0	70
Laticínios e ovos	4	50
Verduras, legumes e frutas	10	80

Gêneros não perecíveis

São os gêneros que não se deterioram com tanta facilidade, suportando processos mais prolongados de estocagem.

São armazenados na despensa e/ou almoxarifado e representados pelas sacarias e enlatados (arroz, feijão, ervilha, óleos, massa de tomate etc.).

Gêneros semiperecíveis

São gêneros intermediários, em termos de estocagem, entre os perecíveis e os não perecíveis. São representados por uma minoria de gêneros: batata, cebola, alho, farinhas de um modo geral etc. Também são estocados na despensa e/ou almoxarifado.

ABASTECIMENTO DE GÊNEROS ALIMENTÍCIOS NO SERVIÇO DE ALIMENTAÇÃO

Os três tipos de gêneros recebidos no SA podem apresentar problemas diversos:

- os gêneros perecíveis, por sua extrema suscetibilidade à deterioração e contaminação, podem comprometer seriamente o padrão de atendimento do serviço e aumentar a responsabilidade da chefia do SA, seja ela qualificada ou não;
- os gêneros semiperecíveis e os não perecíveis, em razão do dimensionamento do estoque e da área de estocagem na despensa e/ou almoxarifado, também têm prazo de validade e estão sujeitos à deterioração e à contaminação.

Em alguns hospitais, o abastecimento desses gêneros é feito diretamente pelo almoxarifado, tendo o SA apenas uma despensa diária. A área e o estoque da despensa diária serão estabelecidos de acordo com o consumo médio de gêneros e o padrão de refeições fornecidas aos pacientes e funcionários. Nesse caso, as requisições são feitas na véspera, de acordo com o cardápio previamente estabelecido. O maior inconveniente da despensa diária são as requisições extras ao almoxarifado, para o atendimento de imprevistos: problemas com a entrega dos gêneros perecíveis, que implicam a alteração do cardápio programado para o dia; prescrições médicas extras para as dietas especiais (gelatinas, sobremesas, sucos especiais etc.).

Em outros hospitais, independentemente do almoxarifado, é prevista no SA uma despensa semanal, quinzenal e até mesmo mensal.

Esses tipos de despensa garantem o atendimento nessas situações não previstas, evitando as requisições extras ao almoxarifado e todas as consequências decorrentes.

Compete ao SA estabelecer a política de compras do serviço junto à administração superior, organizar o sistema de compras e racionalizar o processo de estocagem. Para atingir essse último objetivo, necessária se torna a determinação do estoque mínimo e do estoque máximo de cada item.

Nesse momento pode-se estudar e discutir a viabilidade e aplicação da curva ABC (Quadro 6.1), com vistas ao controle do estoque e do uso das áreas do almoxarifado e despensa para a estocagem de gêneros alimentícios.

Todos sabem que a primeira preocupação das empresas é a aplicação criteriosa de seus recursos, principalmente os financeiros.

Todo investimento do hospital deve produzir retornos, e o mesmo acontece com a estocagem do SA, que também constitui um investimento.

Por meio da curva ABC, os gêneros são selecionados e classificados em três grupos, de acordo com a sua importância, em termos econômicos e de volume de estocagem.

O estabelecimento da curva ABC nada mais é do que o uso do bom senso na aplicação dos recursos financeiros da instituição.

Os itens A, B e C, em termos de SA, podem ser apresentados conforme o comportamento.

Quadro 6.1: Composição da curva ABC

Itens A
60% dos investimentos representam 20% do estoque dos gêneros
São poucos itens, porém vitais ao serviço
São os que possuem, geralmente, os preços mais elevados
Nesse caso o estoque, tanto o máximo quanto o mínimo, e consequentemente também o de segurança, deverão ser reduzidos exatamente ao necessário, devendo ser mais bem controlados
O investimento aplicado deverá ser reduzido por meio do estabelecimento do lote econômico, de negociações criteriosas, concorrência intensa entre os fornecedores e análise minuciosa dessas concorrências, incluindo aspectos como descontos, bonificações, prazos de pagamento etc
Itens B
30% do investimento corresponde a aproximadamente 30% do estoque de gêneros
Em termos de importância, são gêneros intermediários entre os itens A e C
Exigem controle razoável (não rigoroso) do seu estoque
Itens C
10% do investimento correspondem a 50% dos gêneros estocados
A maioria dos itens C é considerada de uso trivial
Não são considerados de importância vital para o serviço, embora representem 50% do estoque
O estoque de segurança pode até ser mantido elevado, porque representa um investimento pequeno ou relativo

Os itens A e B juntos representam 50% dos gêneros estocados, mas 90% do investimento total, de modo que se deve dispensar a eles maior atenção e vigilância.

Determinação da curva ABC

Para a determinação da curva ABC, os passos a seguir são:

- levantamento do consumo médio mensal de cada gênero;
- listagem dos gêneros em ordem decrescente de investimento mensal (preço unitário multiplicado pelo consumo médio mensal).

Considere a situação representada na Tabela 6.2.

Tabela 6.2: Determinação da curva ABC

Ordem	Gêneros	Unidade	Custo unitário ($)	Consumo médio mensal	Investimento mensal	%	% acumulada
1	Arroz	kg	10,00	1.200,00	12.000,00	20,00	20,00
2	Café	kg	60,00	100,00	6.000,00	10,00	30,00
3	Sucos concentrados	Litro	4,00	1.318,00	5.727,00	8,78	38,78
4	Açúcar	kg	5,80	880,00	5.104,00	8,50	47,28
5	Cebola	kg	50,00	100,00	5.000,00	8,33	55,61
6	Óleo	18,1 L	333,20	15,00	4.998,00	8,30	63,91
7	Feijão	kg	9,50	460,00	4.370,00	7,38	71,29
8	Batata	kg	6,00	500,00	3.000,00	5,00	76,29
9	Margarina	kg	24,00	96,00	2.304,00	3,80	80,09
10	Macarrão	kg	8,00	240,00	1.920,00	3,20	83,29
11	Gelatina	kg	25,86	54,00	1.450,44	2,40	85,69
12	Alho	kg	45,00	26,00	1.170,00	1,90	87,59
13	Chá-mate	kg	8,00	120,00	960,00	1,60	89,19
14	Extrato de tomate	5 kg	82,00	8,00	656,00	1,09	90,28
15	Lentilha	kg	18,00	35,00	630,00	1,05	91,33
16	Ervilha	kg	13,00	35,00	455,00	0,75	92,08
17	Fubá	Saco (60 kg)	150,00	3,00	450,00	0,75	98,83
18	Farinha de trigo	kg	4,50	60,00	270,00	0,46	93,29
19	Farinha de mandioca	kg	4,50	60,00	270,00	0,46	93,75
20	Outros itens	—	—	—	3.720,56	6,25	100
	Total	—	—	—	60.000,00	100	—

Ao analisar os dados apresentados na Tabela 6.2, verificamos que os seis primeiros itens classificados cobrem mais de 60% da verba destinada ao total do estoque de gêneros alimentícios (itens A). Os outros oito itens subsequentes (itens B), representam aproximadamente 30% da verba. Somados, os itens A e B representam 90% do total da verba.

Do 15º ao 25º item, observam-se gêneros que representam os itens C, que consomem apenas 10% da verba.

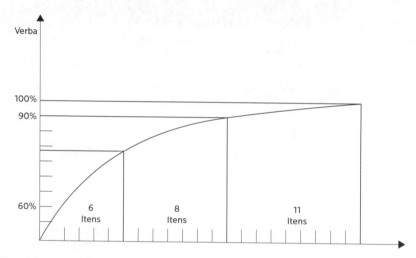

Figura 6.2: Representação gráfica da curva ABC.

CUSTOS E PRODUTIVIDADE NO SA

O SA e o lactário são serviços que apresentam uma série de fatores diretamente relacionados ao custo do atendimento hospitalar, seja pelo dimensionamento físico de suas áreas, pelo investimento representado por seus equipamentos e instalações ou, finalmente, pelos valores aplicados em sua operacionalização, sobretudo na formação de estoques e na remuneração do seu pessoal.

Além dos aspectos financeiros diretos, existem os indiretos, ou seja, aqueles que resultam sobretudo da interligação do SA com os demais setores do hospital e da aceitação dos seus serviços pelos usuários, o que poderá resultar até mesmo na queda da porcentagem de ocupação dos leitos hospitalares.

Por outro lado, o constante encarecimento dos gêneros alimentícios, aliado ao exorbitante custo de manutenção geral do serviço de alimentação, constitui uma excelente oportunidade para uma avaliação do que vem sendo feito, a fim de se obter, enquanto possível, um aumento na produtividade e a correspondente redução de custos, sem prejuízo no desempenho.

E como conseguir isso?

É claro que só é possível obter os resultados que tiverem sido previstos ou programados. Isso significa que se deve seguir uma série de etapas, como estas:

- levantamento da situação atual;
- avaliação da situação atual (análise de valor);
- planejamento tático e operacional com vistas à obtenção de determinados resultados;
- aplicação, acompanhamento e avaliação constante do planejamento elaborado;
- retroalimentação do sistema.

Trata-se, evidentemente, de um trabalho sério e profundo realizado por profissional habilitado. E nesse ponto é válido lembrar que a economia importante é a que resulta de um sistema racional de trabalho e não a que se consegue simplesmente na sua implantação, pois a primeira é permanente, e a segunda não. É o que consta do aforismo popular: "o barato sai caro".

Supondo-se, pois, a existência e o trabalho de um profissional habilitado à testa do SA, como fator primeiro e condição indispensável para a redução de custos (e aumento da produtividade), uma série de providências poderá decorrer da execução das etapas citadas, como as seguintes:

- garantir uma melhor localização física do SA, visando ao acesso, preparo e fluxo dos gêneros alimentícios, com a decorrente racionalização de tempos e movimentos;
- promover melhor aproveitamento do espaço físico, talvez até liberando áreas para outros fins e usos;
- adotar melhores critérios técnicos na escolha, dimensionamento e compra de equipamentos, adequando-se exatamente à produção programada e evitando a ociosidade;
- implantar um adequado sistema de manutenção, que garanta maior sobrevida aos equipamentos e evite a sua paralisação por períodos prolongados;
- estabelecer critérios técnicos para a requisição, a compra e o armazenamento dos gêneros, evitando o desperdício e o custo elevado;

- elaborar um cardápio padronizado que respeite a sazonalidade dos gêneros alimentícios e evite sua aquisição em épocas de escassez;
- inspecionar a manipulação dos gêneros a fim de evitar o desperdício;
- checar o sistema de distribuição a fim de evitar a perda de tempo e a repetição de ações e processos desnecessários;
- analisar e acompanhar a aceitação do cardápio pelos usuários, a fim de evitar restos e sobras;
- estabelecer um adequado sistema de comunicação com os serviços hospitalares diretamente relacionados ao SA, como a enfermagem, o PS e outros, a fim de evitar ações ou tarefas desnecessárias;
- implantar um rigoroso controle no número das refeições servidas tanto aos pacientes internos quanto aos demais comensais;
- elaborar e implantar um rigoroso sistema de custos a fim de garantir seu controle e racionalização;
- estabelecer contatos com o serviço de outros hospitais (pesquisa) e manter intercâmbio de informações técnicas;
- ter espírito de observação e criatividade;
- estabelecer um adequado sistema de recrutamento e seleção de pessoal, a fim de reduzir a rotatividade da qual resultam grandes prejuízos (desperdícios, má qualidade, avaria nos equipamentos, desintegração de equipe, elevação de custos etc.);
- implantar um sistema ou programa de treinamento em serviço que capacite e estimule o pessoal para um elevado desempenho;
- implantar um sistema de motivação que envolva o pessoal no alcance dos objetivos da organização.

Essas e outras medidas voltadas para a redução de custos sem prejuízo no desempenho são perfeitamente viáveis e factíveis, contanto que exista um profissional devidamente habilitado para elaborá-las, implantá-las e avaliá-las. Em outras palavras, essas medidas serão utópicas se o SA não for administrado por profissionais qualificados. A existência destes é a condição primeira e o pressuposto básico para a obtenção tanto da redução de custos quanto do aumento de produtividade. Nesse ponto, enganam-se os hospitais que, pensando em economia, deixam de contratar esses profissionais, pois, sem eles, quase nenhuma das medidas acima poderá ser tomada. Estamos, ademais, convencidos de que um profissional qualificado sempre produz para a empresa mais do que dela recebe.

Essas simples considerações mostram e atestam que no SA pode-se obter uma sensível redução de custos e benefícios, tanto do hospital quanto de seus usuários: redução de custos sem prejuízo do desempenho. É questão de se acreditar na ideia de tomar as medidas necessárias e de se aguardar os resultados que, com certeza, serão positivos e surpreendentes.

CONGELADOS

O congelamento é considerado o melhor dos métodos de conservação dos produtos alimentares, mesmo dos mais perecíveis, apresentando como vantagem principal o fato de não alterar a cor, o sabor e a textura do produto fresco, além de preservar suas propriedades nutritivas. Quando o processo de congelamento é rápido as vantagens são múltiplas e acrescidas. De fato, quanto mais rapidamente se processar o congelamento, melhor será o resultado final.

O congelamento, enquanto sistema de conservação dos alimentos, baseia-se na suspensão, por ação do frio, de todos os processos que possam alterar o produto, desde o momento em que é obtido até o momento em que chega ao consumidor. A ação do frio impede o desenvolvimento de bactérias e bloqueia a ação das enzimas, evitando-se assim a deterioração e a destruição das vitaminas e dos demais nutrientes.

Qualquer produto alimentar está naturalmente exposto a muitos micro-organismos, nomeadamente bactérias, que são responsáveis por sua deterioração. Esses organismos proliferam em uma faixa de temperatura entre 16°C e 52°C; além desses limites, a possibilidade de que sobrevivam vai se reduzindo à medida que a temperatura aumenta ou diminui. Com a diminuição da temperatura, ultrapassando a barreira dos 0°C, a água contida nos alimentos transforma-se em gelo, e isso impede a multiplicação dos micro-organismos, uma vez que estes utilizam a água dos tecidos para se reproduzir. Assim, quando um alimento é congelado, as bactérias não morrem, mas são forçadas a permanecer em um estado de letargia, o que, obviamente, suspende a sua proliferação. No entanto, elas voltam a entrar em atividade assim que o produto começa a ser descongelado.

O congelamento bloqueia o processo de decomposição, de tal forma que o alimento mantém intactas, durante todo o tempo, todas as suas qualidades.

Desse modo, um peixe, por exemplo, no quarto dia após sua captura, pode perder até 50% do seu valor alimentar. Mas graças aos modernos barcos-fábrica, o peixe, assim que retirado do mar, é limpo, amanhado, congelado e empacotado em um tempo recorde, o que impede qualquer deterioração ou perda de qualidades nutritivas do produto. Com efeito, o peixe congelado de qualidade preserva todas as características de um peixe recém-pescado.

Passa-se algo bastante semelhante com os legumes, que perdem o seu valor nutritivo poucas horas após a colheita. Os espinafres e outros legumes com folhas, ao fim de dois dias, já perderam cerca de 65% das suas vitaminas. Congelados, chegam ao consumidor tão ricos em nutrientes como se tivessem sido colhidos momentos antes. No entanto, como pode o consumidor saber se o produto congelado chegou até ele com todas as garantias, sem que a cadeia de frio tenha sido interrompida? Para saber se ocorreu qualquer descongelamento parcial, ou qualquer outro tipo de alteração, o consumidor deve verificar:

- se a embalagem se encontra intacta, hermeticamente fechada e estanque, a fim de evitar contaminações, oxidações e desidratações;
- se o pacote que contém o alimento não está intumescido ou coberto por uma camada de gelo, indícios reveladores de que foi submetido a temperaturas não adequadas à sua conservação;
- se não existe excesso de gelo solto dentro da embalagem, pois isso significa que houve grande variação da temperatura na conservação/transporte do produto, com prejuízo para a sua qualidade;
- se a marca do congelado oferece garantias da qualidade de seus produtos;
- se na embalagem consta, de forma bem legível, o tipo de produto, seu peso líquido, a durabilidade mínima, a data da embalagem e a procedência.

Hoje em dia existe uma vasta gama de alimentos congelados no mercado: peixes, carnes, mariscos, legumes e vegetais, pratos pré-cozidos, frutas, pães, doces etc.

Quanto menor for o tempo durante o qual um alimento congelado estiver à temperatura ambiente, menor será o perigo de que sofra um descongelamento – nessas circunstâncias, o alimento não poderá voltar a ser congelado, pois o novo processo poderia alterar as suas qualidades.

Quadro 6.2: Descongelamento e aquecimento

> Naturalmente, você já reparou que as indústrias, *rôtisseries* e restaurantes que trabalham com congelados preferem embalagens descartáveis de alumínio. Isso porque o alumínio é um excelente condutor de temperatura e propicia um congelamento mais rápido do alimento.
>
> Essa rapidez impede que a textura dos alimentos seja afetada, preservando sua aparência, sabor e valores nutritivos no descongelamento posterior.
>
> Já que foi comprovado que a embalagem descartável de alumínio é tão adequada para o congelamento de alimentos, por que trocá-la no descongelamento? Indo direto para o micro-ondas, para descongelar e aquecer, o alimento mantém suas propriedades nutritivas como se a receita tivesse sido preparada na hora.
>
> Desde o seu lançamento, as embalagens descartáveis de alumínio conquistaram um lugar de destaque na cozinha, pela conveniência de ir diretamente do *freezer* para o forno convencional. Por outro lado, o forno de micro-ondas também foi logo adotado, por simplificar a tarefa de descongelar e aquecer os alimentos.
>
> Desse modo, as embalagens descartáveis de alumínio e o forno de micro-ondas tinham tudo para trabalhar em conjunto, já que um complementa a característica do outro. Por falta de orientação e diante das dúvidas surgidas, essa parceria ainda não se concretizou plenamente, pois tais embalagens não deveriam ser utilizadas no forno micro-ondas. No entanto, a realidade demonstra exatamente o oposto.
>
> Essa parceria não só é possível, como também é no forno micro-ondas que o alumínio mostra algumas de suas características mais interessantes.
>
> Testes conduzidos em todo o mundo comprovam que uma distância de 3 cm entre a embalagem descartável de alumínio e as paredes do forno de micro-ondas previne o surgimento de "faiscamento". Verifique se essa distância está sendo observada também em relação à parede de fundo do forno micro-ondas e à porta. Nos aparelhos que possuem um *grill* na parte superior, tome o mesmo cuidado em relação ao teto. Observe também se a embalagem não foi colocada torta ou se o forno não está em desnível, o que poderia fazer com que a embalagem escorregasse.
>
> Se você estiver usando prato giratório, posicione a embalagem bem no centro do prato. O ponto básico em relação às micro-ondas é que elas não atravessam superfícies metálicas, sendo, ao contrário, refletidas.
>
> Assim, é necessário retirar a tampa de alumínio da embalagem, possibilitando a penetração das micro-ondas pela parte superior.

Fonte: http://www.allfrozen.com.br/congelamento.htm

Conservação: sempre refrigerados

Os alimentos congelados não devem permanecer por mais de meia hora à temperatura ambiente. Para evitar um descongelamento indesejado, recomenda-se ao consumidor que compre os alimentos congelados por último e que deixe passar o menor tempo possível no transporte entre o estabelecimento comercial e seu próprio congelador. O ideal é utilizar um saco isotérmico para esse efeito; desse modo, não haverá problemas se demorar mais tempo até chegar em casa. Durante o trajeto, é importante manter juntas todas as embalagens de produtos congelados, para que conservem o frio umas das outras.

Congelados e seu impacto econômico

A cada dia são ampliadas as fronteiras do uso da refrigeração na conservação dos alimentos. De fato, a atual crise energética mundial impôs a necessidade de se fazer um estudo das práticas de produção e armazenamento dos alimentos, tendo sido comprovado que a refrigeração, levando-se em conta todos os fatores de produção (processo, embalagem, armazenamento etc.), é o meio mais econômico e que menos depende de energia.

Vários estudos e investimentos continuam a ser realizados em todo o mundo, particularmente na produção de alimentos congelados. A produção e o consumo não deixam de aumentar sensivelmente.

Verifica-se que países com hábitos alimentares semelhantes aos dos grandes centros brasileiros, como França e Itália, despontam entre os de maiores índices de crescimento do consumo de congelados.

Em muitos dos países citados na Tabela 6.5, o desenvolvimento e a utilização de congelado significaram não apenas uma melhoria na distribuição de alimentos, maior facilidade para as donas de casa ou melhor qualidade do produto em benefício da população; representaram, ainda, um grande apoio para a agricultura e a solução para o problema da absorção e estocagem de produtos perecíveis.

O congelamento abriu também novas possibilidades para as exportações. O Canadá exporta muitos produtos congelados para a Inglaterra; a Polônia exporta grande variedade de legumes e frutas para toda a Europa; a Inglaterra exporta ervilhas para o Mercado Comum Europeu; países da América Central têm exportado para o consumo da população latino-americana nos Estados Unidos uma variedade de produtos correspondentes aos seus hábitos alimentares.

Os processos de conservação e armazenamento dos alimentos foram sempre uma preocupação, pois grande parte dos alimentos tem tempo de estocagem limitado, como no caso dos gêneros perecíveis (carnes e produtos hortifrutíferos).

A indústria de alimentos tem como grande tarefa aumentar o tempo de conservação dos alimentos, mediante técnicas e métodos adequados, permitindo o planejamento de sua provisão para toda a humanidade.

Sabe-se que, em caso de emergência, o mundo todo dispõe de alimentos para apenas 25 dias, segundo a Organização das Nações Unidas.

Dado o rápido crescimento demográfico, não somente deve-se assegurar a transformação das zonas desérticas em campos férteis por meio da irrigação, como também o melhor aproveitamento dos frutos do mar e o aumento da qualidade dos produtos agrícolas, sendo também necessário proteger contra a decomposição dos alimentos produzidos, conservando tanto quanto possível seu sabor e valor nutritivo.

Para conservação dos alimentos, vários processos têm sido desenvolvidos, e alguns deles datam de muitos séculos. Sua aplicação em escala industrial, entretanto, começou no final do século XX.

No Brasil, por exemplo, a indústria de congelados foi introduzida em 1965, no Rio de Janeiro, pela indústria de Supergelados Super-Chef S.A.

Preparo dos alimentos congelados

O alimento é sempre preparado levando-se em consideração os hábitos alimentares da população a ser atingida, bem como a cozinha tradicional; além disso, são utilizadas técnicas especiais para preservar as suas qualidades.

Durante a cocção, o alimento atinge a temperatura de 45°C a 50°C e, após a cocção, permanece cerca de 30 minutos em temperatura ambiente. Depois, o alimento é devidamente acondicionado em bandejas de alumínio, recobertas também com folhas de alumínio, sendo em seguida levado para o congelador de placas, cuja temperatura é de 40°C negativos (-40°C).

A queda de temperatura sofrida pelo alimento é de aproximadamente 80°C. Essa brusca redução térmica permite que os alimentos congelados mantenham sua estrutura física e seu valor nutritivo, sem que suas características organolépticas sejam afetadas até o momento do consumo.

O congelador de placas, de duplo contato, consiste em placas superpostas seriadas e acionadas por um elevador de pressão hidráulica; assim, as placas podem ser separadas para receber as bandejas com os alimentos. As placas entram em contato com as bandejas, que recebem a ação do frio, de maneira uniforme, constante e controlada quanto à sua intensidade.

O tempo de permanência dentro do congelador varia de acordo com as preocupações e o tipo de embalagem.

Micro-organismos

Uma das principais causas da deterioração dos alimentos é a ação dos micro-organismos, que agem principalmente durante o armazenamento.

Os nutrientes dos nossos alimentos, proteínas, gorduras e carboidratos, servem de alimento também para os micro-organismos, os quais produzem modificações desagradáveis nos alimentos e reduzem sensivelmente seu valor nutritivo.

Mas, além de água e alimentação, os micro-organismos necessitam de temperatura propícia ao seu desenvolvimento.

O congelamento paralisa o desenvolvimento dos micro-organismos, que, geralmente, não se multiplicam em temperatura inferior a 0°C. É importante lembrar que o frio não mata os micro-organismos; ele simplesmente paralisa sua reprodução e desenvolvimento.

Durante o processamento dos alimentos, a população microbiana se reduz sensivelmente, sendo sempre menor que a inicial.

Essa redução depende de certos fatores, como:

- tempo transcorrido;
- temperatura de cocção;
- observação das técnicas corretas e dos princípios higiênicos (principalmente dos manipuladores) durante todo o processo;
- temperatura de congelamento.

No caso do congelamento, na temperatura de -40°C, a população microbiana tende a se reduzir a menos da metade, o que já foi comprovado pela experiência.

Durante o armazenamento em -25°C, foi verificada uma redução de 50% da população microbiana residual após 6 meses.

É preciso lembrar que, após terem sido retirados do congelador, os alimentos têm conservação limitada, de modo que devem ser consumidos imediatamente.

Vitaminas

As vitaminas conservam-se quase que totalmente em baixa temperatura. Conclui-se, então, que o congelamento não as destrói. Contudo, ao preparar o alimento, com a lavagem, corte e cocção (principalmente), há uma sensível perda de vitaminas.

Isso é observado com frequência no preparo de alimentos no ambiente doméstico; muitas vezes, por falta de técnicas adequadas por parte de quem os prepara, há perda quase total de seu teor vitamínico.

Observando-se corretamente as técnicas de preparo e cocção, haverá uma redução no desperdício do alimento cru, bem como de seu teor vitamínico.

Durante o armazenamento do produto congelado, verifica-se uma pequena redução no teor de vitamina B1, mas praticamente nenhuma redução no teor da vitamina B2.

As propriedades aromáticas e palatais são garantidas pelo processo de congelamento rápido, pois, com a formação de microcristais durante o processo, a estrutura e propriedades do alimento são mantidos em sua totalidade.

Conservação

A conservação dos alimentos congelados exige temperatura de -18°C. Nesse caso, a temperatura de conservação é um fator crítico.

Experiências realizadas demonstram que as perdas se aceleram à medida que a temperatura se eleva de -18°C a -10°C e de -4°C a 0°C. Voltar a reduzir a temperatura acarreta modificações no sabor, cor, consistência e teor de nutrientes. E quanto maior o número e o tempo das oscilações de temperatura, maior será o prejuízo causado ao alimento congelado.

Outro fator a ser levado em consideração é a contaminação. Durante todo o processo de congelamento se faz necessária a higiene, pois qualquer contaminação durante o congelamento e degelo acarreta consequências sérias, tornando o alimento inadequado ao consumo.

DESCONGELAMENTO E AQUECIMENTO

Controle do pessoal manipulador de alimentos

Os manipuladores dos alimentos, ao serem admitidos, deverão ser submetidos a rigoroso exame médico. Periodicamente, esse exame deverá ser refeito e, caso se apresente qualquer anormalidade, o funcionário deverá ser afastado para o devido tratamento.

Antes de o funcionário entrar em serviço, deverá banhar-se e uniformizar-se devidamente.

Não é permitida a entrada de funcionários no local de trabalho sem que sejam cumpridas essas exigências. Deverão também lavar as mãos com solução desinfetante que tenha em sua composição o polivinil pirrolidona iodo aquoso (PVPI), que é antibactericida.

Os nutricionistas deverão programar aulas sobre cuidados higiênicos, contaminação, estocagem do gênero, distribuição dos alimentos nas bandejas de alumínio, cuidado e manutenção do equipamento, para todos os funcionários que lidam com os alimentos (treinamento em serviço).

Equipamentos e instalações necessárias para instituições consumidoras

- câmara fria de armazenamento/*freezer* a -35°C;
- descongeladores:
    - vapor saturado: estufa de baixa pressão, dotado de banho-maria, na parte inferior;
    - forno de vapor seco;
    - forno de micro-ondas ou forno de quartzo.

Em todos os casos anteriormente mencionados, é necessário o pré-aquecimento de todos os aparelhos, até a temperatura de sua utilização.

Antes de colocar as primeiras bandejas, os descongeladores deverão atingir as seguintes temperaturas:

- vapor saturado: 100°C;
- calor seco: 25°C.

Os raios infravermelhos asseguram uma penetração rápida do calor e um degelo uniforme, evitando que o gelo se liquefaça.
- copa de distribuição do alimento congelado;
- transporte, realizado em caminhões frigoríficos.

Vantagens:

- eliminação de cozinhas e copas, o que implica a centralização da distribuição das refeições;
- eliminação do estudo das operações de custo, em que são levados em consideração: resíduos alimentares, desperdícios, sobras, roubos e desvios;
- possibilidade de uma alimentação racional e equilibrada, sem depender da entrega diária dos fornecedores;
- menor custo das refeições, utilizando alimentos nos períodos de safra, que também podem ser consumidos durante o ano todo, sem problemas de deterioração e contaminação;
- a destruição dos tecidos vegetais (cerca de 93%), provocada pelas atividades enzimáticas do próprio alimento, é retardada pela ação do frio;
- as gorduras também se conservam pela ação do frio. Entretanto, há perigo de rancificação das gorduras, se o armazenamento dos alimentos ricos nesse nutriente for por tempo prolongado;
- o teor de vitaminas conserva-se praticamente inalterado; o ácido ascórbico, que é reduzido em 0,5 mg depois de armazenado a -32°C, aos 120 dias de armazenamento sofre uma redução de 2 mg e depois de 240 dias, cerca de 5 mg. Retém 100% da riboflavina (B_2), 97% da tiamina (B_1) e 72% da niacina, durante onze dias de armazenamento adequado;
- o supergelamento "destrói" os parasitas;
- o armazenamento dos alimentos processados, por longo período, sem alteração do valor nutritivo e das características organolépticas dos alimentos;
- disponibilidade e consumo de gêneros perecíveis durante o ano todo.

Desvantagens:

- quanto à técnica de congelamento, certos alimentos ou preparações culinárias apresentam problemas, como:
  - envoltura do tipo milanesa, que não adere facilmente ao alimento supergelado;
  - ruptura de emulsões do tipo maionese;
  - tendência ao endurecimento das fibras musculares de certos tipos de carnes.

Muitos recursos têm sido utilizados, como: a adequação da temperatura de congelamento a cada tipo de alimento, a ausência de oxigênio e o uso de antioxidante, na proporção adequada.

O uso de glutamato de monossódio apenas aumenta a aceitabilidade das preparações de carne, não tendo outro tipo de atuação sobre o alimento, embora haja muita polêmica sobre essa afirmação.

- O alimento, depois de degelado, não pode ser armazenado, seja no *freezer* ou na estufa. Deteriora-se facilmente, causando sérios problemas ao consumidor: intoxicação, diarreia, vômitos, náuseas, alteração de pressão, obstipação intestinal, dor epigástrica, hipertermia etc.
- Qualquer variação no *freezer* provoca perda total do alimento. Isso tem ocorrido e poderá continuar ocorrendo com as indústrias que não possuem sistemas próprios de vapor, gerador e unidades de manutenção. Redunda na perda de muito dinheiro, além de colocar em risco a saúde dos consumidores.
- A fiscalização deverá atuar também em relação ao transporte e às embalagens dos alimentos supergelados. Os alimentos congelados são enviados ao destinatário, em carros ou caminhões fechados comuns, sem nenhum tipo de refrigeração. Essa forma improvisada de transporte deixa todos os riscos por conta dos comensais.
- As bandejas de alumínio geralmente são empilhadas em caixotes de madeira ou engradados de ferro, sem uma técnica adequada.
- As bandejas de alumínio constituem problemas sérios. Com a ação dos agentes químicos formados pelos condimentos e outras substâncias, formam-se pequenas cavidades no alumínio, as quais, com as contínuas falhas de higiene, dão origem à proliferação de bactérias, pela retenção de gordura, nesses pequenos alvéolos.

- As bandejas são cobertas com uma tampa de alumínio de aproximadamente 25 mm de espessura, tornando inviolável a embalagem. Porém, com o manuseio pouco cuidadoso das bandejas por parte dos carregadores, estas tampas acabam empenadas, rasgando com facilidade a cobertura das bandejas e abrindo, assim, caminho para a contaminação.
- O local para a distribuição das bandejas torna-se uma área tão grande quanto a das cozinhas tradicionais, pelas seguintes razões:
  - a quantidade de descongeladores varia em função do número de comensais. Ainda assim, deve acompanhar o número de preparações do cardápio; desse modo, podem ser aquecidas ao mesmo tempo, evitando os atrasos durante a distribuição, os quais geralmente causam transtornos;
  - quanto maior a área para a distribuição das bandejas, maior a movimentação do pessoal, que geralmente luta contra o horário.
- Quanto à aceitabilidade, verificou-se, por inquéritos realizados com aproximadamente 500 pacientes, que há monotonia nos cardápios sugeridos. Em hospitais de pacientes crônicos, onde estes permanecem por longo tempo, as reclamações foram gerais.
- Críticas também foram feitas às preparações de carne, que foram bem aceitas no princípio, mas que passaram a ter sempre o mesmo gosto com o passar do tempo.

Diferença entre os alimentos supergelados e congelados

A principal diferença entre os alimentos supergelados e os congelados é a rapidez no processo de resfriamento.

A faixa crítica para o congelamento é de 0 a -4°C.

No supergelamento, a passagem pela faixa de 0 a -4°C é feita rapidamente, com formação de numerosos microcristais.

Por exemplo, as fibras do tecido muscular das carnes, com o supergelamento, formam numerosos microcristais de gelo que, observados ao microscópio, formam uma massa homogênea, o que facilita o descongelamento uniforme do alimento.

No congelamento, a passagem pela faixa térmica de 0°C a -4°C se dá muito lentamente, formando um número menor de microcristais de gelo, de grandes dimensões, os quais observados ao microscópio mostram grandes alterações de estrutura das fibras, chegando mesmo a rompê-las. Essas modificações das fibras musculares se tornam maiores quanto mais lentamente se fizer o processo de congelamento.

Os produtos congelados, ao serem degelados, perdem uma parte do suco e, neste, parte dos nutrientes dos alimentos. A aparência também é alterada. No caso dos alimentos supergelados, durante o processo de descongelamento, não há rompimento das fibras.

O valor nutritivo, palatabilidade e aspecto dos alimentos são mantidos quase totalmente.

USO DE DESCARTÁVEIS

Ao falar em descartáveis na área de alimentação, seria dispensável falar sobre as vantagens. O seu uso no lar, nas indústrias e restaurantes, entre outros locais, vem se tornando uma rotina. A dona de casa substitui o tradicional coador de pano para café por um filtro de papel (descartável); os homens dispensam os barbeadores elétricos e os aparelhos de barbear sofisticados para aderirem aos aparelhos e lâminas de barbear (descartáveis); nos restaurantes, o uso dos guardanapos de papel é uma constante. Em todas as áreas e para todos os consumidores, o descartável vem resolvendo uma série de problemas, em virtude de sua praticidade, economia, comodidade e muitas outras vantagens.

Trata-se de todo um processo embasado na importância do bem-estar do homem, de seu trabalho e dos meios de sobrevivência.

Foi com base nessa filosofia que se desenvolveu, aperfeiçoou e acelerou o processo de fabricação dos descartáveis biodegradáveis, na tentativa de dar ao homem em sua casa, em seu trabalho, e mesmo quando seu estado de saúde inspira atenção e cuidados especiais (por ex., no caso de doenças infectocontagiosas), o máximo de segurança e de higiene para a garantia de sua saúde, garantindo também a sustentabilidade do ecossistema.

Vantagens do uso de descartáveis no serviço de alimentação

O rápido desenvolvimento da ciência e tecnologia de alimentos acelerou a introdução de processos altamente sofisticados de produção e conservação dos alimentos, ao mesmo tempo que o processo do transporte de refeição preparada ao consumidor, realidade que se faz necessária em inúmeras ocasiões de nossa época atual, está se desenvolvendo em escala de produção paralela.

Visando à proteção da saúde do consumidor, as legislações, especificações para alimentos e padrões vêm se tornando mais rígidas e têm sido incrementadas à necessidade do controle microbiológico das práticas sanitárias pelas quais passam os alimentos, inclusive o transporte do alimento confeccionado ao consumidor. As práticas sanitárias, na realidade, representam um conjunto de medidas que devem ser adotadas com o objetivo de impedir a contaminação, deterioração ou adulteração de um alimento.

O descartável é a forma de distribuição mais racional e prática para o transporte de refeições, que consiste em proporcionar uma refeição completa, acondicionada em embalagem de alumínio com fechamento hermético.

Os diferentes tamanhos e formatos das embalagens solucionam os problemas de porcionamento, evitando o desperdício com restos de alimentos, além de favorecer as diversificações de cardápios, atendendo às necessidades da distribuição e de transporte das refeições preparadas. Tanto no momento do porcionamento quanto na hora de consumo, as características dos alimentos se mantêm. O acondicionamento do alimento e o adequado fechamento dos descartáveis eliminam as possibilidades de contaminação pela sujeira em suspensão no ar, decorrentes da demora entre preparo, transporte e distribuição das refeições. O problema da lavagem de louças fica totalmente eliminado e, dessa forma, evita-se também a tarefa de retorno dos vasilhames. E, por fim, a maior de todas as vantagens expostas é que, com a possibilidade de descarte do material, elimina-se totalmente o perigo da contaminação dos alimentos.

Importância do uso de descartáveis na UTI e no isolamento

Como não poderia ser de outra forma, todas as unidades existentes nos hospitais são importantes, e cada uma delas exige determinados cuidados, medidas, considerações e observações de acordo com as suas características e tipos de serviços prestados.

Na unidade de moléstias infectocontagiosas (Umic), porém, os cuidados e as medidas tendem a ser redobrados; uma pequena falha pode ocasionar resultados desastrosos.

Nessa unidade, o descartável, de um modo geral (aparelhos cirúrgicos, luvas, máscaras etc.), é indispensável.

A embalagem descartável para refeições atua como elemento-chave na não propagação de bactérias. O uso de baixela de aço ou prato térmico, de certa forma, seria uma ameaça a todos os outros pacientes e aos próprios funcionários, pois o paciente dessa unidade se alimentaria utilizando como recipiente algo que voltaria para a cozinha. Na hora da lavagem dos recipientes, as funcionárias poderiam misturá-los com os outros pratos, e os micro-organismos ali existentes passariam para os outros recipientes, que seriam então levados a pacientes de outras unidades, os quais ficariam suscetíveis, então, a contrair a moléstia.

A unidade de terapia intensiva (UTI), especificamente, é uma unidade onde todos os pacientes internados estão com o organismo frágil e debilitado, sendo um local em que as infecções devem ser evitadas. Mais uma vez, a embalagem descartável participa como um preventivo à propagação e contração dessas e outras infecções.

Controle de custo

A evolução das ciências e da tecnologia ao longo dos anos permite-nos tomar consciência das novas e originais características da alimentação moderna, apreciando-lhes as vantagens e os inconvenientes.

Todo esse processo de evolução e progresso técnico chegou ao serviço de alimentação hospitalar há muito pouco tempo.

Cozinhas do tipo domésticas, diretamente dirigidas e coordenadas pela cozinheira "de mão cheia", eram ideais para os grandes e pequenos hospitais. Diariamente, esta cozinheira recebia a lista de dietas de maneira empírica, e os recursos para a aquisição dos gêneros alimentícios, e para o preparo e distribuição da alimentação eram tão diferentes dos atuais quanto seus métodos de trabalho. Abriram-se os horizontes do desenvolvimento da Ciência da Nutrição, que estabeleceu o verdadeiro valor desta área hospitalar.

Atualmente, o serviço de alimentação – parte do complexo hospitalar – é planejado de modo a satisfazer as necessidades nutricionais estimadas da comunidade a que atende.

Cabe, portanto, ao nutricionista e aos técnicos de alimentação o planejamento esmerado do controle de todo o processo que envolve a compra, o armazenamento e a distribuição dos alimentos aos pacientes e funcionários de todo o hospital. Esse trabalho exige todo o conhecimento e conceito de administração de uma verdadeira empresa e, como tal, tem como uma das preocupações primordiais a redução do custo operacional de todo o serviço. O descartável entra como o ponto de equilíbrio entre custo e atendimento das necessidades higiênicas, de porcionamento e de apresentação do alimento e da dieta ao comensal.

O retorno das embalagens descartáveis, indiscutivelmente, atende à eliminação e tratamento do lixo, cujas especificações obedecem a padrões de exigência do Departamento Nacional de Segurança e Higiene do Trabalho. Assim, o uso de embalagens descartáveis evita:

- resíduos provenientes da limpeza de pratos e bandejas (restos alimentares);
- contato do funcionário com os resíduos alimentares (foco de contaminação);
- mão de obra e a lavagem dos recipientes e utensílios;
- eliminação do material de forma não higiênica;
- o contato dos funcionários com os resíduos internos dos descartáveis;
- a contaminação dos alimentos.

A vantagem mais importante da implantação dos descartáveis para o paciente é o controle rígido da dietoterapia, pois as baixelas térmicas descartáveis de alumínio são porcionadas, identificadas e lacradas na cozinha dietética e, a partir daí, não se extraviam ou esfriam, pois o carro térmico garante a temperatura ideal sem alterar as qualidades organolépticas e físicas da refeição.

Sob o aspecto de racionalização de trabalho, e de certa forma para a humanização das tarefas dos copeiros, cozinheiros e do próprio nutricionista do hospital, a implantação do sistema tem provado ser a maneira mais tranquila e segura de distribuição de refeições em grandes, médios ou pequenos hospitais. A vantagem adicional e que tem sido agora bastante considerada é a de facilitar a centralização da cozinha, tanto geral como dietética.

Todos os profissionais ligados ao SA conhecem as vantagens da centralização da cozinha, e apenas para recapitular é interessante enumerá-las:

- concentração dos serviços em uma área menor, possibilitando maior controle das tarefas de preparo, cocção, porcionamento e distribuição;
- redução do quadro de pessoal, principalmente copeiros;
- redução de área destinada às copas de distribuição das unidades de internação;
- maior controle de quantidades, reduzindo-se em consequência o consumo de gêneros, material de limpeza, combustível etc.;
- eliminação de ruídos nas unidades provenientes das montagens de bandejas;
- diminuição ou quase total redução da evasão de alimentos preparados;
- perfeito controle de sobras, principalmente de pacientes em controle dietético;
- total flexibilidade, em casos de repentina ampliação ou queda do número de refeições servidas.

O PROBLEMA DO LIXO HOSPITALAR

Resíduos sólidos

Os resíduos sólidos, comumente denominados lixo, constituem os resíduos das atividades humanas. Qualquer material se torna um "resíduo" quando o produtor deixa de considerar que ele possui valor para ser conservado. O lixo ou resíduos resultantes podem influir na qualidade do ambiente e na saúde do homem, bem como na preservação dos recursos naturais. Constituem, junto com a limpeza pública, uma das atividades do saneamento do meio ambiente.

Limpeza pública ou urbana

Entende-se por limpeza pública ou urbana o conjunto de atividades que permitem o adequado estado de limpeza de uma cidade, sem prejudicar a qualidade do ambiente. Entre estas atividades se destacam as relacionadas ao acondicionamento, coleta, transporte, tratamento e disposição dos resíduos sólidos.

Importância socioeconômica

A importância econômica dos resíduos sólidos está relacionada a diversos fatores, tais como:

- possibilidade de reutilização de diversos materiais contidos nos resíduos: papel, papelão, metais, plásticos, vidros etc.;
- produção de adubo orgânico, com larga aplicação na agricultura, parques e jardins públicos;
- produção de ração para animais;
- produção de vapor d'água ou de energia elétrica, por meio da incineração dos resíduos sólidos;
- execução de aterros sanitários, com a utilização de resíduos resultantes da sua incineração e compostagem, permitindo recuperar terrenos aparentemente improdutivos;
- aproveitamento do metano produzido nos aterros sanitários, bem como do produzido em determinados processos de fermentação.

Contudo, ressalta-se que os resíduos sólidos não representam o valor econômico que se lhes pretende atribuir, e os resultados financeiros que se pode deles tirar devem ser vistos como uma contribuição parcial para a solução do problema econômico-financeiro do custo da instalação, operação e manutenção do sistema de coleta de resíduos.

Composição do lixo

A composição do lixo, do ponto de vista qualitativo e quantitativo, é um dos dados básicos para o derivado equacionamento do problema relativo ao acondicionamento, coleta, transporte, tratamento e/ou disposição final do lixo, inclusive quanto ao aspecto econômico-financeiro relacionado à extração de restos aproveitáveis e da produção de compostos. A composição do lixo varia de um local para o outro e também dentro de uma mesma comunidade.

Composição qualitativa

O lixo, de uma maneira geral, é constituído de três partes distintas:

- detritos orgânicos em geral: restos alimentares, vegetais e matéria orgânica em geral;
- detritos inorgânicos e orgânicos relativamente estáveis: papéis, metais, panos, vidros, plásticos etc.;
- cinza: resíduos da queima de determinados combustíveis, como o carvão.

O lixo apresenta a seguinte composição média:

- material orgânico = 10 a 55%;
- material inerte = 25 a 50%;
- papel e papelão = 15 a 55%;
- metais = 2 a 10%;
- vidros e material cerâmico = 2 a 10%;
- plásticos = 3 a 6%.

Variação da composição

A composição do lixo, tanto qualitativa quanto quantitativamente, é muito variável e mesmo, até certo ponto, imprevisível. De forma geral, são seis os fatores que concorrem para essa variação:

- características da cidade: nas cidades industriais, a composição do lixo é diferente daquela das cidades de veraneio;
- clima e estação do ano: nas cidades de clima frio, onde existem muitas lareiras, a porcentagem de cinzas é maior. Em uma mesma cidade, os restos de alimentos no verão são diferentes dos do inverno;
- hábitos e padrão de vida: quanto melhor o padrão de vida, maior a proporção de papéis e plásticos e menor a matéria orgânica exis-

tente no lixo. A porcentagem de latas e metais é maior nas cidades de padrão de vida elevado, e o que caracteriza o grau de desenvolvimento de uma comunidade é a quantidade de papel no lixo. Em países desenvolvidos, como nos Estados Unidos, os veículos abandonados nas vias públicas constituem um sério problema para os serviços de limpeza, ao passo que nos países em fase de desenvolvimento, como o nosso, isso ainda não costuma ocorrer;
- períodos econômicos: há diferença na composição do lixo entre os períodos de guerra e paz, ou de representação e expansão econômica;
- eficiência do serviço de coleta: quando a coleta é periódica, mas não sistemática, a população praticamente se vê obrigada a dar um destino ao lixo por sua própria conta e meios, incinerando-o, enterrando-o, ou mesmo, erradamente, jogando-o em terrenos baldios, o que modificará a composição do lixo coletado;
- tratamentos domiciliares: se parte do lixo constituído por restos alimentares for levada ao sistema de esgotos, como ocorre em muitas cidades norte-americanas, com a instalação de trituradores sob as pias de cozinha, ou então se forem utilizados os incineradores domiciliares, como no caso de edifícios de apartamentos, a composição geral do lixo coletado também será alterada.

Peso específico do lixo

O peso específico do lixo é um dado necessário para o estudo de seu acondicionamento, coleta, transporte e tratamento final, mas particularmente dos três primeiros.

A determinação do peso específico, o qual na realidade é um peso aparente, deve ser providenciada em caráter rotineiro pelos órgãos responsáveis pela limpeza pública.

O peso específico do lixo está ligado à sua composição e, portanto, varia de acordo com os mesmos fatores que atuam na variação da sua composição, dependendo ainda do fato de estar seco ou úmido, natural ou comprimido. De uma maneira geral, pode-se dizer que o peso específico do lixo varia entre 200 e 500 kg/m³.

Quantidade de lixo produzida por uma pessoa

A quantidade de lixo produzida *per capita*, ou seja, por pessoa, é variável e está sujeita aos mesmos fatores que influem na variação da composição do lixo. Observa-se que a quantidade de lixo produzida *per capita* em muitas cidades aumenta com o passar dos anos. A produção de lixo cresce seis vezes mais que a população. Assim, em alguns municípios da região metropolitana de São Paulo há um aumento de 2% ao ano em peso. Pode-se admitir, em termos gerais, que 1,2 kg de lixo/habitante/dia é a média do brasileiro. Entre os americanos, esse volume é de 2,25 kg. Em São Paulo, é de 1,5 kg.

O Brasil produz 240 mil toneladas de lixo por dia, e apenas 2% do lixo urbano é reciclado.

Coleta e transporte do lixo

A coleta e o transporte do lixo são de fundamental importância para a limpeza pública. Constituem a parte mais sensível aos olhos da população e, portanto, passível de críticas. Se não funcionarem bem, e se não houver uma frequência sistemática, praticamente de nada servirá o acondicionamento adequado, pois a população procurará dispor do lixo por seus próprios meios, geralmente de maneira inadequada. A coleta e o transporte são as fases mais onerosas da manipulação do lixo.

Os aspectos mais importantes a considerar na coleta e transporte do lixo são:

- quantidade do lixo a coletar;
- local, frequência e horário de coleta;
- sistema de coleta e transporte;
- itinerário da coleta;
- entidade responsável pela coleta e transporte.

Tratamento e/ou disposição final do lixo

O tratamento ou disposição final é considerado o aspecto mais descuidado do sistema de limpeza pública. Em muitas cidades, apesar de serem satisfatórios o acondicionamento, a coleta e o transporte, bem como a limpeza e a conservação de vias e logradouros públicos, o tratamento ou disposição final do lixo é precário.

Deve-se assinalar que os métodos de tratamento final são particularmente influenciados pela coleta e transporte do lixo, e vice-versa. Essas fases devem ser estudadas e planejadas em conjunto, quando se determina um método de tratamento final do lixo.

Pode-se abordar o problema sob dois aspectos:

- tratamento do lixo na fonte de produção;
- tratamento nas instalações centrais.

Tratamento do lixo na fonte de produção

O tratamento na fonte não é completo e não elimina o problema da coleta. As seguintes medidas têm sido preconizadas:

- trituração residencial: com o uso de trituradores colocados sob as pias das cozinhas. Serve para restos de cozinha, que são enviados às estações de tratamento de esgotos. A coleta continua sendo necessária para o lixo não triturável;
- incineração predial: requer operação e manutenção cuidadosas para evitar a poluição do ar. Pode ainda ser utilizada em zonas rurais;
- compactação predial: apresenta custo elevado, embora facilite a coleta e o transporte.

Tratamento do lixo em instalações centrais

Pode-se dar pelos seguinte meios:

- lançamento no solo:
  - espalhado, ou semienterrado;
  - enterramento;
  - aterro simples ou descarga ao ar livre, ou a céu aberto;
  - aterro sanitário.
- lançamento na água: rios, lagos e mar (o lixo atua como agente poluente);

- alimentação de animais, principalmente porcos;
- compactação;
- incineração;
- tratamento por fermentação:
  - visa à produção de composto, principalmente para fins agrícolas;
  - fermentação anaeróbica;
  - fermentação aeróbica;
- conjugação com o sistema de esgotos sanitários:
  - tratamento do lixo nas estações de tratamento de esgotos;
  - tratamento dos lodos de esgotos, em estações de tratamento de lixo.
- pirólise.

Destino do lixo hospitalar

O tratamento do lixo deverá obedecer às seguintes especificações:

- deverão ser previstos em todos os hospitais gerais o espaço e os equipamentos necessários à coleta higiênica e à eliminação do lixo, de natureza séptica e asséptica;
- a eliminação do lixo de natureza asséptica poderá ser feita por meio de destruição mecânica (trituradores), compactação, incineração ou simples remoção do lixo do local;
- o lixo de natureza séptica deverá ser sempre tratado por incineração (quando esta for permitida na região).

O lixo séptico é representado por:

- todos os produtos oficinais utilizados no tratamento de pacientes;
- fragmento de tecidos e outros resíduos provenientes do centro cirúrgico, centro obstétrico e laboratórios;
- resíduos provenientes da limpeza de todas as unidades destinadas à internação ou tratamento dos pacientes;
- restos alimentares dos pacientes.

A localização do incinerador deverá ser estudada, em local independente, sempre que possível ao ar livre. O combustível usado na incineração deverá ser o mais econômico para cada região do país.

Para garantir a eliminação de elementos poluentes, todo incinerador hospitalar deverá ser dotado de câmara dupla, ou seja, câmara de combustão e câmara de cremação. A câmara de cremação será dotada de queimador próprio, independente do queimador acoplado à câmara de combustão. O incinerador destinado a queimar todo o lixo hospitalar deverá ter capacidade para a queima de pelo menos 2 kg de lixo por leito/dia.

O cálculo da capacidade será baseado na relação referente aos incineradores de tiragem natural apresentada na Tabela 6.3.

Tabela 6.3: Capacidade da câmara de lixo e o volume de combustão

Capacidade em kg/carga	Volume mínimo da câmara de combustão em m³
20 – 25	0,30
25 – 50	0,50
50 – 75	0,80
75 – 90	1,00
90 – 145	1,50
145 – 215	2,00

Em alguns estados brasileiros, a incineração está proibida, segundo leis vigentes, mesmo para o lixo de natureza séptica, que, nesses casos, é simplesmente removido do hospital pela prefeitura local.

No caso específico do centro cirúrgico, centro obstétrico e laboratórios, os fragmentos são enterrados.

CONTROLE ADMINISTRATIVO NO SERVIÇO DE ALIMENTAÇÃO

A crescente complexidade da organização dos hospitais, da sua operação e do seu relacionamento com as outras instituições e com a própria sociedade exige que seus administradores empreguem todas as técnicas disponíveis da parte da ciência da administração e que dirijam suas empresas com maior eficácia.

Ora, o sistema de controle interno eficaz é uma das técnicas de administração pela qual esse objetivo pode ser atingido.

E o que é o controle interno? O controle interno é um conceito amplo que abrange o plano da organização e todas as medidas e métodos coordenados adotados dentro da empresa, com o intuito de proteger seus bens, verificar a precisão e a fidedignidade de seus dados (contábeis, estatísticos, operacionais e outros), promover a eficiência operacional e incentivar a adesão (de todos) às diretrizes administrativas prescritas.

O controle interno refere-se "ao plano global da organização, e aos métodos, rotinas e políticas administrativas que governam suas operações".

O controle supõe:

- um plano organizacional que defina claramente as áreas de responsabilidade e autoridade e que seja conhecido por todos na organização;
- a utilização de relatórios que incluam comparações entre programações e dados reais;
- um esquema de segurança que evite a ingerência de pessoas em áreas que forem de sua responsabilidade (p. ex., muitas pessoas entrando no almoxarifado ou manipulando fichas e documentos).

O controle administrativo baseia-se geralmente na análise de estatísticas e relatórios de desempenho e de controle. Esse controle permitirá verificar a procedência dos dados, o fluxo de sua geração, as etapas intervenientes, as ações das pessoas que as realizaram ou provocaram, bem como o período ou o prazo de sua contribuição para a obtenção dos resultados previstos.

Do ponto de vista da administração, pode-se distinguir os controles que antecedem a ação das pessoas, que são diretrizes, rotinas, planos, orçamento, entre outros, e os que a seguem, que são os relatórios. Estes são menos importantes do que os primeiros, mas fornecem a base para uma ação corretiva e para as decisões administrativas.

Esse controle se aplica, evidentemente, tanto ao hospital como um todo, quanto a cada um de seus serviços, e o resultado poderá ser uma melhor assistência ao paciente acompanhada de uma redução no seu custo, o que não nos parece secundário nos dias de hoje.

É por isso que toda a gerência precisa preocupar-se com o controle interno. Sua importância para os hospitais jamais será supervalorizada.

E como controlar?
O controle supõe, entre outras providências, as seguintes:

- separação das tarefas: de nada adianta, para efeito de controle, alguém prestar contas de suas próprias atividades ou relatar os resultados de suas próprias operações. Os dados tenderão a ser manipulados. Essa separação de tarefas é tanto mais importante quanto maior for o hospital;
- estabelecimento de diretrizes e métodos adequados: isso evitará que cada situação seja de maneira diferente, diminuirá os conflitos e a ineficiência, e facilitará uma revisão ou ação posterior;
- elaboração de rotinas corretas, baseadas nas diretrizes e métodos estabelecidos, a fim de torná-los efetivos: essas rotinas possibilitarão relatórios imediatos e adequados, incluindo comparações com o que fora programado e estudo das variações;
- escolha de pessoal adequado: sem pessoal qualificado, o desempenho dos controles será inevitavelmente afetado.

Adequadamente estabelecidos e aplicados, os controles podem aumentar a eficiência operacional da organização, fornecendo linhas de ação para as pessoas e direcionando seu esforço para os resultados desejados. E é claro que, tratando-se de hospital, o controle deve ser executado visando ao seu objetivo principal, que é a boa assistência aos pacientes.

Seria, de fato, um contrassenso dedicar-se por mais tempo aos controles do que à assistência efetiva ao paciente. Da mesma forma, não adianta cumprir uma rotina de R$ 10,00 para economizar R$ 0,10. Isso distorceria os objetivos da organização, que não se confundem com "economia" de recursos.

Tipos de controle

Os nutricionistas administradores dos serviços de nutrição e dietética e lactário devem estabelecer sistemas próprios de controles, com a finalidade de avaliar e analisar o desempenho dos serviços no contexto hospitalar.

Os controles administrativos dos serviços de nutrição e dietética e lactário requerem uma estruturação própria, de acordo com os objetivos preestabelecidos e com a variedade de problemas que apresentam, a fim de alcançar tais objetivos e minimizar tais problemas.

Para tanto, deve-se ter em mente a efetividade dos controles e das avaliações, sendo imprescindíveis a uniformidade e a periodicidade dos sistemas adotados.

Os controles administrativos dos serviços de nutrição e dietética e lactário são divididos em: controles de qualidade e controles de quantidade.

Controles de qualidade

Deverão ser realizados com a finalidade de racionalizar a utilização dos recursos humanos e materiais, possibilitando estabelecer graus de produtividade dos serviços de alimentação em níveis de otimização dos custos e interligação da equipe de funcionários, melhorando a assistência prestada.

Para controlar a qualidade dos serviços de alimentação e lactário, é preciso estabelecer uma metodologia de trabalho que vise:

- definição dos problemas relacionados à qualidade dos recursos humanos e materiais;
- estabelecimento dos objetivos a serem alcançados;
- planejamento e organização das atividades;
- determinação dos indicadores para a avaliação das diferentes atividades;
- avaliação dos resultados: a eficiência do controle de qualidade depende da simplicidade da obtenção de informações, devendo-se evitar procedimentos complexos e lentos.

Controles de quantidade

Paralelamente aos controles de qualidade, deverão ser desenvolvido nos serviços de alimentação e lactário o controle de quantidade, que proporciona a investigação periódica da real situação da atuação dos seus elementos em função dos recursos disponíveis e a otimização da assistência prestada.

Mediante o controle de quantidade, podem tornar-se efetivos os sistemas de informações e de análise e o método administrativo dos recursos dos serviços de alimentação, evitando a evasão de gêneros alimentícios e de materiais, reduzindo os custos do serviço e racionalizando a utilização dos recursos financeiros.

Assim como o controle de qualidade, o controle de quantidade requer uma metodologia de trabalho que visa definir as defasagens de pessoal, material, equipamentos e área física, efetuar o planejamento de acordo com os recursos disponíveis para o serviço de alimentação e lactário e levantar os dados estatísticos para análise. Para isso, deve-se utilizar os instrumentos de registro.

Esses instrumentos de registro, usados habitualmente nos serviços de alimentação (impressos, fichas e formulários) são fontes para a obtenção das informações.

Tais informações recolhidas e analisadas sistematicamente, durante certo período, servirão de base para a elaboração dos indicadores do controle administrativo. Para tanto, deve-se lançar mão de instrumentos de registros eficazes pois, da exatidão do preenchimento desses instrumentos, dependem a confiabilidade das informações, a eficiência dos indicadores e a precisão dos resultados a serem comparados com os parâmetros preestabelecidos para a avaliação das diferentes atividades desenvolvidas no serviço de alimentação e lactário.

Para que seja possível a avaliação, é necessário que os resultados dos indicadores sejam expressos por porcentagens ou taxas, frequências, graus ou níveis.

Quem administra serviços de nutrição e dietética depara-se com problemas relacionados a recursos humanos, recursos materiais, recursos financeiros, dimensionamento físico e setoriamento. Portanto, também nos serviços de alimentação, os controles administrativos deverão ser aplicados nas suas diferentes áreas e/ou atividades, a fim de que sejam obtidos resultados globais para sua avaliação.

Controles do serviço de alimentação e lactário

Pela importância do serviço de alimentação na estrutura hospitalar, em função de vários fatores – como área física utilizada, valores administrativos, pessoal envolvido etc. –, é dispensável enfatizar a oportunidade, a necessidade e a urgência da implantação de um controle efetivo e amplo que envolva todas as atividades desse serviço, entre as quais destacam-se as seguintes:

- compras (pedidos, recebimento e conferência);
- estoque (controle, requisição e distribuição);
- processamento (preparo, cocção, distribuição e higienização);
- administração de recursos humanos.

Cabe ao nutricionista-administrador dos serviços de alimentação e lactário racionalizar a utilização dos escassos recursos financeiros destinados à operacionalização do serviço. Essa racionalização deverá ser realizada por meio dos sistemas de controle que deverão estar direcionados às diferentes atividades que envolvem a aplicação dos recursos financeiros.

Inicia-se a divisão dos sistemas de controle e de seus indicadores nas diferentes atividades. É evidente que o controle efetivo dessas atividades supõe uma série de pré-requisitos, como os seguintes:

- rotinas e diretrizes escritas, periodicamente fiscalizadas e avaliadas;
- linhas de autoridade e responsabilidade claramente definidas.

Previsão de gêneros alimentícios e materiais

As informações necessárias para a aplicação dos controles da previsão dos gêneros e materiais relacionam-se diretamente com:

- padrão de atendimento;
- número de refeições a serem servidas a pacientes, acompanhantes, funcionários e outros;
- consumo médio mensal de materiais;
- cálculo *per capita* da frequência com que os gêneros alimentícios constam dos cardápios;
- margem de segurança (10%).

Ao se estabelecer a política de compras, tendo em vista os itens anteriores e ainda a capacidade de armazenamento e os recursos financeiros disponíveis, haverá condições de determinar a exata quantidade a ser adquirida e estabelecer a qualidade sem, entretanto, prender-se somente aos baixos custos de aquisições.

Deve-se levar em consideração o rendimento. Desse modo, gêneros ou materiais com custos de aquisição reduzidos podem não corresponder ao mesmo rendimento daqueles que apresentam custos de aquisição mais elevados.

Compras

O controle começa com um pedido de compras devidamente preenchido com:

- data;
- nome completo do fornecedor;
- descrição detalhada dos itens;
- quantidades;
- preços unitários e total;
- prazo de entrega.

Esse controle envolve também supervisão da ação do próprio comprador geral do hospital, para evitar tanto as fraudes quanto os erros, sobretudo em termos de preço, quantidade e qualidade.

Ideal é que a decisão final das compras seja tomada pela administração superior e na presença desta, pois ela é que apreciará as cotações já realizadas e as que deverão ser arquivadas para posterior revisão. Quando as compras do serviço de alimentação não são realizadas pela nutricionista, é necessário ouvi-la para comparar os custos reais com os orçados e para avaliar a adequação dos critérios adotados às necessidades do setor.

Recebimento e conferência

Essas atividades deverão ser acompanhadas pela nutricionista, exigindo providências como:

- contagem e/ou pesagem dos itens;
- inspeção rigorosa de qualidade;
- análise das notas fiscais;
- verificação de sua correspondência com os itens constantes de pedido;
- visto de aprovação (ou carimbo) das notas fiscais.

As informações contidas nos instrumentos de registros específicos dessas atividades, tais como pedido de compras e notas fiscais, servirão de subsídio para a determinação dos sistemas de controle e avaliação a serem utilizados.

Por ocasião do recebimento dos gêneros alimentícios e materiais, deverão ser conferidos os dados referentes às quantidades solicitadas, a qualidade específica, preço, prazo de entrega e condições de pagamento.

Estoques

O controle constante e permanente dos estoques garante a continuidade do trabalho, evita problemas de reposição e de elevação dos custos do serviço de alimentação e garante outras vantagens, como:

- possibilita a elaboração de estatísticas e quadro de consumo por item;
- fornece informações para previsões de consumo, facilitando o planejamento;
- elimina os problemas do excesso e da falta;
- identifica os itens desnecessários ou de uso inexpressivo, e evita desperdícios.

O arranjo físico do estoque também supõe cuidados e controles, como os seguintes:

- área seca, protegida e trancada;
- divisão dos itens por semelhança ou destinação;
- condições ambientais (iluminação, aeração, limpeza e circulação).

A utilização dos itens em estoque supõe e exige um controle por meio de pedidos ou solicitações de entrega (ou requisição). Esta, por sua vez, supõe medidas como:

- cálculo dos itens (qualidade e quantidade) necessários para o período (dia ou semana, dependendo dos itens);
- pedidos de requisição devidamente preenchidos, com informações relativas à descrição do item requisitado e à quantidade requisitada e entregue.

O serviço de alimentação possui estoque de copos, talheres, louças, travessas, entre outros itens, que frequentemente são esquecidos depois de entregues, apesar de representarem valores elevados.

Eles devem ser contados periodicamente para, pelo menos, verificar a taxa de inutilização por quebra ou roubo. E não são apenas os itens em estoque que devem ser controlados – também aqueles que estão em uso o devem ser. Esse controle fornece dados para a avaliação da durabilidade e do custo de sua reposição.

Os controles de estocagem dividem-se em controles físicos e/ou controles físicos contábeis. Para tais, serão necessários dados referentes às entradas, saídas e saldos em termos de quantidade e valores.

Esses controles na estocagem visam à indicação do destino dos gêneros e materiais, ao controle do movimento dos estoques e à análise do gasto em cada refeição, considerando-se quantidades e valores.

Processamento (preparo, cocção e distribuição) e higienização

O processamento dos gêneros alimentícios representa uma atividade importante e decisiva no sistema de controle do serviço de alimentação, exigindo cuidados relativos:

- ao processo de pré-preparo, para evitar o desperdício e mau uso;
- às quantidades utilizadas (de acordo com o número de refeições servidas);
- ao fluxo de trabalho (para evitar perda de tempo e repetição das operações).

Os controles administrativos aplicáveis nessa atividade visam a utilização racional, técnica e higiênica dos gêneros alimentícios.

Para tanto, é preciso relacionar esses controles com fatores básicos que dizem respeito à qualidade dos gêneros alimentícios a serem utilizados e seu rendimento, assim como também à eficiência da mão de obra em termos de qualidade de trabalho e tempo operacional, fatores diretamente ligados ao treinamento da equipe de funcionários e à avaliação de seu desempenho.

Os controles deverão ser aplicados também por meio de:

- análise dos sistemas de distribuição, com o objetivo de evitar desvios pelas sucessivas manipulações dos gêneros;
- verificação do porcionamento durante a distribuição, a fim de evitar desperdício ou falhas;

- capacitação do pessoal e da divisão de tarefas, para garantir produtividade com qualidade.

Tornam-se imprescindíveis, ainda, os controles mediante análises laboratoriais, a fim de que se possa garantir o fornecimento de refeições adequadas sob o ponto de vista técnico-científico e higiênico.

7
LACTÁRIO

PLANEJAMENTO DO LACTÁRIO

Denomina-se lactário a área do serviço de alimentação destinada ao preparo e à distribuição de formas lácteas e complementares para os lactentes.

Em hospitais que recebem pacientes de obstetrícia e de pediatria e que preparam suas próprias mamadeiras, é necessária a criação de um lactário, devendo-se dar grande ênfase ao seu planejamento e instalação. Sua eficiência está associada à correta localização no hospital, à previsão de amplo espaço, à distribuição precisa das áreas de trabalho, à instalação dos equipamentos necessários e a uma boa administração, possibilitando que que as técnicas sejam desenvolvidas satisfatoriamente e as mamadeiras preparadas sem improviso e contaminação.

Localização

A localização do lactário varia de acordo com o tipo e o tamanho do hospital. Sua eficiência dependerá muito da localização, que poderá ser próxima ao centro de material esterilizado, ao serviço de alimentação ou, ainda, ao berçário, obtendo-se ótimos resultados em qualquer um dos casos. A escolha da localização do lactário deve se basear nos seguintes fatores:

- maior afastamento possível das áreas de casos infectocontagiosos (isolamento);
- maior afastamento possível das áreas de circulação do pessoal, pacientes e visitantes;
- máxima proteção contra a contaminação do ar;
- proximidade do berçário;
- leis estaduais vigentes;
- maior proximidade possível do serviço de alimentação, para facilitar a supervisão e o abastecimento de gêneros;
- custo do funcionamento.

Elementos físicos

O lactário consiste basicamente em três salas:

- uma sala de limpeza;
- uma sala de preparo;
- uma antessala onde os funcionários podem vestir seus uniformes, lavar e escovar as mãos e as unhas, e onde são realizadas as atividades administrativas do lactário.

A sala de limpeza e a sala de preparo de mamadeiras comunicam-se através de uma passagem controlada, que poderá ser um guichê do tipo guilhotina ou uma autoclave de porta dupla (que seria o ideal). Essas três salas distintas permitem uma separação eficaz das atividades de limpeza, preparo das mamadeiras e atividades administrativas do lactário. Uma divisão apropriada de espaço poderá ser feita utilizando-se paredes de compensados, o que resulta em uma perda mínima de espaço.

O plano proposto facilita a supervisão do lactário, oferecendo espaço para a recepção de mamadeiras e bicos sujos, além de promover economia de tempo e de trabalho para os funcionários. O planejamento e a distribuição do equipamento devem facilitar o fluxo de material e a realização das tarefas diárias.

Um fluxo eficiente de material e das atividades do lactário é representado na Figura 7.1.

LACTÁRIO

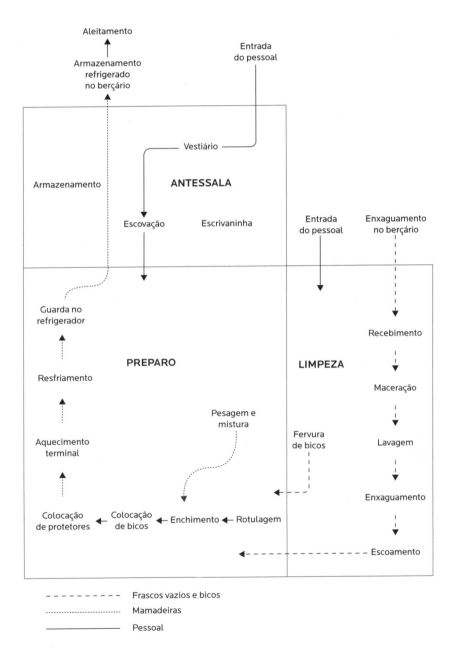

Figura 7.1: Fluxograma do lactário.

Cálculo da área do lactário

A área calculada do lactário é de aproximadamente 0,30 m²/berço ou leito de pediatria. A distribuição da área disponível poderá ser feita da seguinte maneira:

- 30% da área disponível para a sala de limpeza;
- 50% da área disponível para a sala de preparo;
- 20% da área disponível para a antessala.

Atividades desenvolvidas no lactário

Sala de limpeza

As atividades da sala de limpeza são: receber, enxaguar, esterilizar, lavar e escovar as mamadeiras, bicos, protetores, galheteiros e outros utensílios.

A sala de limpeza possui um guichê que se abre para o corredor, por onde se recebe o material usado.

Sala de preparo

Na sala de preparo, as mamadeiras, bicos, protetores e galheteiros limpos são recebidos da sala de limpeza por um guichê ou uma autoclave de passagem dupla. Os ingredientes são medidos e misturados; as mamadeiras são então preparadas, abastecidas e rotuladas, recebem os bicos, protetores e arruelas e são, em seguida, submetidas ao aquecimento terminal na autoclave para, por fim, serem esfriadas e colocadas no refrigerador. A distribuição é realizada por um guichê ao lado da sala de preparo.

Antessala

A antessala tem por finalidade isolar a sala de preparo de mamadeiras em relação ao restante do hospital. Além disso, pode servir também como:

- um escritório onde o nutricionista realiza reuniões com o seu pessoal e pequeno grupo de estagiários e estudantes, além de poder

trabalhar enquanto tem a área de preparo e limpeza sob sua observação, através de uma divisão envidraçada (Figura 7.2);
- um local onde os funcionários podem lavar e escovar as mãos e vestir seus uniformes, antes de entrarem para a sala de preparo de mamadeiras (pequeno vestiário) (Figura 7.3 – observar que, neste planejamento, o encanamento da autoclave é centralizado, o que possibilita que o pessoal da manutenção tenha acesso a ele sem entrar na sala de preparo).

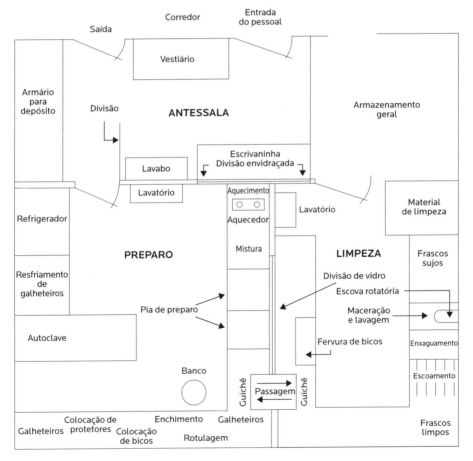

Figura 7.2: Planejamento do lactário – projeto n. 1.

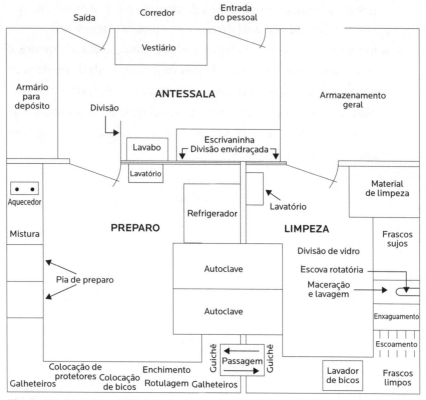

Figura 7.3: Planejamento do lactário – projeto n. 2.

Nessa sala, deve haver armário(s) com uma boa quantidade de uniformes limpos, toucas, máscaras e botas de material descartável, bem como um lavatório com controle de pedal, saboneteira com germicida, de escovas esterilizadas, escovas para as unhas e um toalheiro de papel. As instalações sanitárias deverão estar em uma sala contígua; nunca dentro do lactário.

Depósito e material de limpeza

Próximo ao lactário (não dentro dele) deve haver também um local para a recepção e guarda de suprimentos. Apenas os materiais para uso imediato deverão ser guardados no próprio lactário. Do mesmo modo, deve-se providenciar um local para armazenamento do material de limpeza, que deverá ser de uso exclusivo do lactário.

O armário de limpeza deve conter um cesto grande de lixo, com sacos descartáveis, prateleiras e espaço para guardar todo o material de limpeza. Panos de chão molhados não deverão ser guardados no armário, pois são veículos de contaminação. Deverão ser lavados imediatamente após o uso.

Não se recomenda o uso de vassouras e panos de chão no lactário; em vez destes, devem ser usados *mops* e desinfetantes, a fim de evitar a disseminação da contaminação.

O acesso à sala de preparo deverá ocorrer somente através da antessala, a fim de garantir que todas as pessoas estranhas ao lactário vistam o uniforme e que haja um controle efetivo da entrada e saída de funcionários e visitantes.

Em um hospital pequeno (até cinquenta leitos), poderá haver uma única sala, contanto que a limpeza não seja feita no horário do preparo das mamadeiras. Nesse caso, uma sala de 15 m² é suficiente, desde que siga as normas de construção recomendadas, sendo montada e equipada de maneira a garantir a observação das exigências sanitárias e de higiene. Essa sala nunca deverá ser usada para outros fins.

Fluxograma do lactário

Outro planejamento é representado pela Figura 7.3, no qual o encanamento da autoclave é centralizado, possibilitando que o pessoal da manutenção tenha acesso a ele, sem entrar na sala de preparo.

CONSTRUÇÃO E INSTALAÇÃO

Piso

O piso deve ser do tipo em que a limpeza apareça, sendo facilmente observada e conservada. O piso de cerâmica dura ou ladrilho é o mais recomendado, podendo ser usado também o ladrilho vidro ou qualquer outro material impermeável e de fácil limpeza. A porosidade do piso pode ser diminuída pelo uso periódico de verniz apropriado.

É aconselhável que o piso seja construído de modo a fazer corpo com as paredes (rodapé hospitalar), evitando os cantos e, portanto, o acúmulo de sujeiras.

Não é recomendada a existência de ralos na sala de limpeza e, principalmente, na sala de preparo de mamadeiras. Poderá existir um ralo na antessala (desde que permaneça fechado) ou então fora do lactário (no corredor).

Paredes

As paredes devem possuir uma superfície dura, de cerâmica ou azulejos, que são de fácil limpeza. Não deve haver saliências e beirais nas portas e janelas, a fim de se evitar o acúmulo de sujeiras e, portanto, a contaminação.

Quanto à pintura, deve-se usar preferencialmente o revestimento epóxi, que é lavável, impermeável e durável.

Pé-direito

A altura ideal recomendada é 3,5 m, com o mínimo de 1,50 m de revestimento com azulejo quando não houver a pintura com epóxi. O teto deve conter laje caiada, para facilitar a manutenção da pintura periódica.

Instalação de equipamentos, armários e prateleiras

Os armários devem ser colocados sempre sob os balcões. Se for feito armário de parede – o que não é aconselhável –, este deverá ir até o teto e nunca se localizar na área de preparo das mamadeiras.

Os equipamentos – refrigerador, autoclave, banho-maria – devem ser embutidos no piso, através de sapatas de concreto, também revestidas. Isso evita o acúmulo de poeira e outras sujidades, ou instalados com um vão livre de pelo menos 50 cm acima do piso, para facilitar a limpeza.

Todas as conexões de encanamento devem seguir as leis locais vigentes, devendo-se evitar ligações submersas ou cruzadas.

Ventilação

Deve preencher os seguintes requisitos:

- evitar que o ar contaminado de outras áreas seja levado para o lactário;

- promover suprimento de ar bacteriologicamente puro;
- gerar suficiente troca de ar;
- fornecer condições de trabalho e conforto para os funcionários (temperatura, umidade e circulação de ar).

Para atender a esses requisitos, o sistema de ventilação do lactário deve possuir as seguintes características:

- ser independente de qualquer outro sistema de ventilação do hospital;
- ter suprimento de ar pelo sistema de exaustão. Para auxiliar o controle de calor e umidade, uma porção do ar de exaustão deve ser retirada do equipamento, o qual produz calor e umidade. O exaustor principal, na sala de preparo de fórmulas, deve estar localizado próximo ao piso, e o ar de exaustão deve ser lançado para fora da sala, não devendo portanto recircular. O sistema de exaustão deve ser usado junto ao sistema de suprimento, que deve ter a capacidade de suprir de doze a quinze mudanças de ar por hora. O sistema de exaustão deve ter capacidade inferior à do sistema de suprimentos, a fim de que a sala de preparo de mamadeiras esteja a uma pressão superior em relação às demais áreas adjacentes estando as portas fechadas (pressão positiva e pressão negativa). Para facilitar o funcionamento do sistema de ventilação, a sala de preparo não deve ter janelas. Caso elas existam, deverão ser receber telas e filtros. É aconselhável o uso de ar-condicionado, porém com filtro absoluto, o qual retém 98% das partículas do ar. O aparelho de ar-condicionado torna-se necessário pelo acúmulo de vapor e de calor na área de preparo de mamadeiras;
- a entrada do sistema de ar externo não deve ser localizada a menos de 30 m da descarga do sistema de ventilação do hospital, que pode conter matérias orgânicas ou componentes tóxicos e nocivos. Também não deve estar localizada a menos de 9 m das descargas e exaustores;
- o sistema de suprimento de ar deve possuir um sistema altamente eficiente de purificação do ar, podendo ser um filtro seco ou uma combinação de purificador eletrostático e filtro seco. O sistema de suprimento de ar deve ter suficiente capacidade, além de controle

de temperatura e umidade. Cerca de 50% de umidade relativa deve ser mantida na sala de preparo de mamadeiras. Dentro dessa faixa eficaz de temperatura recomendada, haverá possibilidade de a temperatura variar entre 21 e 25°C com correspondente umidade relativa de 14 a 18%;

- o sistema de ventilação de área de limpeza e da antessala pode fazer parte do sistema de ventilação geral do hospital, o que não deverá ocorrer com a sala de preparo das fórmulas.

Iluminação

A iluminação deve ser essencialmente sem sombras e de intensidade adequada. Para facilitar a eficiência do trabalho, recomenda-se uma iluminação de 200 watts para as salas de limpeza e preparo e de 100 watts para a antessala.

EQUIPAMENTO

Os equipamentos do lactário devem ser de material durável, não corrosível, inquebrável e construídos de maneira a facilitar a limpeza de todas as peças. A seleção dos equipamentos deve levar em consideração o aspecto econômico e sua eficiência.

As instalações devem preencher as exigências do código sanitário, inclusive os encanamentos. Deve-se analisar o equipamento necessário para o método sob pressão e não pressurizado, além da necessidade de uma lista de equipamentos opcionais, cuja eficiência já foi demonstrada em muitos hospitais.

Sala de limpeza

- pia dupla de aço inoxidável, com abas, de tamanho suficiente para receber mamadeiras usadas e permitir o escoamento perfeito das mamadeiras sujas;
- estantes ou prateleiras para guardar mamadeiras e galheteiros extras;
- esguicho de pressão para limpeza dos frascos;

- escova de pelos pretos, de funcionamento mecânico, para a lavagem de mamadeiras e bicos. Os pelos pretos são facilmente notados quando ficam presos a mamadeiras, ao passo que os brancos não o são;
- fogão de duas ou quatro bocas, com tampa;
- lavatório com controle de pedal;
- saboneteira para sabão líquido germicida, também com controle de pedal;
- toalheira de papel;
- cesto de lixo com controle de pedal.

Sala de preparo de mamadeiras

- pia dupla de aço inoxidável, com abas laterais;
- mesa-balcão de aço inoxidável, com armário fechado embaixo, para guardar estoque de utensílios e ingredientes de consumo diário;
- mesas e prateleiras móveis de aço inoxidável, em número suficiente;
- carros abertos para o transporte de mamadeiras;
- fogão de duas ou quatro bocas, com tampa;
- lavatório com controle de pedal;
- saboneteira para sabão líquido germicida, com controle de pedal.

Banho-maria

Trata-se do aquecimento por imersão em água fervente. O nível de água é ajustado, alcançando desde o início do aquecimento terminal um nível abaixo do conteúdo das mamadeiras. O nível de água pode ser controlado pelo uso de "ladrões" colocados em várias alturas. Devem ser limpos com frequência, evitando-se assim o entupimento.

O banho-maria exige instalações semelhantes ao aparelho de banho a vapor. Pode também ser usado para resfriamento, do mesmo modo descrito para o aparelho a vapor.

Existe um dispositivo acoplado à parte externa da cuba do banho-maria que permite o resfriamento da água circulante até o nível desejado. Através de um fundo falso nos galheteiros, esse dispositivo permite o resfriamento da água sem que os frascos menores fiquem submersos (frascos de 130 a 150 g).

Equipamentos opcionais para o lactário

- esterilizador de água sob pressão. Desnecessário quando as mamadeiras são submetidas ao aquecimento terminal (autoclave). Para fórmulas especiais, que não podem sofrer aquecimento terminal, a água pode ser autoclavada. A água destilada é necessária quando o conteúdo mineral é importante para o preparo das fórmulas;
- lavador mecânico de mamadeiras, sendo possível adicionar um recipiente para enxágue (com 24 jatos);
- lavador e fervedor mecânico de bicos;
- misturador mecânico, elétrico;
- lavador a jato (de 20 a 40 jatos) para a primeira limpeza das mamadeiras. As mamadeiras são colocadas na posição invertida e recebem a água fria (de 21°C a 32°C);
- recipiente para as fórmulas, usado para o enchimento das mamadeiras. Equipado com uma torneira que funciona com leve pressão contra a torneira e que é retirada quando o nível desejado é atingido (funcionamento idêntico ao das refresqueiras). No caso de fórmulas para prematuros, que necessitam de pequena quantidade por vez (cerca de 5 cc), pode-se usar uma bureta de 250 cc.

Cuidados e manutenção

O lactário e todo o seu equipamento precisam ser mantidos em absoluta e rigorosa higiene e limpeza, pois os funcionários são psicologicamente influenciados por seu ambiente de trabalho. Um ambiente limpo faz que todos os funcionários se comprometam com a limpeza e o cuidado no preparo das mamadeiras.

Normas de trabalho devem ser estabelecidas para a manutenção de uma unidade limpa, e a chefia deverá inspecionar diariamente toda a unidade, a fim de se assegurar da observância quanto às normas de limpeza e higiene propostas.

Normas de trabalho

Todos os equipamentos e acessórios devem ser limpos cuidadosamente, peça por peça, após o uso. As escovas usadas na limpeza das mamadeiras, bicos e utensílios devem ser diariamente fervidas, autoclavadas ou desinfetadas quimicamente. As áreas de trabalho devem ser lavadas com detergente bactericida após o uso. O piso deve ser limpo diariamente com água quente e detergente bactericida, sendo permitido somente o uso de *mops* e aspirador. Os *mops* deverão ser eliminados logo após o uso. No caso do uso de baldes (sendo necessários dois), estes devem ser identificados a fim de evitar que a água suja contamine a solução de lavagem. Não é permitido varrer, tirar pó ou limpar superfícies com panos secos.

Todos os acessórios e equipamentos de limpeza devem ser identificados com uma etiqueta com o dizer "Para uso exclusivo do lactário". Todo material de limpeza deve ser guardado fora da sala de limpeza e do preparo de mamadeiras, em armários próprios e exclusivos.

Paredes, tetos, janelas e portas devem ser lavados quantas vezes forem necessárias, a fim de assegurar a limpeza absoluta da sala.

O interior dos refrigeradores e o banho-maria ou de vapor devem ser limpos diariamente, após o uso. O equipamento de aquecimento terminal deve ser mantido em absoluta condição de higiene. A autoclave deve estar totalmente limpa antes de cada lote de mamadeira ser autoclavado.

O chefe do lactário deve examinar frequentemente o estado das escovas, frascos, bicos e protetores, além de inspecionar os utensílios para verificar se não há lascas e rachaduras, devendo averiguar também o funcionamento de todo equipamento automático.

A temperatura do refrigerador deve ser anotada pelo menos uma vez a cada turno de serviço, para que seja mantida a faixa de temperatura exigida (de 2°C a 4°C). Nos grandes hospitais, é recomendável manter o refrigerador equipado com um marcador contínuo de temperatura. A pressão e a temperatura da autoclave devem ser verificadas continuamente, para assegurar a temperatura de 110°C e 7 libras de pressão. Recomenda-se o uso de indicadores especiais, que mudam de cor quando essa temperatura é alcançada pela autoclave.

Instruções claras e quadros ilustrativos sobre o funcionamento de todos os equipamentos do lactário devem ser colocados próximos aos aparelhos. Todos os funcionários devem conhecer profundamente o funcionamento e o manuseio de cada equipamento do lactário.

Responsabilidade do serviço de manutenção

A chefia do lactário deve comunicar imediatamente ao serviço de manutenção do hospital qualquer irregularidade no funcionamento dos equipamentos.

O pessoal da manutenção deve estar apto a manter todo equipamento em funcionamento, de acordo com os padrões estabelecidos, especialmente o de aquecimento terminal e o de refrigeração.

O responsável pelo equipamento mecânico deve estar em condições de fazer a manutenção preventiva de todos os equipamentos. O pessoal do serviço de manutenção e reparos não deve sugerir alteração na rotina de trabalho, por menor que seja, aos funcionários do lactário. Para fazer sugestões, deve dirigir-se ao nutricionista responsável pelo lactário.

Em caso de emergência, cabem ao chefe do lactário as possíveis modificações, de modo a não comprometer a segurança das mamadeiras.

Relações interdepartamentais

A administração eficaz de um lactário depende do estabelecimento de normas elaboradas com a colaboração e aprovação dos vários serviços ligados ao lactário.

Requisição de mamadeiras

A requisição de mamadeiras deverá ser feita levando-se em consideração os seguintes fatores:

- a designação das pessoas que requisitarão mamadeiras ao lactário;
- a requisição das mamadeiras deverá ser feita por escrito, mediante impresso próprio, evitando assim omissões ou trocas de tipo de leite, mamadeiras e mesmo do nome das crianças;
- estabelecimento de responsabilidade para a transmissão das ordens ou pedidos ao lactário, dentro de um horário estabelecido para a requisição imediata de emergência;
- estabelecimento de um prazo para as novas requisições de mamadeira ou alteração na composição das fórmulas, exceto nos casos de emergência. Quando possível, o pessoal do lactário deverá ser

informado sobre tais alterações pelo menos com 4 horas de antecedência da hora da mamada, o que permitirá o preparo correto das mamadeiras;
- expedição de requisição de emergência: um simples aumento da concentração ou da qualidade de uma mamadeira não constitui emergência. Por outro lado, a modificação básica da mamadeira em virtude de um distúrbio gastrintestinal, por exemplo, constitui uma emergência. Em casos de emergência, o pessoal do lactário deverá esforçar-se para cooperar com o médico, sem comprometer a segurança da fórmula, o que ocorre quando esta é preparada às pressas. Nenhuma técnica de preparo e assepsia deve ser dispensada, mesmo ao preparo de uma única mamadeira.

Padronização de fórmulas

Muitos berçários e unidades de pediatria escolhem certas fórmulas de mamadeiras como padrão e aconselham o seu uso. A orientação e a cooperação do corpo clínico devem ser solicitadas na seleção das fórmulas padronizadas a serem adotadas pelo hospital.

É aconselhável nomear uma comissão composta por médicos pediatras, enfermeiros e nutricionistas para a revisão das fórmulas e sua padronização. Consegue-se, assim, a cooperação do corpo clínico para o uso das fórmulas-padrão.

A experiência mostrou que não existe nenhum leite e nenhum carboidrato que seja superior ao do leite materno.

Somente ingredientes que resistam ao aquecimento terminal devem ser usados no preparo das fórmulas-padrão. Se os médicos adotarem as fórmulas-padrão, haverá redução da necessidade de mamadeiras que exijam preparo por métodos menos seguros, eliminando-se assim o risco de contaminação.

O uso das fórmulas-padrão aumenta a eficiência do lactário, racionalizando o trabalho e a sua administração.

A redução do tempo que os funcionários devem dedicar para medir os ingredientes das fórmulas individuais e prepará-las permite maior atenção quanto ao preparo das outras mamadeiras, além de diminuir a despesa de funcionamento e estoque.

Recomenda-se o preparo de algumas fórmulas ou mamadeiras suplementares (em especial aquelas mais usadas), para eventuais pedidos extras ou substituição de mamadeiras inutilizadas. Os requisitantes das mamadeiras devem ter conhecimento da possibilidade de adaptações.

Fórmulas lácteas e complementares

As fórmulas-padrão adotadas em um berçário ou serviço de pediatria devem constar no manual de dietas do hospital e em todos os manuais de rotina dos serviços médicos e de enfermagem. As requisições das mamadeiras serão facilitadas se for adotado um código para cada fórmula-padrão.

Como exemplo, sugerimos a análise da Tabela 7.1.

PESSOAL

A produção de mamadeiras em condições higiênicas exige pessoal qualificado e especializado. Os funcionários selecionados devem ser treinados para o desempenho de suas tarefas e conscientizados da importância das atividades desenvolvidas no lactário. O sucesso do funcionamento do lactário depende da habilidade e do cuidado do pessoal designado para nele trabalhar.

A responsabilidade administrativa do lactário deve ser do profissional nutricionista. Diretamente subordinado a ele, está o encarregado do lactário, que é o responsável pelo desenvolvimento da rotina desse setor.

Programas de treinamento, palestras, debates e demonstrações sobre o funcionamento do lactário para estudantes e estagiários, bem como instruções sobre o preparo de mamadeiras para as mães, deverão ser organizados periodicamente, sob a responsabilidade do nutricionista.

O encarregado do lactário, embora diretamente subordinado ao nutricionista, deve ter autonomia e autoridade suficientes para exercer todas as atividades do lactário sem interferência do pessoal do próprio serviço ou de outros serviços do hospital.

O chefe do lactário, que poderá ser um nutricionista ou técnico de nutrição, deverá possuir conhecimentos técnicos e administrativos. A pessoa selecionada para esse cargo deve ter atitude consciente, habilidade e atenção aos detalhes, a fim de obter cooperação por parte dos outros funcionários e realizar treinamento em serviço. Deve conhecer todo o

Tabela 7.1: Tabela comparativa de leites e das necessidades nutricionais recomendadas para crianças de 0 a 6 anos

Composição média por 100 mL	Caloria (Kcal)	Proteína (g)	Lipídios (g)	Glicídios (g)	Água (g)	Minerais totais (g)	Cálcio (mg)	Fósforo (mg)	Ferro (mg)	Lactose (g)	Vit. A (UI)
Materno	69	1,1	4,0	7,0	85,2	0,2	33	14	0,1	6,2	240
Vaca (integral)	65	3,5	3,5	4,9	87,9	0,7	118	93	0,5	4,7	140
Nanon a 13,5% (reconstituído em 100 mL)	69	1,7	3,5 (inclui óleo vegetal)	7,6	90,4	0,3	41	37	0,81	7,6	202,5
Lactogeno (reconstituído em 100 mL)	67	2,2	3,3 (inclui óleo vegetal)	7,1	90,4	0,6			0,81	3,1	202,5
Pelargon (reconstituído em 100 mL)	77	2,8	2,9 (inclui óleo vegetal)	9,7	90,6	0,7	Ácido láctico 0,3 g		1,02	3,7	255
Eledon (reconstituído em 100 mL)	45	3,2	1,5	11,89	90,4	0,7	Ácido láctico 0,4 g			4,3	
Semilko (reconstituído em 100 mL)	44	3,3	1,4	12,9	90,4	0,9			0,63	4,6	157,5
Nestogeno 1º semestre (reconstituído em 100 mL)	72	3,4	2,0	10	90,6	0,9			1,02	4,8	255
Nestogeno 2º semestre (reconstituído em 100 mL)	81	3,3	3,7	8,7	90,5	0,9			1,02	4,8	255
Ninho instantâneo a 12,5% (reconstituído em 100 mL)	49	2,64	2,6			069	Contém 0,02 g de lecitina			3,77	
Sobee (de soja – reconstituído em 100 mL)	67	3,2	2,6	7,7		0,7			0,85		158,5

(continua)

Tabela 7.1: Tabela comparativa de leites e das necessidades nutricionais recomendadas para crianças de 0 a 6 anos (*continuação*)

Composição média por 100 mL	Vit. D (UI)	Vit. E (UI)	Vit. B$_1$ (mg)	Vit. B$_2$ (mg)	Vit. PP (mg)	Sódio (mg)	Potássio (mg)	Faixa etária	Obs.
Materno	2,1	0,2 a 0,5	0,01	0,04	0,2	16	51	De 0 até o mínimo de 6 meses	Ideal para o recém-nascido
Vaca (integral)	1,3	0,02 a 0,25	0,03	0,17	0,1	50	114	A depender da diluição, desde o recém-nascido	
Nanon a 13,5% (reconstituído em 100 mL)	54	0,68	0,03	0,05	0,68	24	76	Para recém-nascidos e prematuros até o 6° mês	Leite do tipo maternizado
Lactogeno (reconstituído em 100 mL)	54	0,68	0,03	0,05	0,68			Para recém-nascidos e prematuros até o 6° mês	Leite do tipo maternizado
Pelargon (reconstituído em 100 mL)	68	0,85	0,04	0,07	0,85			Até 12 meses	Acidificado, aumenta a digestibilidade e a absorção de gorduras e minerais
Eledon (reconstituído em 100 mL)								Para recém-nascidos de baixo peso e prematuros	Leitelho, semidesnatado, acidificado; indicado para desnutrição, dispepsia etc.
Semilko (reconstituído em 100 mL)	42	0,53	0,03	0,04	0,53			Até 6 meses	Semidesnatada
Nestogeno 1° semestre (reconstituído em 100 mL)	68	0,85	0,04	0,07	0,85			Até 6 meses	Proteínas desnaturadas
Nestogeno 2° semestre (reconstituído em 100 mL)	60	0,85	0,04	007	0,85			De 6 a 12 meses	
Ninho instantâneo a 12,5% (reconstituído em 100 mL)								Após o 6° mês	Proteínas desnaturadas
Sobee (de soja – reconstituído em 100 mL)	42,2	0,53	0,05	0105	0,74			Para hiperalérgico a outros tipos de leite	Hipoalérgico, contém sacarose, óleo de coco e de soja, carbonato de cálcio, sal etc.

Fonte: Marcondes et al. (1980); Kalil et al. (1980).

funcionamento do lactário e organizar o trabalho a ser desenvolvido, tendo como objetivo a racionalização e o funcionamento eficiente desse setor, de acordo com os padrões exigidos por lei.

Isso implica a responsabilidade de estabelecer, em coordenação com os serviços médicos e de enfermagem, rotinas para várias atividades a serem desenvolvidas, bem como o horário para a requisição das mamadeiras pelas várias unidades ou setores.

O chefe do lactário deve supervisionar todas as atividades, inclusive a limpeza dos equipamentos e instalações, a fim de assegurar-se de que as instruções foram compreendidas e estão sendo observadas por todos os funcionários. Além disso, são também responsabilidade da chefia o funcionamento correto de todos os equipamentos, o controle bacteriológico das fórmulas e frascos e a observância do pessoal do lactário quanto aos preceitos higiênicos estabelecidos como padrão.

Na seleção dos funcionários para o lactário, qualidades pessoais como saúde, higiene, limpeza, interesse pelo trabalho, senso de responsabilidade, segurança e atitude consciente deverão ser levadas em consideração. É importante também a formação escolar básica suficiente (ensino fundamental completo), que possibilite o entendimento e o cumprimento das ordens por parte dos funcionários.

O número de funcionários designados para trabalhar no lactário depende do volume de trabalho, da qualificação do pessoal e do programa educacional estabelecido pelo hospital. Todos os funcionários deverão ser submetidos a exame médico periódico, que deverá ser semestral, incluindo radiografia dos pulmões, exame de fezes, urina, sangue, entre outros.

Deverão receber instruções acerca da extrema suscetibilidade das crianças a certas infecções, a fim de conscientizar-se da importância de todas as atividades desenvolvidas no lactário.

Uniforme

Um uniforme de mangas compridas com punho e um gorro que cubra completamente os cabelos deverão ser fornecidos diariamente pelo hospital a cada funcionário do lactário. Deve ser exigido o uso de uniforme completo por todos os lactaristas.

Os calçados deverão ser cobertos com botas de fazenda ou pró-pé, ou então cada funcionário deverá usar um calçado privativo do lactário (que é o mais recomendado). Caso o hospital adote essa última alternativa, os sapatos deverão ser limpos diariamente e guardados em um armário no vestiário privativo do lactário.

Caso o funcionário necessite ausentar-se das dependências do lactário, mesmo que por alguns momentos, ao regressar, um novo uniforme completo e limpo deverá ser fornecido.

INSTRUÇÕES DE SERVIÇO

Troca de bicos de mamadeiras

A contaminação da mamadeira pode ser causada pela troca de bicos no próprio berçário. Deve haver alguma determinação severa para a proibição de tal iniciativa, bem como para o alargamento ou desobstrução do orifício do bico pelo pessoal do berçário.

Quando, por qualquer motivo, o bico de uma mamadeira não puder ser usado, outra deverá substituí-la imediatamente. Para tanto, o lactário deverá enviar mamadeiras de reserva para o berçário.

Entupimento dos bicos pode ser evitado

Quando se usa leite fresco, forma-se uma fina película de lactoalbumina precipitada na tampa da mamadeira, após o aquecimento terminal. Durante a mamada, fragmentos dessa película podem obstruir o orifício do bico da mamadeira.

O entupimento pode e deve ser evitado mediante o uso de uma incisão em cruz nos bicos; inclusive já existem no mercado modelos desse tipo.

Os bicos cortados em cruz não podem ser testados pelo método convencional (inversão da mamadeira para observar a velocidade das gotas). Mas isso não é necessário, pois a sua "ação de válvula" adapta-se perfeitamente ao mecanismo de sucção da criança. Entretanto, os bicos devem ser testados durante o processo de lavagem, da mesma maneira que um bico comum, isto é, forçando-se a passagem de água por eles, a fim de verificar se há obstrução. Cada bico deve ser submetido a esse teste, para evitar a troca do bico depois da mamadeira pronta por parte do pessoal do berçário, evitando-se a contaminação posterior à sua esterilização.

Distribuição das mamadeiras

As seguintes medidas deverão ser adotadas quanto ao transporte das mamadeiras para o berçário:

- deverão ser transportadas e distribuídas no berçário em carros abertos, pelo próprio pessoal do berçário;
- deverão ser distribuídas somente depois de resfriadas.

No berçário, onde só é permitida a entrada do pessoal que nele trabalha, um funcionário deverá receber as mamadeiras e guardá-las no refrigerador, mantido à temperatura de 2 a 4°C.

Aquecimento das mamadeiras no berçário

Há provas que sugerem que as mamadeiras não necessitam de aquecimento antes de serem ministradas às crianças, devendo ser servidas em temperatura ambiente.

Se forem utilizados os aquecedores, os melhores são os que não permitem o contato dos frascos com a água (aquecedores com fundo falso). Se forem usados aquecedores do tipo banho-maria, a água deverá ser trocada diariamente e fervida com frequência, tomando-se o cuidado para que a água não toque no bico da mamadeira, evitando-se, assim, a contaminação.

Desinfecção de mamadeiras pelo método Milton

O poder desinfetante dos hipocloritos foi empiricamente verificado por Labarraque em 1829, ao introduzir o uso do hipoclorito de sódio bruto na indústria de Catgut, na França.

Semmelweiss conseguiu prevenir as infecções cruzadas no Hospital Geral de Viena, pelo sistema de lavagem das mãos dos médicos e enfermeiras, com uma solução de hipoclorito, técnica ainda hoje usada e recomendada.

Já as vantagens do método Milton (desinfecção química à base de hipoclorito de sódio a 1%) foram estudadas e comprovadas por vários pesquisadores. As mamadeiras e os bicos, após o uso, são lavados com escova, detergente e água morna, sendo depois enxaguadas em água corrente. Os bicos das mamadeiras devem ser esfregados com sal, que remove os resíduos de leite, veículos de contaminação e obstrução dos próprios bicos. Depois de lavados, devem ser imersos em solução bactericida, na proporção de uma colher de sopa de solução para cada litro de água, na qual permanecerão completamente imersos por 1 hora. Evita-se a formação de bolhas de ar durante a imersão. O vasilhame com a solução de Milton deve ser de plástico, vidro ou louça, ou mesmo um tanque de polietileno (o mais recomendado); nunca se deve utilizar um recipiente de metal.

Transcorrido o prazo de 1 hora, ou então chegada a hora da próxima mamada, deve-se retirar as mamadeiras, bicos e acessórios da solução de Milton e simplesmente escorrê-los, em vez de enxaguá-los em água corrente. Desse modo estarão desinfetados, prontos para o uso.

A ação bactericida do processo de Milton é capaz de eliminar bactérias e germes. Trata-se do processo de desinfecção a frio de mamadeiras, bicos e acessórios, que dispensa fervura.

Resultados

O método Milton, por dispensar o uso de calor para esterilização, apresenta vantagens de simplicidade e segurança:

- as mamadeiras e bicos imersos na solução desinfetante de Milton, até a hora de serem usados, ficam livres da contaminação pelos germes do ar, insetos e poeiras;
- a imersão das mãos dos funcionários que lidam com essa solução para manipularem as mamadeiras e acessórios diminui a contaminação pelas mãos.

Vantagens do processo

As principais vantagens do método Milton são:

- menor quebra de frascos, pois estes não são submetidos ao calor das autoclaves, que diminuem a resistência das mamadeiras;

- maior durabilidade dos bicos, que não são submetidos à fervura;
- melhor aspecto das mamadeiras, que sempre se apresentam claras e cristalinas. É importante observar que as mamadeiras submetidas a outros processos de esterilização pelo calor ficam esbranquiçadas e recobertas internamente por uma fina película branca de leite, em virtude da ação constante do calor;
- eficácia comprovada, pela ação bactericida e germicida da solução;
- simplicidade: dispensa os inconvenientes da fervura, bem como o manuseio de todo o equipamento de esterilização;
- menor tempo de esterilização; embora o tempo de esterilização em autoclave e pelo método Milton seja o mesmo, isto é, 60 minutos, este dispensa o tempo de resfriamento das mamadeiras;
- eliminação dos gastos com eletricidade e gás para a esterilização, sendo, portanto, um método prático e econômico;
- ausência de choques e queimaduras com fogões, autoclaves etc.

O método de desinfecção química pode ser adotado em hospitais pequenos, com até cinquenta leitos de pediatria e que não comportam a construção e instalação de um lactário com autoclave.

TESTE BACTERIOLÓGICO

Algumas amostras, escolhidas de forma aleatória de um conjunto de mamadeiras submetidas ao aquecimento terminal e prontas para o consumo, devem ser enviadas ao laboratório para análise. Os resultados, porém, só poderão ser conhecidos depois que as mamadeiras tenham sido consumidas, o que limita o alcance desse teste como medida preventiva.

Mesmo uma sequência de bons resultados não deve comprometer a preparação correta das mamadeiras, segundo as técnicas corretas de preparo e aquecimento terminal (autoclavagem).

A finalidade do teste bacteriológico é detectar possíveis falhas na técnica de limpeza, preparo e esterilização. Uma contagem alta (mais de 25 micro-organismos por mililitro) implica a revisão cuidadosa de todo o processo. Contagens baixas contínuas não devem criar uma falsa sensação de segurança, o que, muitas vezes, leva à displicência no preparo das mamadeiras.

Roteiro para o teste

- ao menos uma mamadeira, escolhida de forma aleatória no refrigerador do berçário, isto é, já pronta para o consumo, deverá ser enviada ao laboratório diariamente;
- o teste bacteriológico realizado deve ser o da placa padronizada para leite pasteurizado. O padrão aceito é de menos de 25 micro-organismos por mililitro, sendo necessário identificar essas bactérias. Existe falha técnica quando forem encontrados micro-organismos diferentes dos padrões existentes. Nesse caso, providências devem ser tomadas para corrigir rotinas e técnicas;
- caso o hospital não conte com um bacteriologista, deve solicitar que um laboratório qualificado faça os testes diariamente;
- os resultados do laboratório devem ser feitos em duplicata, sendo uma cópia para o chefe do lactário e outra para o diretor do hospital, pois este tem a responsabilidade de tomar providências imediatas caso a contagem encontrada nos testes seja alta.

BANCO DE LEITE HUMANO

Trata-se de um centro especializado, obrigatoriamente vinculado a um hospital materno e/ou infantil, responsável pela promoção do aleitamento materno e execução das atividades de coleta, processamento e controle de qualidade de colostro, leite de transição e leite humano maduro, para posterior distribuição, sob prescrição do médico ou nutricionista. É um estabelecimento sem fins lucrativos, sendo vedadas compra e venda na aquisição e distribuição dos seus produtos.

A Portaria MS n. 322/88 contemplou todas as etapas de implantação e funcionamento de bancos de leite humano (BLH) e tornou o Brasil o primeiro país a possuir tal instrumento.

O Brasil possui a maior e mais complexa rede de BLH do mundo, reconhecida pela Organização Mundial de Saúde por meio do Prêmio Sasakawa, concedido em 2001.

A ação coordenada, a pesquisa e o desenvolvimento tecnológico são os mais importantes elementos de sustentação da Rede Nacional de Bancos de Leite Humano, possibilitando, assim, compatibilizar rigor técnico e custo operacional com a realidade brasileira. O sistema opera com tecnologias alternativas, que permitem aliar seu baixo custo operacional com um nível de rigor técnico capaz de assegurar um padrão de qualidade reconhecido internacionalmente.

Os procedimentos adotados para o processamento e o controle de qualidade do leite humano são sensíveis e seguros o suficiente para não colocar em risco a saúde dos consumidores. Todos os procedimentos utilizados foram validados pelo Centro de Referência Nacional, instalado no Instituto Fernandes Figueira – Fundação Oswaldo Cruz, que há duas décadas vem trabalhando no campo da investigação científica e do desenvolvimento tecnológico, com vistas a otimizar as condições operacionais dos BLH diante da realidade brasileira.

Em todo o Brasil os procedimentos executados nos bancos de leite humano são supervisionados pela vigilância sanitária dos estados e municípios, assim como pela Anvisa. Com o objetivo de ampliar ainda mais o já elevado nível de segurança operacional dos BLH, o Ministério da Saúde vem empreendendo esforços com vistas à certificação da qualidade do leite humano coletado, processado e distribuído pelas unidades que integram a Rede Nacional. Trata-se de uma iniciativa que envolve a qualificação de recursos humanos; a disponibilidade de uma capacidade instalada compatível com a demanda, tanto em sua dimensão quantitativa como na qualitativa; a adoção de boas práticas com a perspectiva do emprego da análise de perigos e da utilização de pontos críticos de controle para o gerenciamento de processos; e da auditoria externa da qualidade na Rede BLH, realizada de forma sistemática e com o emprego de testes de proficiência.

Nesse sentido, o Ministério da Saúde implementou em 2008, em parceria com as secretarias estaduais e municipais e universidades, ações de um programa que visa promover a certificação da qualidade de produtos e processos sob a responsabilidade de um BLH. Trata-se do PNQBLH-Estágio I, que contemplou uma ação diagnóstica de todas as unidades em operação no país, bem como a capacitação de profissionais para esse fim.

Funcionamento do banco de leite humano

O BLH deve dispor de mecanismos próprios de controle, como formulários e fichas numerados que permitam o registro diário dos produtos coletados e distribuídos, de doadoras e receptores com respectivos endereços, dos exames clínicos e laboratoriais, bem como do resultado das análises de controle de qualidade dos produtos.

A coleta representa a primeira etapa na manipulação do leite humano e é composta por um elenco de atividades que vão desde a massagem e coleta até a pré-estocagem do produto.

Os funcionários do banco de leite humano devem ser devidamente treinados, e as doadoras previamente orientadas dentro de padrões técnicos e higiênico-sanitários. O leite deve ser acondicionado em recipientes de vidro com tampas de plástico. Em seguida, o leite cru deverá ser pré-estocado no refrigerador, na prateleira superior, com o prazo de validade de 24 horas, ou no *freezer*, com o prazo de validade de 15 dias.

Tipos de bancos de leite

Para fins esquemáticos, pode-se considerar três tipos de bancos de leite:

- tipo francês;
- tipo brasileiro;
- tipo misto.

Tipo francês

O banco de leite do tipo francês caracteriza-se pela coleta de leite a domicílio. É estabelecido o horário prévio para a coleta do leite, o que deve ser feito no menor tempo possível. O número de doadoras deve ser proporcional à demanda, e o seu tratamento exige atualização constante. Esse tipo de banco de leite é encontrado quase que exclusivamente em cidades grandes, em virtude da facilidade de obtenção de doadoras. O tipo francês exige controle de uma área geográfica de doadoras e um serviço volante para o recolhimento do leite.

Tipo brasileiro

A coleta é feita no próprio banco de leite, que é uma unidade específica integrada a um hospital de pediatria ou maternidade. As doadoras comparecem ao local para a doação de leite. Não há serviço externo de coleta.

Tipo misto

Recomendado para o Brasil, em virtude das condições socioeconômicas da população, é constituído de um banco de leite (tipo brasileiro) dotado de um serviço de coleta externa (tipo francês). O veículo coletor (ambulância) deve dispor de três áreas em seu interior:

- área de recepção;
- área de vestiário (uma pequena cabine onde se prepara a doadora para a coleta);
- área de estocagem de leite coletado (p. ex., *freezer*).

Transporte

Os produtos devem ser transportados do local de coleta ao banco de leite em embalagens adequadas e específicas para essa finalidade, em geral caixas isotérmicas, preferencialmente revestidas de PVC, com gelo reciclável em quantidade proporcional ao número de frasco de leite humano ordenhado.

Processamento

É o conjunto de vários procedimentos que vão desde a seleção e classificação para avaliar as condições de conservação em que o leite se encontra no momento da recepção; estocagem; reenvase em campo de chama; rotulagem dos frascos; pasteurização em banho-maria em temperatura de 62,5°C por 30 minutos; resfriamento dos frascos em imersão em água a mais ou menos 5°C (água + gelo); até a estocagem que deverá ser o congelamento por até 6 meses em *freezers*, efetuando rigoroso controle de temperatura.

Distribuição

O leite humano coletado e pasteurizado deve ser distribuído de acordo com os critérios estabelecidos pela Portaria MS n. 322/88. Normalmente são selecionados como receptores os lactentes que apresentam uma ou mais das seguintes indicações:

- prematuros e recém-nascidos de baixo peso que não sugam;
- recém-nascidos infectados, especialmente com enteroinfecções;
- portadores de deficiências imunológicas;
- portadores de diarreia protraída;
- portadores de alergia a proteínas heterólogas;
- casos excepcionais, a critério médico.

Controle de qualidade

O objetivo do controle de qualidade é conseguir um produto com qualidade preservada, boa e constante, desde a coleta até o consumo, a baixo custo e com o mínimo risco para a saúde do consumidor.

A proteção e os cuidados dispensados ao leite humano devem ter início no planejamento do banco, em que a localização e o projeto de engenharia (*layout*, localização de portas e janelas, cruzamento de fluxo, tipo de piso e de parede, localização dos equipamentos etc.) podem influir de maneira significativa na qualidade dos produtos.

Controle sanitário

É o controle microbiológico que evidencia a presença ou ausência de micro-organismos do grupo coliforme em cada frasco de leite humano pasteurizado.

Controle físico-químico

O controle físico-químico pode ser feito de duas formas: pela acidez e pelo crematócrito. O primeiro determina a acidez existente em cada frasco de leite humano pasteurizado. Já o crematócrito é o controle que determina o teor de gordura existente em cada frasco de leite humano pasteurizado.

Lavagem, preparo e esterilização dos materiais

Todo material utilizado deverá ser lavado em solução detergente, enxaguado em água corrente, seco, separado e empacotado de acordo com o tipo de esterilização, sendo então devidamente identificado.

Doadoras

As doadoras são, por definição, mulheres sadias que apresentam secreção láctea superior às exigências de seus filhos e que se dispõem a doar o excedente por livre e espontânea vontade. Serão inaptas para a doação, a critério médico, as nutrizes que sejam portadoras de moléstias infectocontagiosas ou que se encontrem em risco nutricional.

Funcionários

Os funcionários que trabalham em um BLH devem ser submetidos a exames periódicos de saúde.

Aleitamento materno

O leite materno é completo. Isso significa que até os 6 meses de vida o bebê não precisa de nenhum outro alimento (chá, suco, água ou outro leite). Depois dos 6 meses, a amamentação deverá ser complementada com outros alimentos. Pode-se continuar amamentando até os 2 anos ou mais. O leite materno funciona como uma vacina, protegendo a criança de muitas doenças. Além disso, é limpo, está sempre disponível e na temperatura ideal. É importante observar, ainda, que a amamentação favorece um contato mais íntimo entre a mãe e o bebê.

Benefícios da amamentação para o bebê

Crianças que mamam têm menos risco de desenvolver doenças respiratórias, infecções urinárias ou diarreias – problemas que podem levar a internações e até mesmo à morte. O bebê que é amamentado corretamente terá, no futuro, menos chance de desenvolver diabetes, hipertensão e doenças cardiovasculares.

Benefícios da amamentação para a mãe:

- ajuda a reduzir o peso mais rapidamente após o parto;
- ajuda o útero a recuperar seu tamanho normal, diminuindo o risco de hemorragia e de anemia após o parto;
- reduz o risco de diabetes;
- reduz o risco de câncer de mama e de ovário;
- no casos em que a amamentação é exclusiva, pode ser um método natural para evitar uma nova gravidez.

Modos de tornar a amamentação mais tranquila e prazerosa:

- nos primeiros meses, o bebê ainda não tem um horário fixo para mamar. É aconselhável que a mãe amamente sempre que ele pedir. Com o tempo, seu horário de mamadas vai se estabelecendo;
- antes de amamentar, a mãe deve lavar as mãos;
- a melhor posição para amamentar é aquela em que a mãe e o bebê se sentirem mais confortáveis;
- a mãe não deve se apressar; deve, em vez disso, permitir que o bebê sinta o prazer e o conforto do contato com o seu corpo;
- cada bebê tem seu próprio ritmo de mamar, e isso deve ser respeitado. Deve-se deixar que ele mame até que fique satisfeito. A mãe deve esperar que ele esvazie bem a mama para então oferecer-lhe a outra, se ele quiser;
- o leite do final da mamada possui mais gordura e, por essa razão, sacia o bebê e contribui para seu aumento de peso;
- na primeira mama, o bebê suga com mais força porque está com mais fome e, desse modo, esvazia melhor essa mama. Por isso, deve-se sempre começar com aquela que terminou a última mamada, para que o bebê tenha a oportunidade de esvaziar bem as duas mamas, o que é importante para que a mãe continue tendo leite suficiente.

Dificuldades na amamentação

As rachaduras nos mamilos aparecem quando a criança não está sugando a mama de forma adequada. Se isso estiver ocorrendo, a mãe deve procurar corrigir esse problema. Se a mama estiver muito cheia, tornando difícil a mamada, ela pode retirar um pouco do leite antes, a fim de ajudar o bebê a mamar. Se essa medida não promover uma melhora, deve-se procurar orientação em um serviço de saúde.

Pouco leite

Para manter sempre uma boa quantidade de leite, é preciso amamentar com frequência, deixando o bebê esvaziar bem o peito na mamada. Não é necessário oferecer outro alimento (água, chá, suco ou leite). Se o bebê dorme bem e está ganhando peso, o leite não está sendo insuficiente.

Leite fraco

Não existe "leite fraco". Todo leite materno é forte e bom. A cor do leite pode variar, mas ele nunca é fraco. Nem sempre o bebê chora por estar com fome; a criança chora quando quer aconchego, quando tem cólicas ou, ainda, quando sente algum desconforto. Sabendo disso, a mãe não deve permitir que ideias falsas atrapalhem a amamentação.

Doação de leite materno

O leite materno armazenado nos bancos de leite humano é utilizado para atender bebês prematuros ou doentes que não conseguem se alimentar diretamente no seio materno.

Para ser doadora de leite materno, a mulher deve estar plenamente saudável. Mães portadoras de doenças infectocontagiosas, como a Aids, não podem nem mesmo amamentar seus próprios filhos, em razão do risco de contaminá-los.

A seguir, seguem algumas orientações para a doação e a coleta de leite materno:

- a doadora não pode fumar, beber ou tomar medicamentos;

- antes da possível coleta, a doadora deve mostrar seu cartão de pré--natal e passar por uma avaliação clínica;
- em alguns municípios a coleta pode ser feita em casa; a mãe telefona para o serviço responsável, e os profissionais vão até ela para recolher o leite;
- ao chegar ao banco, o leite passa por um rigoroso controle de qualidade, sendo pasteurizado para eliminar bactérias e vírus.

8
A HUMANIZAÇÃO DO ATENDIMENTO HOSPITALAR

CONCEITO

A humanização dos hospitais pode ser entendida como o estabelecimento da primazia efetiva dos direitos do paciente sobre a estrutura operacional e administrativa do hospital. Esse conceito, aliás, coincide integralmente com a reiterada afirmação de que o doente é a razão de ser do hospital.

PRINCÍPIOS BÁSICOS

- a humanização dos hospitais não pode ser confundida com a simples adoção de uma série de medidas isoladas que visem solucionar problemas específicos da administração hospitalar;
- a humanização dos hospitais deve ser integrada no quadro geral e amplo da melhoria das relações entre administradores e administrados;
- a humanização dos hospitais é tarefa comum primordial e indeclinável de quantos se dizem responsáveis, em qualquer nível, por sua administração;
- a humanização dos hospitais é a característica fundamental de uma administração eficaz.

HUMANIZAÇÃO DO ATENDIMENTO HOSPITALAR E DO SERVIÇO DE ALIMENTAÇÃO

O hospital visto pelo paciente

As pessoas costumam dirigir-se a um hospital obrigadas por uma doença, situação que cria nelas uma inquietude e as leva até mesmo a exagerar o poder dos conhecimentos dos profissionais que as assistem. Em razão dessa ansiedade, o próprio hospital é às vezes mal reconhecido em sua finalidade real e passa a representar a realização das esperanças e dos desejos do paciente.

Os conflitos entre a realidade do hospital e as esperanças do internado dão origem aos problemas humanos da relação paciente-pessoa. A doença traz uma série de consequências para a pessoa:

- provoca um choque emocional;
- ameaça o equilíbrio psicológico;
- fragiliza as defesas pessoais;
- exige o abandono das atividades normais da vida adulta;
- impõe o recolhimento ao leito;
- requer proteção e cuidados;
- implica o afastamento da comunidade.

O paciente é colocado em um leito, é alimentado, recebe cuidados ao seu corpo e tem sua vida cuidada e protegida. Apesar disso, ele só procura esses serviços quando indispensáveis, e, por mais que queira, não consegue esconder a angústia causada pela internação. Seu receio repousa, muitas vezes, em um detalhe da internação, em um sintoma da doença, nas ideias que formou sobre o pessoal, nas cenas hospitalares, nos ruídos e nos odores, bem como na preocupação com a família que deve abandonar. Às vezes o paciente fica profundamente amedrontado.

A doença é mais que uma fratura, uma dor súbita ou uma mudança no funcionamento e no aspecto do corpo. Ela vem acompanhada por uma série de ressonâncias afetivas e sociais. Pode ser que o paciente tenha ido ao hospital para tratar uma fratura, acalmar uma dor ou restabelecer seu organismo; mas também é possível que esteja à procura de tratamento para outros distúrbios. Para algumas pessoas o hospital pode, inclusive, significar garantia de amizade, sustento e habitação.

Os pacientes também têm consciência de que a saúde é um dos seus direitos e que estão no hospital para viver e não para aguardar a morte. A doença é algo a ser vencido por todos os meios disponíveis, estejam os pacientes pagando ou não pelos cuidados que recebem.

O hospital visto pelo público

O público idealiza o hospital assimilando os subsídios que os meios de comunicação de massa lhe oferecem. É verdade que a imprensa, em alguns países, está sempre ávida de escândalos e casos de negligências ocorridos nos hospitais; contudo, é ela também que dá cobertura às campanhas de socorro às vítimas de catástrofes e à divulgação de novos medicamentos e conhecimentos técnicos. É essa mescla de informações que gera a opinião do público e do pessoal que trabalha no hospital.

Os hospitais polarizam a atenção do público, do rádio, da televisão e da imprensa porque são instituições importantes na sociedade. O que ali se faz é de interesse público, e todos os pacientes, familiares, visitas e acompanhantes veem-se autorizados pela experiência vivida a criticar ou elogiar o tratamento recebido, tenha sido ele médico ou não.

O hospital, por meio de seu serviço de relações públicas, deve procurar transmitir uma imagem positiva de si mesmo à comunidade que serve, a fim de que seus futuros pacientes, ao serem internados, tenham dele uma imagem positiva, o que contribuirá para lhes restabelecer o equilíbrio perturbado pela enfermidade e acelerar o processo de recuperação física e mental.

Ao ser internado, além da doença, o paciente carrega consigo todos os problemas que dela derivam e que afetam a sua vida, bem como as ideias pessoais com relação ao hospital e que servirão de termo de comparação com a realidade por ele encontrada desde a internação até o momento de receber alta. Essa comparação e a preocupação consomem grande parte de suas energias, o que influi no seu tratamento.

HUMANIZAÇÃO NA ORGANIZAÇÃO E NA ADMINISTRAÇÃO DO SERVIÇO DE ALIMENTAÇÃO

Todos necessitam de alimentos e procuram obtê-los no momento, na forma e na quantidade que desejam. Em algumas ocasiões, as pessoas são exigentes e se prendem a certos detalhes secundários; em outras, criticam o alimento que lhes é apresentado, comparando-o com o que esperavam receber.

A alimentação está integrada na vida do homem, em seu tempo, em sua cultura e em seus hábitos. A alimentação faz parte da liberdade pessoal do homem. O que, como, quando, quanto e onde comer são opções pessoais, ou pelo menos deveriam ser.

Observe-se o que se passa em um hospital. Ao paciente não cabe escolha alguma quanto à sua alimentação. O hospital já possui seu próprio cardápio e julga atender perfeitamente ao gosto e às necessidades de todos os pacientes; serve as refeições em um horário que considera ideal (pelo menos para a comunidade do serviço de nutrição); apresenta a alimentação de uma forma que julga adequada (pelo menos do ponto de vista econômico); e padroniza a quantidade de acordo com uma média que a própria instituição estabeleceu e definiu.

A respeito dessas observações cabem, contudo, algumas interrogações e um profundo questionamento, pois, afinal, se está servindo a um ser humano que tem o direito de se defender quando agredido em sua liberdade, em sua personalidade e em seus direitos. O hospital não pode reprimir a voz ativa do paciente. Deve, pelo contrário, ouvi-lo e atendê-lo da melhor forma possível. Não se trata de transformar o hospital em um restaurante ou hotel de luxo. Trata-se apenas de garantir ao paciente o direito à palavra e à defesa. Trata-se apenas de tornar o paciente, efetivamente, o centro e a razão de ser do hospital.

É dentro dessa visão e desse objetivo que, na administração do serviço de alimentação dos hospitais de hoje, faz-se necessária uma série de cuidados e uma reformulação em todos os seus componentes, como a planta física, os equipamentos e utensílios, os cardápios e dietas, o preparo e a distribuição, o horário das refeições, a política de compras, o pessoal, entre outros fatores, com vistas a atuar de modo mais humano junto à clientela e, principalmente, junto ao paciente.

É a respeito desse quadro que se pretende, agora, fazer algumas considerações que, embora breves e superficiais, possibilitarão uma melhor adequação do serviço de nutrição às reais necessidades do paciente.

PLANTA FÍSICA

Do ponto de vista da planta física, deve-se garantir, pelo menos, os seguintes aspectos:

- facilidade de atendimento ao paciente (rapidez na distribuição);
- fluxo adequado (para evitar sobrecarga do pessoal);
- assepsia (mediante a localização, divisão e higienização das diversas áreas).

Equipamentos e utensílios

Devem garantir:

- o adequado preparo dos alimentos (para evitar perda de valor nutritivo);
- a higiene necessária (manutenção e limpeza);
- uma boa apresentação (evitando-se o manuseio excessivo).

Com relação aos utensílios especificamente, cabe perguntar se "o que é bom para o hospital é bom também para o paciente". Ao adotar ou comprar utensílios (pratos, talheres, bandejas etc.), o hospital não pode se preocupar apenas com os fatores economia e durabilidade, mas também com os hábitos e a cultura do paciente.

Cardápios e dietas

Ressalvadas as necessidades terapêuticas, os cardápios e as dietas hospitalares devem respeitar:

- os hábitos alimentares do paciente (ponto de cocção, temperos, consistência, apresentação e variedades);
- a necessidade do paciente em termos da quantidade de sua alimentação;
- o direito de escolha (ou alternativa de opção) do paciente;
- o direito do paciente ao diálogo com o responsável pela administração do serviço;
- o direito do paciente à informação relativa à alimentação (dieta) que lhe é servida.

Distribuição de refeições

O sistema de distribuição de refeições adotado deve garantir:

- boa apresentação da alimentação servida;
- higiene;
- inviolabilidade da refeição;
- condições térmicas ideais;
- rapidez do sistema;
- entrega personalizada (acompanhada de um diálogo, ainda que rápido, com o paciente).

Horário

Em vez de preocupar-se apenas com o que lhe interessa do ponto de vista administrativo, o hospital, com relação ao horário adotado para as refeições, deve garantir:

- melhor atendimento das necessidades alimentares do paciente (em termos de quantidade, repetição e qualidade);
- maior aproximação possível dos hábitos do paciente no que diz respeito à distribuição das refeições durante o dia;
- a possibilidade de atender o paciente em horários não previstos, porém necessários.

Política de compra

A política de compra deve:

- garantir a variedade necessária da alimentação;
- garantir a higiene necessária (conservação dos gêneros);
- garantir um cardápio melhor (pela economia da compra de produtos sazonais).

Pessoal

De nada servem a administração perfeita do serviço de nutrição, a existência de normas e rotinas, o controle de quantidade e qualidade, o horário adequado, o sistema ideal de distribuição, a existência de um cardápio tecnicamente elaborado e uma política de compras adequada, se não se contar com uma equipe preocupada com as seguintes abordagens:

- atendimento personalizado ao paciente (diálogo, ainda que breve, o qual não exige tempo suplementar de trabalho e significa que o paciente é uma pessoa e tem o direito de ser tratado como tal);
- atendimento às necessidades alimentares do paciente (mediante o acompanhamento da maneira como é recebido o cardápio ou a dieta prescrita pelo médico e que, às vezes, pode e deve ser substituído a fim de melhor atender ao desejo do paciente e a seus hábitos alimentares);
- atendimento às necessidades de informação do paciente (ele aceita uma dieta a que não está acostumado, desde que se lhe explique que ela é parte do processo terapêutico).

Esse atendimento, no entanto, só acontecerá se a equipe do serviço de nutrição apresentar os seguintes recursos:

- chefia confiada a profissional devidamente qualificado (técnica e humanamente), e dotada de liderança e capacidade de comunicação;
- pessoal de serviço devidamente selecionado em função da responsabilidade das suas atividades e da sua adequação ao trabalho;
- pessoal satisfeito consigo mesmo, com o grupo (relacionamento interno adequado), com o trabalho e com a instituição;
- pessoal dotado de vocação (tendência, interesse, dedicação, motivação) para o trabalho junto ao paciente;
- pessoal capaz de doação e de empatia (que veja o paciente não como um problema, mas como oportunidade para prestar um serviço de elevado valor).

Com todas essas exigências, conclui-se que não é tarefa fácil aplicar de maneira plenamente satisfatória todos esses princípios de tratamento. De fato, o serviço de alimentação conta com uma série de problemas, técnicos e humanos. Existem problemas e limitações de ordem física e econômica; existem problemas de ordem social e psicológica. Apesar disso, no entanto, a humanização se faz necessária. Não se trata de uma exigência de segundo plano. É um requisito essencial do serviço. Consiste no atendimento à sua função primordial, que é a contribuição no restabelecimento de uma pessoa. A dificuldade da humanização não é razão suficiente para não tomar iniciativas com vistas a alcançá-la. A omissão, nesse sentido, seria imperdoável agressão a uma pessoa indefesa, insegura e dependente. O serviço de alimentação deve sofrer uma reestruturação profunda. Uma nova filosofia deve ser adotada, e o paciente deve ocupar o lugar que por direito lhe cabe. Uma nova filosofia de trabalho deve devolver ao paciente a voz que lhe foi tirada. Faz-se necessário e urgente um esforço multiprofissional (do médico, do nutricionista, dos enfermeiros e do administrador hospitalar) para garantir ao paciente o exercício de seus direitos, que foram ignorados. Não importa que ele não os reclame. Talvez nem saiba fazê-lo.

HUMANIZAÇÃO DA EQUIPE DE SAÚDE

Evidentemente, é muito difícil definir o que é a humanização. Trata-se de algo que se percebe, que se sente, tanto quando está presente como quando está ausente, mas que é difícil de traduzir em palavras. Pode-se dizer que é a busca constante de harmonia e de um relacionamento cada vez melhor entre os funcionários, e entre estes e a administração, sempre com vistas à compreensão integral do paciente. Talvez seja mais esclarecedora uma explicação daquilo que caracteriza a ausência e a presença de humanização em uma equipe de saúde.

Pouco ou nada se pode esperar de uma equipe de saúde que não tenha entre seus componentes fundamentais o espírito de uma equipe humanizada, com ou sem habilitação adequada, e isso vale inclusive para os casos em que essa equipe disponha dos mais sofisticados recursos materiais e atue dentro de um edifício de planta física praticamente perfeita. Se não possuir o princípio da humanização, será mais adequado designá-la meramente como "um ajuntamento de pessoas". Nenhum complexo tecnológico poderá jamais substituir a capacidade humana de formar aquele outro complexo: o de pessoas diversificadas em suas características individuais, é verdade, mas que se completam, se ajudam e, o mais importante, olham-se e tratam-se como pessoas afetiva e emocionalmente equilibradas.

Todos conhecem os males advindos da pouca preocupação dos responsáveis pelas instituições de saúde em proporcionar aos membros de sua equipe a noção de que, se eles não tiverem entre si a capacidade de se entenderem como pessoas, jamais poderão transmitir ao paciente o afeto, o cuidado e a segurança que ele espera e da qual necessita. Em contraposição, quando o grupo de trabalho está imbuído de um espírito de equipe real e age como um todo harmônico, demonstra-se que o traço comum entre seus componentes é o relacionamento baseado na afetividade, no respeito mútuo e na compreensão. É então que surge a capacidade de doar-se, a qual tantos benefícios traz à assistência prestada pela instituição àqueles que a procuram.

Características de uma equipe desumanizada:

- desorganização e atrito constante dentro da instituição;
- pacientes mal recepcionados desde a admissão até a alta;
- prescrições malfeitas e/ou mal executadas;
- indiferença no relacionamento com o paciente;
- falta de organização burocrática e administrativa;
- atritos frequentes entre o pessoal médico e o paramédico;
- falha constante dos serviços de apoio;
- tensões e atritos entre funcionários ou grupos;
- imagem da instituição desgastada na comunidade.

Características de uma equipe humanizada:

- aquele que procura a instituição é atendido e aceito como pessoa e não simplesmente como um número ou um membro do sistema;
- os funcionários são considerados seres humanos e não peças de uma máquina;
- existe confiança mútua entre superiores e subordinados;
- todos podem expor seus problemas, e toda a crítica construtiva é bem recebida por superiores e subordinados;
- a hierarquia existe mais em função de organizar e orientar que de fiscalizar e punir;
- conscientização dos funcionários de que a direção exige o máximo deles, mas que, em contrapartida, procura oferecer-lhes as melhores condições de trabalho;
- constante motivação para as atividades e planos da instituição;

- clima propício ao trabalho em equipe, havendo respeito e auxílio mútuos, bem como utilização plena das capacidades individuais na consecução das metas fixadas.

Um serviço de orientação psicológica na instituição poderá avaliar um funcionário e reunir dados como:

- aspectos de sua personalidade em função do grupo;
- conduta homogênea ou aspectos discordantes;
- constituição de seu caráter;
- interação físico-emocional;
- nuanças de seu temperamento;
- nível de inteligência e sua relação com as tarefas que realizará;
- recuperação de seu grau de aculturamento sobre sua conduta e desempenho;
- possíveis fatores extrínsecos dentro da personalidade e eventual comportamento discordante.

Formação e aprimoramento profissional

Embora tenha sido mencionado que a tecnologia não pode e não deve suplantar os valores humanos, isso não significa absolutamente que se deva pactuar com a estagnação cultural dos funcionários. Desumano seria não estimular uma busca cada vez maior de conhecimentos e aperfeiçoamento técnico do pessoal. Só terá a necessária sensibilidade no trato com o outro aquele que se considerar realizado como profissional.

Capacidade de relacionamento

O ser humano apresenta uma interessante ambivalência: deseja ser autossuficiente, mas, ao mesmo tempo, sente-se infeliz se percebe que está isolado. Em um grupo, essa ambivalência pode causar problemas se cada membro não for estimulado a desenvolver sua capacidade de relacionar-se com os seus companheiros. A ampla gama de capacidade de relacionamento exige que se atente para cada funcionário, na maioria dos casos estimulando-os, mas também às vezes (o que pode parecer paradoxal) freando-os em seus exageros. O que se pretende é o equilíbrio.

Ao participar de um grupo de trabalho, a pessoa deseja e necessita saber quais os objetivos desse grupo. Não se pode esperar uma situação eficiente de alguém que ignora o quê e o porquê daquilo que está sendo exigido. Se o objetivo é fazer que uma equipe de saúde atinja as metas da instituição, faz-se necessário que cada membro conheça essas metas e os meios para atingi-las. Do contrário, o funcionário terá a sensação de que ele é uma simples peça de uma máquina, e ele, vendo-se como tal, passará a agir mecanicamente, fazendo que, por extensão, a equipe fique totalmente desumanizada. É necessário, portanto:

- caracterizar os objetivos da instituição e os planos para atingi-los;
- explicar como cada equipe deve atuar em relação às demais e ao todo;
- definir a parte que corresponde a cada um dentro da equipe;
- avaliar o desempenho individual e do grupo em relação à consecução das metas estabelecidas;
- acompanhar permanentemente, com técnicos especializados, eventuais problemas de conduta individual ou coletiva;
- corrigir de imediato qualquer desvio, de pessoas ou grupos, em relação aos objetivos previamente traçados;
- estabelecer uma estrutura hierárquica.

Sugestões para humanizar uma equipe de saúde

Uma pessoa que desempenha suas tarefas ciente de sua importância e de seu valor produz muito mais e melhor que outra da qual se exige apenas obediência. A mera presença física e a atividade exercida por alguém não traduzem necessariamente seu entusiasmo, lealdade e dedicação. Essas virtudes deverão ser conquistadas e estimuladas.

Atendimento do fator individual

A preocupação quanto ao fator individual pode ser resumida na tríade:

- adaptação da pessoa ao trabalho;
- adaptação do trabalho à pessoa;
- adaptação da pessoa à pessoa.

Dentro desse esquema têm sido colocadas em prática, entre outras, as atividades listadas a seguir.

Racionalização na escolha de novos funcionários:

- escolha de pessoas para as funções de acordo com suas atividades e aptidões;
- testes escritos para avaliação de seus conhecimentos teóricos;
- entrevista para avaliação de suas características psicológicas;
- estágio probatório para aferição de seus conhecimentos práticos;
- exames clínico-laboratoriais para diagnóstico de suas condições físicas.

Adaptação ao trabalho:

- período de experiência e treinamento específico visando a integração ao grupo e a suas tarefas;
- avaliação, após esse período, para fins de contratação definitiva, mediante ficha de desempenho e parecer do supervisor.

Avaliação periódica do desempenho:

- senso de responsabilidade;
- interesse pelo trabalho;
- conhecimento de suas tarefas;
- equilíbrio emocional;
- espírito de iniciativa;
- colaboração com o grupo.

Plano de promoção por merecimento:

- quadro de funcionários oficializados;
- critério de promoção rigorosamente estabelecido e respeitado;
- enquadramento de cada funcionário criteriosamente analisado;
- promoção em épocas prefixadas.

Valorização de liderança:

- estimular as aptidões individuais;
- sempre que possível, empregar as habilidades de cada membro nas realizações do grupo;
- na designação de chefias e cargos, dar preferência aos líderes identificados;
- evitar emulação exagerada, para que não ocorram atritos;
- atentar para que não haja conflitos entre chefes e líderes.

Atendimento ao fator grupal

Neste âmbito, a ênfase da atuação tem sido a busca de uma efetiva "força de trabalho" para as instituições com base no binômio relacionamento e hierarquia.

Quanto ao primeiro fator, insiste-se no fato de que o relacionamento consiste em trilhar um caminho em direção ao outro. Se alguém ficar parado, acabará sozinho. Com referência à hierarquia, deve-se ter em mente que as ações dos subordinados são pautadas pela qualidade da supervisão que lhes é dada e que muitas vezes a má atuação do grupo é decorrência de uma chefia incompetente. Nesse sentido, usam-se recursos como os elencados a seguir.

Curso teórico-prático:

- relações humanas;
- criatividade e desenvolvimento de liderança;
- atualização de temas de enfermagem;
- introdução de novas técnicas.

Treinamento em serviço:

- palestra de demonstrações sobre assuntos específicos;
- adaptações de funcionários a uma nova rotina ou técnica;
- revisão do desempenho prático e correção de possíveis falhas;
- treinamento da equipe para uma nova tarefa;
- elaboração e/ou revisão do manual de atribuições.

Reuniões:

- de chefias, de equipe ou gerais;
- informativas, consultivas e de avaliação;
- agenda clara e previamente elaborada;
- debate franco, com controle de tempo e audiência de todos;
- resumo de conclusões e planejamento de temas futuros.

Bem-estar físico:

- espaço para todos, com circulação racionalizada;
- iluminação suficiente para cada tipo de tarefa;
- renovação contínua de ar;
- controle de ruídos;
- temperatura estabilizada e agradável;
- mobiliário e equipamentos adequados e confortáveis;
- material e instrumental com qualidade e em quantidades adequadas;
- outras atividades em grupo;
- equipe de Pastoral da Saúde;
- sociedade esportiva e recreativa;
- coral dos funcionários;
- biblioteca para estudo e lazer;
- local para recreação e descanso dos funcionários;
- quadro de aviso e mensagens em cada setor;
- jornal dos funcionários;
- festas de confraternização, gerais ou por equipe;
- comemoração de datas significativas (Natal, dias das Mães).

ANEXO

Carta brasileira dos direitos do paciente

Os participantes do II Congresso Brasileiro de Humanização do Hospital e da Saúde, realizado em São Paulo, de 13 a 15 de agosto de 1981, e promovido pelo Centro São Camilo de Desenvolvimento em Administração da Saúde:

- coerentes com os objetivos mais elevados de suas profissões e solidários com a pessoa enferma, objeto e sujeito de seu atendimento;
- testemunhando seu respeito pelos direitos humanos e pela liberdade e dignidade da pessoa que servem;
- considerando as necessidades específicas das condições biopsicossociais do enfermo;
- considerando o direito à saúde assegurado pela Constituição brasileira a todo cidadão;
- crendo na possibilidade da prática de uma medicina verdadeiramente voltada para o homem integral;
- considerando a necessidade de evitar agressões de qualquer ordem ao enfermo e de integrá-lo como elemento ativo no processo terapêutico;
- considerando a necessidade de orientar todo o serviço e a instituição da área para o verdadeiro conceito de saúde, evitando-se uma simples concentração de esforços na doença;
- considerando que o desenvolvimento tecnológico verificado na área da saúde pode gerar uma despersonalização dos cuidados prestados ao paciente;
- proclama esta Carta Brasileira dos Direitos do Paciente, que servirá como ponto de referência para o exercício profissional da equipe de saúde e para a operação das instituições dessa área.

Toda pessoa necessitada de cuidados de saúde tem o direito:
1. À saúde e à correspondente educação sanitária para poder participar ativamente de sua preservação.
2. De saber como, quando e onde receber os cuidados de emergência.
3. Ao atendimento sem qualquer restrição de ordem social, econômica, cultural, religiosa e social ou outra.
4. À vida e à integridade, física, psíquica e cultural.
5. À proteção contra o hipertecnicismo que viola seus direitos e sua dignidade como pessoa.
6. À liberdade religiosa e à assistência espiritual.
7. De ser respeitada e valorizada como ser humano.
8. De recusar o atendimento que fira sua dignidade ou seus direitos como pessoa.
9. De ser considerada como sujeito no processo de atendimento a que será submetida.
10. De conhecer seus direitos a partir do início do tratamento.

(continua)

(*continuação*)

11. De saber se será submetida a experiências, pesquisas ou práticas que afetem o seu tratamento ou a sua dignidade e de recusar submeter-se a estas.
12. De ser informada a respeito do processo terapêutico a que será submetida, bem como de seus riscos e probabilidade de sucesso.
13. De solicitar a mudança de médico, quando julgar oportuno, ou de discutir o seu caso com um especialista.
14. À assistência médica durante todo o tempo necessário e até o limite das possibilidades técnicas e humanas do hospital.
15. De solicitar e de receber informações relativas ao diagnóstico, ao tratamento e aos resultados de exames e outras práticas efetuadas durante sua internação.
16. De conhecer as pessoas responsáveis pelo seu tratamento e manter relacionamento com elas.
17. A ter seu prontuário devidamente preenchido, atualizado e mantido em sigilo.
18. A rejeitar, até os limites legais, o tratamento que lhe é oferecido e receber informações relativas às consequências de suas decisões.
19. Ao sigilo profissional relativo à sua enfermidade por parte de toda a equipe de cuidados.
20. A ser informada do estado ou da gravidade de sua enfermidade.
21. De ser atendida em instituições com serviços adequados.
22. De conhecer as normas do hospital relativas à sua internação.
23. De receber explicações relativas aos componentes da fatura, independentemente da fonte de pagamento.
24. De receber familiares ou outras pessoas estranhas à equipe de cuidados.
25. De deixar o hospital independentemente da sua condição física ou situação financeira, mesmo contrariando o julgamento de seu médico e do hospital, embora, no caso, deva assinar seu pedido de alta.
26. De recusar sua transferência para outro hospital ou médico até obter todas as informações necessárias para uma aceitação consciente desta.

Fonte: http://crf-rj.org.br/crf/legislacao/leis/legis_comp_carta_bdp.asp. Acessado em: 11 fev. 2014.

9
QUALIDADE HOSPITALAR APLICADA AOS SERVIÇOS DE SAÚDE

João Catarin Mezomo (in memoriam)
Iracema de Barros Mezomo

PRINCÍPIOS BÁSICOS DA QUALIDADE

A melhoria continuada da qualidade ou da qualidade hospitalar tornou-se o assunto mais debatido e pauta obrigatória de todas as reuniões administrativas, tanto na área industrial quanto nas organizações prestadoras de serviços. Esse tema continua a desafiar a criatividade dos administradores conscientes de sua responsabilidade e desejosos do desenvolvimento futuro de suas organizações.

A qualidade passou a ser símbolo e condição para a sobrevivência e a própria legitimidade social das organizações. A qualidade é, e sempre será, a marca das empresas de sucesso, assim como o fracasso será a sina dos que nela não acreditam. A partir do foco na qualidade, há uma nova relação de parceria entre os fornecedores e clientes, priorizando-se a pessoa, na figura do cliente, como fundamento e razão de ser de todo o esforço empresarial. A qualidade mostrou que o cliente não é uma pessoa sob domínio, mas sim um colaborador e parceiro na obtenção dos objetivos maiores da organização. A qualidade veio mostrar que toda organização deve definir sua própria identidade, estabelecer sua missão, formular os valores que a caracterizam e os princípios que a orientam em suas atividades.

Visão

É a identificação do rumo para o qual a organização será conduzida. Trata-se da condição básica para o início de qualquer processo de mudança organizacional.

Missão

É o propósito ou objetivo básico da organização. É a sua razão de existir. Geralmente, sua formulação inclui a indicação do que a organização faz, quem o faz, para quem, quando, onde e por quê.

Valores

São os compromissos básicos mais importantes para a organização e seus funcionários. Os principais valores a serem considerados são:

- respeito: nós conhecemos o mérito, a qualidade, a diversidade e a importância recíproca das pessoas e das instituições que servimos;
- compaixão: nós cuidaremos dos outros e respeitaremos os seus sentimentos;
- integridade: nós seremos honestos, corretos e atenderemos aos mais elevados padrões éticos;
- eficiência: nós atenderemos as expectativas da comunidade e a nossa própria necessidade de sermos responsáveis e prudentes com nossos recursos;
- excelência: nós trabalharemos unidos para sermos os melhores em tudo o que fizermos.

Princípios

São as regras fundamentais, as doutrinas, as normas e as pressuposições pelas quais se espera que os administradores e os funcionários ajam. Os princípios dão suporte aos valores e estabelecem as prioridades básicas e as experiências fundamentais.

A IMPORTÂNCIA DOS SERVIÇOS E A DESCOBERTA DA QUALIDADE

No mundo atual, mais do que em uma economia agrícola ou industrial, vivemos em uma economia de serviços. De janeiro a março de 2013, o PIB – soma dos produtos e serviços produzidos pelo Brasil – avançou 0,6%. Igual ao último trimestre de 2012.

O Brasil teve o mesmo crescimento que os Estados Unidos. Ficou acima da União Europeia e do México. E abaixo da China.

O setor de serviços teve um bom desempenho, com gastos em educação, saúde, telecomunicações e informática. Mas o aumento mais expressivo foi na agropecuária.

O setor de serviços é o que mais crescerá e se diversificará no cenário mundial, porque as pessoas também os exigem cada vez mais e desejam que sejam mais especializados e sofisticados, ou seja, que tenham maior qualidade.

É por essa razão que têm crescido no mundo todo, e de forma assombrosa, as reclamações e os protestos contra os serviços de baixa qualidade. Os clientes já não são tão pacientes como no passado. O descontentamento é geral, embora somente uma pequena parcela de insatisfeitos formule suas queixas e exija seus direitos.

E de onde vem essa redução na qualidade dos serviços? Possivelmente deve-se ao pessoal, que não recebe a formação adequada quanto a conceitos e habilidades para a prestação de um serviço de qualidade, mas provém sobretudo do sistema, que não está estruturado e planejado para a qualidade. Em quadros de inexistência de um serviço de qualidade, é comum que o pessoal não esteja capacitado para pensar, agir e comunicar-se na linguagem da qualidade, não esteja integrado aos objetivos da organização (ou nem os conheça). Muitas vezes, os serviços também não estão organizados de modo a melhor atender à disponibilidade de tempo dos clientes. Isso acontece em vários setores: desde os consultórios médicos e odontológicos até a sapataria. Pouca também é a importância dada aos clientes após a prestação do serviço. Venda realizada, cliente esquecido. Com frequência dá-se muita ênfase às finanças e ao marketing, e pouco se sabe sobre a maneira de se fornecer um serviço de qualidade.

A própria administração, muitas vezes despreparada e ineficiente, não se dá conta da importância de um serviço de qualidade como forma e caminho de integração da empresa com a comunidade (consumidor).

Existem, por outro lado, muitas empresas de serviços que estão passando por uma evolução e progresso incríveis, justamente porque optaram pela qualidade, ou seja, pelo respeito ao consumidor. Serviços e pessoas se identificam. Os consumidores não são "presas" ou vítimas que os "caçadores" (prestadores de serviços) devem agarrar de qualquer forma. Devem ser parceiros e não opositores. A tendência é que se tenha a cada dia mais serviços; contudo, eles não sobreviverão se não tiverem qualidade.

De repente o mundo descobriu a palavra mágica que o tirou do sufoco: qualidade. Pessoas, instituições e empresas passaram a adotar a palavra como um amuleto sagrado capaz de resolver todos os seus problemas. Em todo o mundo, novas organizações se propõem, inclusive, a oferecer qualidade às empresas prestadoras de serviço. Existem associações que vêm atuando em nível mundial, com centenas e milhares de clientes. Novos livros são lançados e, como verdadeiros *best-sellers*, esgotam-se nas livrarias. E por que toda essa movimentação?

Em primeiro lugar porque os clientes se tornaram mais críticos com os serviços que adquirem. Em segundo lugar, porque a insatisfação do cliente pode não apenas atrapalhar a empresa, como também decretar sua falência.

Cliente satisfeito é igual a sucesso, lucratividade, competitividade, sobrevivência e expansão da empresa.

As empresas que entrarem ou estiverem no mercado apenas com o objetivo de ganhar dinheiro não terão muitas chances de obtê-lo. Por outro lado, aquelas que cuidarem da qualidade perceberão que o dinheiro virá como um de seus resultados, mediante a satisfação do cliente.

A qualidade ainda é buscada por outras razões:

- necessidade de reduzir custos e de eliminar custos desnecessários;
- necessidade de evitar processos (p. ex., erros médicos) que geram uma não conformidade do serviço (ou produto) com seus requisitos (Código de Defesa do Consumidor);
- necessidade de garantir credibilidade aos serviços (de saúde e outros), para que sejam de fato benéficos e politicamente eficazes.

CONCEITOS DE QUALIDADE

"Qualidade" é um termo associado a conceitos variados e dinâmicos, mas fundamentalmente indica o nível de excelência daquilo que é produzido (produto ou serviço).

Alguns autores formularam definições que se tornaram clássicas. Citaremos apenas alguns exemplos.

A qualidade é uma propriedade da atenção médica que pode ser obtida em diversos graus ou níveis. Essa propriedade pode ser definida como a obtenção dos maiores benefícios, com os menores riscos para o paciente. Benefícios esses que, por sua vez, se definem em função do alcançável, de acordo com os recursos disponíveis e os valores sociais existentes.

Nesse sentido: qualidade = benefícios – (riscos + custos). Vê-se que a qualidade em saúde tem outras dimensões, além da simples satisfação do cliente, que caracteriza a qualidade no campo industrial ou de produção. À satisfação do cliente (paciente) acrescenta-se o resultado da ação, que é a saúde. Quando os riscos são maiores que os benefícios, tem-se a iatrogenia, que é a qualidade negativa.

No conceito de qualidade distinguem-se três dimensões: a técnica, a interpessoal e a ambiental. A técnica refere-se à aplicação de conhecimentos científicos e técnicos para a resolução do problema de saúde do paciente. A interpessoal refere-se à relação que se estabelece entre o prestador de serviço e o paciente. A ambiental, por fim, refere-se às comodidades oferecidas ao paciente em termos de conforto e bem-estar.

Em outra conceituação, há qualidade quando se atinge e excede as expectativas do cliente (consumidor) fazendo a coisa certa, de maneira certa, desde a primeira vez, e melhorar a cada vez.

Na opinião de alguns estudiosos, qualidade corresponde a satisfação das expectativas do cliente e ausência de defeitos.

Filosofia da qualidade

A qualidade adota como filosofia os seguintes fundamentos:

- o respeito devido ao consumidor pela sua própria dignidade;

- responsabilidade social da empresa (o que não lhe permite oferecer produtos ou serviços sem qualidade);
- a responsabilidade profissional dos que prestam serviços (ou fabricam produtos).

A busca da qualidade vem recebendo um destaque muito grande em nível mundial, em virtude de uma série de fatores que vêm movimentando as organizações, tais como: o aumento da competitividade; o aumento dos custos de produção; o aumento do nível de exigência por parte do consumidor e o correspondente aumento do número de processos jurídicos contra as empresas (produtos e serviços); e o surgimento das novas leis de proteção ao consumidor.

A qualidade visa à satisfação dos clientes, buscando identificar, suprir e extrapolar suas expectativas e necessidades.

Etapas de um programa de qualidade

A qualidade não é um programa com início e fim determinados, mas um processo que, tendo início, não conhece o fim. Isso se deve ao fato de a qualidade ser um conceito dinâmico, que supõe e envolve uma melhoria continuada, levando a organização a buscar incessantemente novos níveis de desempenho.

O processo de qualidade supõe a sequência de três etapas:

- planejamento da qualidade;
- controle da qualidade;
- aperfeiçoamento ou melhoria da qualidade.

Planejamento da qualidade

Nesta etapa são definidas ou estabelecidas as ações a serem executadas com o objetivo de cumprir a missão da organização. As atividades básicas para o planejamento da qualidade são:

- identificar quem são os clientes e suas necessidades;
- desenvolver um produto que corresponda a essas necessidades;
- desenvolver um processo capaz de desenvolver esse produto.

Controle da qualidade

Nesta etapa, o foco está em monitorar as ações com o objetivo de garantir a qualidade planejada.

Aperfeiçoamento ou melhoria da qualidade

Nesta etapa definem-se novas ações voltadas à elevação do nível de qualidade obtido. Para que essas três etapas sejam efetivadas e produzam bons resultados, recomendamos:

- estabelecer metas específicas a serem atingidas;
- definir planos para atingir as metas;
- atribuir responsabilidades definidas para a obtenção dos resultados;
- recompensar com base nos resultados alcançados.

Para que todas as etapas mencionadas gerem os resultados esperados, é necessário que a administração superior esteja totalmente comprometida com a qualidade, definida de acordo com a missão e os valores da organização. Além disso, é preciso que haja constância de propósitos, dedicação e empenho; que a organização esteja permanentemente voltada para o cliente (usuário); que se busque a melhoria continuada de todos os processos; que se adotem padrões ou padrões de referência, valorizando as pessoas da linha de frente, onde efetivamente se origina a qualidade, e capacitando-as sempre mais; que se trabalhe em equipe e que exista uma administração participativa, que avalie o desempenho geral, redefina os processos, transmita energia, exerça liderança e celebre as conquistas.

Técnicas de melhoria da qualidade

Existem muitas técnicas dedicadas à melhora da qualidade, mas nenhuma delas é eficaz sem o total envolvimento dos administradores, médicos, enfermeiros, funcionários e fornecedores com as exigências e expectativas dos consumidores (pacientes).

As principais técnicas que servem para documentar, medir e avaliar as oportunidades e as melhorias são:

- *brainstorming* (reunião para geração de ideias);
- técnica do grupo nominal, no qual especialistas avaliam oportunidades e melhorias; há dois métodos de Técnica de Grupo Nominal (TGN):
  - Método de Delbecq – em homenagem a quem o divulgou, é um processo que, recorrendo a um grupo de peritos, permite selecionar, fazer julgamentos e fomentar a criatividade de sugestões para a resolução de um problema complexo.
  - Método de Delphi – passos a seguir:
    - defina o grupo que vai participar do processo;
    - envie questionários para cada participante e solicite sua opinião com relação ao problema exposto e possíveis soluções. Peça para priorizar as soluções;
    - reúna todas as opiniões dadas pelos participantes e compile tudo numa só lista sem a identificação dos participantes. Envie a lista compilada para cada especialista e peça para revisar a lista de soluções propostas. Tente obter consenso das respostas dadas. Se necessário, repita o processo várias vezes até obter um consenso ou pelo menos chegar próximo de um;
- entrevistas e questionários, para registro de opiniões;
- *flow chart*, que indica a sequência das ações ou etapas, conforme diagrama apresentado na Figura 9.1;
- diagrama de causa-efeito, ou espinha de peixe. Trata-se da representação de todas as possíveis causas de um efeito de um dado problema ou situação, por exemplo, a demora no atendimento pelo SA, conforme diagrama apresentado na Figura 9.2;
- relatórios para registrar ou checar a frequência de diferentes eventos ou opiniões;
- histograma ou gráfico de barras, que indica a frequência de diferentes eventos ou medidas, conforme diagrama apresentado na Figura 9.3.
- gráfico de Pareto, que é uma espécie de histograma especializado para mostrar a frequência de vários problemas de forma decrescente, conforme diagrama apresentado na Figura 9.4. É usado para estabelecer prioridades no processo de melhoria;

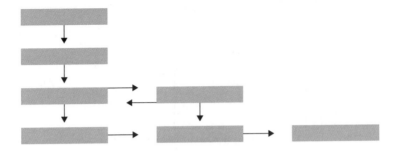

Figura 9.1: Diagrama de sequência de ações ou etapas.

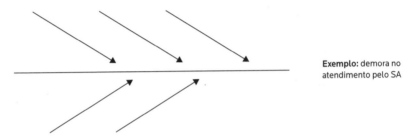

Exemplo: demora no atendimento pelo SA

Figura 9.2: Diagrama de causa-efeito ou espinha de peixe.

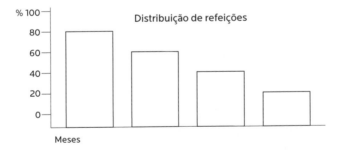

Figura 9.3: Histograma ou gráfico de barras para a frequência de diferentes eventos ou medidas.

- gráfico de registro de medida (p. ex., do tempo – ver Figura 9.5), que pode incluir também uma faixa de controle, para ver o que está acima ou abaixo do tempo considerado padrão.

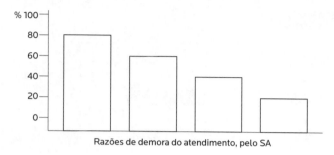

Figura 9.4: Gráfico de Pareto.

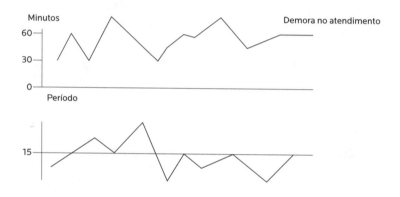

Figura 9.5: Gráfico de registro de medida.

Na utilização dessas técnicas, é preciso lembrar que o enfoque deve estar no processo e não apenas no departamento. Não adianta focar o departamento (médicos, enfermagem etc.) se o processo estiver errado. É a sequência das atividades necessárias para prestar determinado serviço ao paciente que precisa ser avaliada. Por exemplo, a admissão ou a alta envolvem várias ações de vários departamentos, e estas ações é que precisam ser avaliadas.

O cliente (consumidor ou paciente)

Todas as empresas de sucesso têm um ponto em comum: a valorização do cliente. Dele, as empresas falidas também se assemelham: reconhecem a importância dos clientes, mas não assumem o compromisso de satisfazer suas expectativas e necessidades relativas ao serviço ou produto que oferecem.

Cliente satisfeito significa mais que retorno financeiro. A satisfação gera a lealdade dos clientes, e esta é a espinha dorsal da organização, sendo resultado do trabalho de todos (direção e empregados) – resultado principalmente dos empregados, pois sem eles não haveria qualidade, ainda que a direção a almejasse. Por isso, a direção deve valorizar cada vez mais seu pessoal.

Para que a empresa não venda um produto ou serviço uma única vez, o cliente precisa ser ouvido, entendido e bem atendido. Um cliente satisfeito é um cliente constante. Por isso, é preciso atendê-lo bem desde a primeira vez, vendendo "qualidade" e monitorando suas necessidades, desejos e atitudes.

Já é passado o tempo em que se podia ver em cada pessoa um cliente. Hoje, é preciso ver em cada cliente uma pessoa. Isso supõe, também, que os funcionários sejam bem treinados e gostem de produzir serviços com qualidade. Eles devem conhecer o que fazem e devem fazê-lo com excelência. Somente gostando de produzir "qualidade" é que entenderão também que, dentro da empresa, eles são todos clientes uns dos outros, uma vez que todos os setores e departamentos constantemente produzem ou recebem serviços. Entre os vários setores e departamentos, formam-se elos, e o fluxo do processo (atividade) exige o respeito e o cumprimento dos requisitos próprios (conformidades com os requisitos), conforme Figura 9.6.

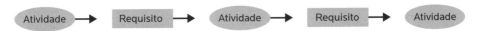

Figura 9.6: Diagrama do fluxo do processo e a conformidade com os requisitos.

Como todas as atividades integram um processo (sistema), qualquer erro (choque) que ocorrer em qualquer fase ou etapa afetará toda a organização.

Satisfazer o cliente também significa não deixá-lo esperar nem deixá-lo sem respostas. Para obter a lealdade de seus clientes, a empresa deve ter e oferecer respostas às suas expectativas. Isso supõe, inclusive, a devolução do dinheiro, no caso de o cliente não se sentir satisfeito.

Igualmente importante é que os gerentes sejam profissionais qualificados, que entendam profundamente a dinâmica do negócio, que acompanhem de perto todo o trabalho e que também estejam comprometidos com os clientes e com os empregados.

Finalmente, a satisfação dos clientes somente será garantida se existirem padrões de atendimento e se esses padrões forem atendidos. Podem ser padrões de qualidade, de tempo, prazo e outros, os quais devem ser permanentemente melhorados.

O ciclo da qualidade

"Qualidade" não é um estado, mas sim um "processo". Não se trata de "adquirir" qualidade no sentido de "possuí-la". Trata-se de renová-la e de aumentá-la permanentemente, conforme ilustrado pelo diagrama apresentado na Figura 9.7. Nesse processo, os benefícios recairão tanto sobre a empresa quanto sobre seus clientes ou consumidores (pacientes).

O custo da "não qualidade"

Nenhuma empresa precisa ter os problemas nem os prejuízos que tem, só por não implantar programas efetivos de qualidade.

E há uma só maneira de não perder dinheiro: desenvolver processos e sistemas confiáveis e não se conformar com os defeitos, ainda que sejam considerados pequenos. Não se pode fazer concessões, por exemplo, com uma taxa de infecção hospitalar de 2%.

É preciso, e é possível, fazer bem as coisas desde a primeira vez. E isso se consegue mudando o processo e não as pessoas. Tolerar níveis apenas "aceitáveis" de qualidade é pagar caro demais por qualquer produto ou serviço, mesmo que seu preço seja quase nulo. Se a meta "zero defeito" (fazer bem desde a primeira vez) é possível, tudo aquém disso é prejuízo.

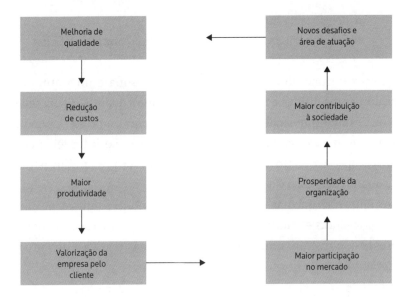

Figura 9.7: Fluxo do processo de qualidade.

A ADMINISTRAÇÃO E A QUALIDADE

A qualidade, assim como a "não qualidade", começa pela administração (estrutura administrativa), de acordo com o que segue:

- Antiga administração ("não qualidade")
    - controle dos funcionários
    - desempenho burocrático
    - enfoque individual
    - administração da desconfiança (e do medo)
    - decisões de cima para baixo
    - empregados vistos como problemas (ou despesas)

- Nova administração ("qualidade")
    - fortalecimento dos funcionários
    - sistemas abertos
    - enfoque no grupo
    - atmosfera de confiança

- decisões na linha de frente
- funcionários vistos como patrimônio (capital) e aliados

A estrutura administrativa revela uma filosofia e uma atitude que precisam ser discutidas e reformuladas para que a qualidade seja seu produto ou resultado normal. O sucesso de qualquer empresa depende das pessoas que nela trabalham. Empresa e pessoas são interdependentes. Tanto a empresa quanto os empregados devem ser preparados para produzir qualidade – essa é a função de todos.

As empresas que não cuidarem de sua estrutura administrativa e não forem inovadoras e criativas, estarão destinadas ao fracasso e à morte. As empresas que tiverem uma administração apenas reativa e não proativa, não terão futuro.

Mudança para a qualidade

Qualquer mudança, inclusive na vida e nos hábitos pessoais, segue ou passa pelas seguintes fases:

- desenvolvimento da convicção: a pessoa, ou a empresa, toma a decisão de mudar. Ela determina fazer algo;
- o compromisso: é a tomada de decisão, que coincide com a primeira ação no sentido da mudança. Exige determinação e seriedade. Esse compromisso pode ser comparado ao momento no qual uma pessoa decide não fumar e se desfaz de todos os cigarros que tem;
- a conversão: é a consolidação do compromisso. Trata-se de uma posição de absoluta firmeza, um "juramento", sem volta ou retrocesso.

As pessoas precisam entender que a mudança para a qualidade não implica a retirada do cargo nem da autoridade de ninguém. Pelo contrário, consistem em que as pessoas, fazendo mudanças, produzam "qualidade", realizem-se mais e encontrem prazer no que fazem.

As mudanças tornam-se mais fáceis e possíveis quando a "consciência de qualidade" se espalha por toda a organização. Qualidade é algo sério e, sendo assim, somente pode ser obtida com seriedade.

Redefinindo o próprio negócio

A empresa não terá sucesso se não determinar exatamente o seu futuro. Ela precisa decidir o que deseja ser para seus clientes. Decisões estratégicas que devem preceder qualquer programa de melhoria de qualidade nos serviços que oferece.

Definida a identidade da empresa, tendo os funcionários treinados, os padrões estabelecidos e havendo comprometimento geral (de gerência e funcionários) com a qualidade, o sistema organizacional estará pronto para oferecer serviços de qualidade.

Se quiser ser comprometida com a qualidade, a empresa não poderá ter multifocos (multiplicidade de áreas). É preciso definir uma única direção, com uma abordagem única, buscando sempre atender aos clientes.

A empresa precisa avaliar sua relação com os concorrentes. Deve ser inovadora e criativa, desenvolver seus pontos fortes e área de ação. Na medida em que seus funcionários estiverem conscientes de todo esse processo, participarão com maior vigor nos programas de qualidade. Para isso, devem ser encorajados a ter iniciativa, julgamento e criatividade na linha de frente.

A cultura organizacional

A qualidade exige uma nova cultura, e não apenas uma nova rotina. Não se trata de reduzir os problemas, mas de eliminá-los, prevenindo-os e não simplesmente corrigindo-os.

A qualidade é algo essencial que precisa ser pensado e trabalhado a cada dia. Não é algo imposto para as pessoas, mas algo que elas devem adotar como válido e frutífero.

Não bastam "programas de qualidade". É a cultura que precisa ser mudada. E para que essa mudança aconteça, é preciso:

- decidir (querer) por uma estratégia de "zero defeito" (fazer bem as coisas desde a primeira vez);
- anunciar essa estratégia de forma clara e específica ("entregamos produtos ou serviços sem falhas aos nossos clientes"), de modo que todos os funcionários a entendam;

- mostrar o compromisso da gerência pela ação (exigência, sem concessões; firmeza);
- verificar se todos estão educados, quanto a conceitos e habilidades, para desempenhar suas funções com qualidade;
- eliminar as oportunidades de transigir com a qualidade (afastando-se dos requisitos), abrindo exceções ("jeitinho");
- exigir que todos os fornecedores façam o mesmo (eles também são responsáveis pela qualidade do produto ou serviço da empresa);
- convencer a todos de que cada um depende dos outros;
- satisfazer o cliente sempre (no começo, no fim e sempre). A empresa precisa dele, e ele merece respeito.

Implementação da qualidade

A qualidade é filosofia e compromisso de toda a organização, a partir de seus quadros diretivos. Se isso não existir, nenhum funcionário conseguirá produzir qualidade por sua conta.

A implementação de um programa de qualidade dá-se, portanto, por meio de comprometimento (a), coordenação (b) e cooperação (c), conforme diagrama apresentado na Figura 9.8.

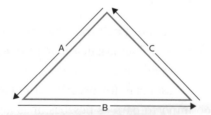

Figura 9.0. Diagrama de implementação de qualidade.

Comprometimento

Deve existir comprometimento com os funcionários, clientes e com a qualidade.

O comprometimento verdadeiro focaliza a melhoria, celebra e reforça as mudanças (e o próprio comprometimento), e focaliza a continuidade.

Coordenação

Supõe:

- organizar para a qualidade (a qualidade deve ser "normal" em toda ação);
- educar para a qualidade (formular conceitos básicos e descobrir as causas dos defeitos e meio de eliminá-los);
- reconhecer e estabelecer objetivos e metas.

É preciso ter presente o ciclo ilustrado pelo diagrama representado na Figura 9.9.

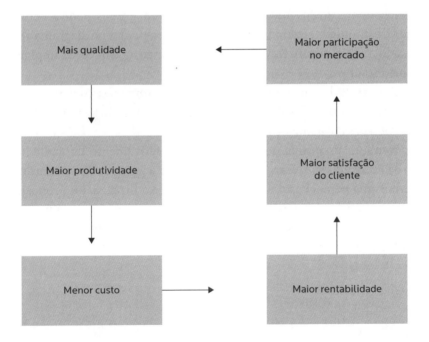

Figura 9.9: Diagrama de cooperação dos funcionários.

Cooperação

A cooperação consiste em:

- incentivar o envolvimento dos funcionários (são eles que melhor conhecem os problemas e que melhor sabem resolvê-los);
- encontrar a solução para os problemas (aprendendo também como preveni-los);
- criar medidas (atendendo a requisitos);
- financiar as medidas;
- reconhecer a qualidade de cada êxito, a fim de não extinguir a cooperação.

A cooperação dos funcionários, divididos em grupos, pode ser conseguida e estimulada seguindo-se as etapas apresentadas no diagrama apresentado na Figura 9.10. Este é um processo longo, que deve ser implantado para sempre.

Philip Crosby formulou um processo de catorze passos para a implementação de sua "Filosofia da qualidade", descritos em seu livro *Quality without tears* ("Qualidade sem medo").

Nenhum programa de qualidade será efetivamente implantado se não se levar em consideração aspectos como: a garantia de satisfação do cliente; uma gerência participativa; a clareza e a firmeza dos propósitos; a capacitação das pessoas; a visão sistêmica e de processo; a comunicação; o comprometimento da administração; a busca permanente do "zero defeito"; e a monitoração contínua.

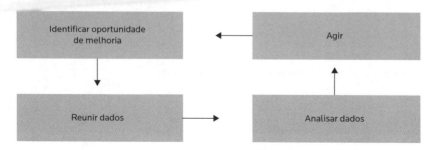

Figura 9.10: Levantamento e resolução de problemas.

PERCEPÇÕES INSUFICIENTES A RESPEITO DA QUALIDADE

Embora o tema "qualidade" venha sendo usado nos mais diferentes tipos de organizações, infelizmente muitas pessoas ainda possuem poucas informações a respeito. Por isso, quando se aborda esse tema, podem ser ouvidas ideias insuficientes a respeito do que significa qualidade, tais como:

- introdução de novos equipamentos (automação, informatização);
- trabalho pesado e maiores esforços;
- sistema de avaliação do mérito anual;
- administração por resultados (ou por objetivos);
- classificação de pessoas, equipes, vendedores, divisões e departamentos, premiando os melhores e punindo os piores;
- estatísticas de controle de qualidade;
- nomeação de uma única pessoa como responsável pela qualidade;
- remuneração por incentivos (estabelecendo cotas e tempo-padrão). Esse processo dobra o custo da produção e tira das pessoas o orgulho e a garra pelo trabalho, pois dá ênfase aos números e não à qualidade. É uma barreira para a melhoria do processo;
- preenchimento dos requisitos;
- motivação das pessoas.

Em cada um desses aspectos, o que existe de ruim ou errado é que eles encobrem, isto é, não salientam, a responsabilidade da administração. A qualidade é responsabilidade da administração e não só dos operadores. Além disso, nesses aspectos isolados, falta um ingrediente principal: o conhecimento. Não bastam o trabalho e o esforço. A decisão e a ação exigem conhecimento, conforme diagrama a seguir:

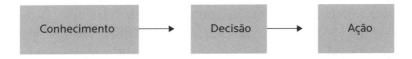

TREINAMENTO EM SERVIÇOS

Os serviços só melhorarão se as pessoas forem treinadas para realizá-los e gostarem do que estão fazendo. Nos serviços, não importa só o que se faz, mas o nível de qualidade do que se faz.

Além de capacitar os funcionários para uma atividade específica, os programas de treinamento devem maximizar seu potencial. O treinamento, que precisa ser permanente, deve ser feito em todos os níveis da empresa: da diretoria até a última área operacional. Deve começar com o conhecimento da própria empresa, de sua missão, de seus valores, de seus objetivos. Isso faz com que todos se sintam mais comprometidos com a organização, mais produtivos e mais participativos.

O treinamento estimula o potencial de todos, capacita para a tomada de decisões e estimula o trabalho em equipe. Programas de treinamento significam que a administração espera atitudes produtivas e inteligentes de seu pessoal.

A qualidade dos serviços está intimamente relacionada com a forma como os funcionários da linha de frente são treinados e tratados. Uma vez treinados, eles mesmos estabelecerão padrões de desempenho que elevarão a qualidade dos serviços. O treinamento dos funcionários é uma atividade de alta rentabilidade para a empresa, a qual, ao oferecer qualidade, mantém seus clientes.

O treinamento poderá ser facilitado se os funcionários forem devidamente selecionados. É essencial contratar pessoas certas. Seleções insatisfatórias comprometem toda a organização e afastam os clientes. Após terem sidos selecionados, os funcionários precisam ser orientados. Eles precisam saber como, onde e por que são responsáveis pelos serviços que fazem.

A empresa deve se preocupar em definir ou criar um perfil específico para seus funcionários, destacando os aspectos que forem fundamentais para a prestação de serviços com qualidade, como: capacidade de tomar decisões, comunicação, atenção, cortesia, prestatividade etc. O treinamento em si não melhora a qualidade, mas é um fator primordial, quando bem programado e executado. Autoestima, coragem, conhecimento e serviços com qualidade são fatores sempre interligados ao treinamento.

A falta de treinamento dos funcionários compromete a estabilidade da empresa e sua participação no mercado.

Avaliação dos serviços

Se a empresa já souber quem são seus clientes e do que eles precisam, então deverá passar à avaliação dos serviços que presta, para assim garantir a lealdade de seus usuários e consumidores.

Normalmente os clientes querem rapidez no atendimento, atenção, confiabilidade, consistência e informação. Por meio da avaliação dos serviços prestados, a organização pode perceber as melhorias que devem ser feitas em busca da "qualidade em serviços".

Mas o que significa exatamente o conceito de "qualidade em serviços"? Existem múltiplas respostas para essa questão. Assim, "qualidade em saúde" tem sentidos diferentes para os médicos, pacientes, familiares e administradores. Além disso, a qualidade não pode ser avaliada apenas subjetivamente e apenas pelo responsável pela organização fornecedora de serviços. Assim, é preciso envolver os clientes no processo de avaliação, antes que os concorrentes o façam. A satisfação dos clientes é a chave do sucesso e começa já com um simples atendimento ao telefone, ocasião na qual o cliente não deveria ouvir mais que três toques sem ser atendido.

No caso das instituições de saúde, deve existir um profissional capacitado para entrevistar os pacientes, registrar suas respostas e comunicá-las à direção, que as analisará com os responsáveis (médicos ou outros profissionais e funcionários). As avaliações devem resultar em relatórios estatísticos que todos devem receber e analisar, porque são eles que mostram os problemas e os pontos que devem ser melhorados.

Diferentes sistemas podem ser usados na avaliação. Entre eles, destacam-se o sistema de autoavaliação pelos funcionários (por meio da qual eles desenvolvem seu compromisso com a qualidade) e o sistema de distribuição de fichas de avaliação aos clientes, com o objetivo de ouvir suas opiniões em relação aos serviços que lhes forem prestados.

Os resultados da avaliação devem ser divulgados, para que todos saibam como seu trabalho está sendo recebido e para que todo progresso ou melhoria da qualidade possa ser celebrado de forma a manter a motivação de todos, em busca da melhora constante.

A avaliação dos serviços, para que seja efetiva, deve ser acompanhada da educação (conceitos e habilidades) dos funcionários e da revisão dos procedimentos. Pela avaliação, todos ficarão cientes de seu desempenho e saberão em que nível estão. E terão provas. Como resultado da avaliação, serão criados padrões de atendimento e serviço que, igualmente, deverão ser do conhecimento geral, para que fique claro quais são os objetivos da empresa. É claro que esses padrões devem ser elevados, para significar uma efetiva melhoria de qualidade.

Finalmente, na avaliação o foco não deve estar na simples descoberta dos erros e muito menos na punição dos culpados. O que importa é assumir uma posição de questionamento e buscar a adesão aos padrões estabelecidos de qualidade.

A administração da qualidade

Todo trabalho, produção de bens ou serviços, é um processo que deve ser pensado e executado com qualidade. Qualquer falha, em qualquer fase do processo, compromete todo o resultado.

É por isso que cada operação, cada etapa, deve seguir alguns princípios que Philip Crosby chama de "os absolutos", que são:

- a qualidade implica e exige conformidade com os requisitos;
- a qualidade deve ser garantida de forma preventiva. Fazer algo para impedir que surja falha;
- a qualidade exige que se estabeleçam níveis de desempenho, que devem ter sempre como meta o "zero defeito";
- a qualidade é medida pelo custo da não conformidade com os requisitos (e não por índices de 2 a 5% etc.).

A administração da qualidade exige que se faça bem o produto/serviço já na primeira vez, e melhor ainda na seguinte.

Comparando a organização com o corpo humano, teríamos esta relação:

Finanças = Alimento
Qualidade = Estrutura física
Relações = Alma

Somente com a junção efetiva das três dimensões tem-se a organização (o corpo). A qualidade não é apenas pensamento. É ação. A qualidade é realizada por todos os indivíduos envolvidos no processo de produção de bens ou serviços.

Ao cliente se oferece exatamente o que se prometeu – nada menos. Este é o objetivo maior da administração da qualidade. Perseguir a meta de "zero defeito" até alcançá-la. Essa é a única meta válida para qualquer organização.

CUIDADOS DE SAÚDE COM QUALIDADE

Nas páginas anteriores, ficou claro que o mundo está descobrindo a qualidade. Se isso não acontece pela valorização do homem como pessoa, pelo menos surge como experiência para conquistá-lo para o consumo de bens e serviços.

De repente, o respeito ao cliente e ao paciente tornou-se uma "moda", uma necessidade. Depois da promulgação do Código de Defesa do Consumidor, esse respeito passou a ser uma obrigação.

O cliente deve estar sempre em primeiro lugar. Para atender a essa nova postura, as empresas estão criando novos mandamentos, como este "Decálogo do atendimento", elaborado pelo Citibank:

1. Atender imediatamente. Se a pessoa espera, um minuto pode transformar-se em uma eternidade. O ideal é recepcioná-la prontamente e pedir para que aguarde.
2. Deixando de lado os preconceitos ou más impressões, o funcionário deve sempre ser cortês com qualquer cliente, mas evitar termos técnicos, gírias ou expressões que criem falsa intimidade, como "querido", "amor" e "bem".
3. Procurar atender ao máximo o pedido do cliente, dando-lhe tempo para que explique o que deseja.
4. Expressar-se com tom de voz de acordo com o que está dizendo. Não dar ordens, pois elas causam constrangimentos.
5. Deixar o cliente terminar as frases e não interrompê-lo.
6. Diante de algum problema com o cliente, o funcionário deve recorrer à ajuda do chefe imediato.
7. Se for cometida alguma falha, é melhor admitir. Do contrário, pode parecer que o funcionário não está falando a verdade, que está escondendo informação ou omitindo problemas.

8. Ao telefone, atender com presteza, dizendo o necessário e encerrando a conversa com gentileza.
9. A rapidez no atendimento é sempre importante, mas não deve ser confundida com descaso.
10. As reclamações devem ser ouvidas e encaminhadas para uma solução.

Melhorando a qualidade sem aumentar os preços, o Japão desbancou os Estados Unidos no contexto do mercado mundial. E isso é fácil de entender, uma vez que a qualidade é um elemento de economia e não de custo. De fato, ela aumenta produtividade, reduz o número de produtos defeituosos ou a repetição dos serviços malfeitos ou não aceitos pelo usuário. A qualidade não tem custos, mas sim receitas adicionais.

Há alguns anos, os serviços de saúde floresciam e se expandiam independentemente da qualidade dos serviços prestados; não que nenhum não a tivesse, mas ela ainda não era condição fundamental para a sua sobrevivência. A qualidade ainda não era exigida pelos usuários, que desconheciam seus próprios direitos e agradeciam pelo simples fato de ser atendidos.

Os conceitos de produtividade e de redução de custos também não eram discutidos como hoje. Pensava-se que os serviços de saúde, por prestarem um serviço de consumo obrigatório para toda a população, não tinham de se preocupar com seu futuro, cuja garantia seria automática.

Hoje, os serviços de saúde estão passando por uma crise econômico-financeira e começam a discutir sua própria identidade no contexto do novo Sistema Único de Saúde. Estão procurando o espaço necessário para sobreviver, embora nem todos saibam, ainda, por que e para que sobreviver. Uma coisa, porém, é certa: o consumidor está exigindo qualidade, e apenas as organizações que a oferecerem terão uma clientela leal e sobreviverão como instituições respeitadas pela comunidade. Os serviços de saúde não podem esquecer o princípio da concorrência e devem preparar-se para ela. Só há progresso no contexto da concorrência, com estratégias bem definidas e eficazes.

Infelizmente, ninguém, nem mesmo o Ministério da Saúde, ofereceu até hoje aos serviços de saúde qualquer orientação para a elaboração de uma estratégia de negócios que, diga-se de passagem, aplica-se igualmente tanto às instituições públicas quanto às privadas. Os serviços de saúde carecem também de um maior número de profissionais qualificados e competentes para geri-los com segurança. A situação é mais grave nas instituições em que os diretores são nomeados por critérios políticos e não pela competência dos indicados, dos quais, muitas vezes, não se exige nem mesmo que se dediquem à função em tempo integral, o que seria absolutamente lógico e necessário.

Os serviços de saúde precisam se convencer de que já passou o tempo em que se sentiam protegidos ou garantidos pela contratação de seus serviços, fossem eles bons ou ruins. O momento atual é de grande desafio; pode-se até afirmar que os serviços de saúde, como qualquer outra organização neste país, passam por uma crise educativa.

É preciso aprender com e por essa crise educativa. É preciso acabar com o desperdício provocado pelo mau uso dos recursos e pela perda de oportunidades. O alto índice de serviços e tarefas malfeitas ou mal acabadas precisa ser eliminado. O planejamento e o controle de sua execução devem ser levados a sério, pois não são providências facultativas. Representam uma exigência e o preço da sobrevivência. O custo não pode continuar alto pela ineficiência produtiva, porque ele já não pode ser repassado ao consumidor. O administrador também já não pode contentar-se em receber seu salário, compatível ou não compatível com o mercado, sem se preocupar com o bem da empresa que lhe paga para ser eficaz. O administrador precisa entender que qualidade não é apenas uma nova moda, mas um conjunto de técnicas administrativas necessárias na condução da organização para o futuro. Cabe a ele decretar a vida ou a morte da organização que dirige.

A qualidade nos serviços de saúde

A qualidade na prestação de serviços de saúde não é algo fácil de se obter. A relação entre quantidade, qualidade e preço é complexa e de difícil entendimento. Apesar disso, porém, já não é possível ignorá-la.

A garantia da qualidade não é assunto apenas para a enfermagem ou para a auditoria médica. É responsabilidade de todos, e principalmente da administração superior, que deve adotá-la como filosofia de trabalho.

A qualidade dos cuidados de saúde possui aspectos próprios e diferentes daqueles da indústria. Esta seleciona sua matéria-prima e a processa em busca de um resultado ou produto prefixado e determinado.

Aquela que não alcançar os padrões estabelecidos será rejeitada. Na saúde, a situação é mais complexa. Em primeiro lugar, não se age em função de um serviço (produto) final, porque ele é sempre incerto. De fato, uma cirurgia de hérnia pode ter resultados variáveis em função da idade e das condições de saúde do paciente. A ênfase da medicina está no *input* do processo, ou seja, no defeito (doença) presente na "matéria-prima" (paciente) e, frequentemente, é único e individualizado para um determinado paciente. Além disso, o processo também não é o único (patologias múltiplas) e pode ser distorcido ou adequado ao aparecimento de situações não esperadas em sua aplicação (efeitos colaterais) e ao surgimento de doenças concomitantes, não imaginadas. Por isso, o processo deve levar em consideração os problemas potenciais, que poderão não surgir, mas que devem ser evitados.

É por isso que a determinação do nível de qualidade dos serviços de saúde, e especificamente dos serviços médicos, exige cuidados especiais. Atribuir selos de qualidade aos serviços pode ser uma medida absolutamente inócua que não irá garantir qualidade, se os critérios adotados nessa selagem forem apenas externos ao processo representado pelo atendimento ao paciente e não forem ampliados ou considerados em sua totalidade. Assim, por exemplo, não são, por si, garantia de qualidade, critérios como:

- qualidade do corpo clínico em termos de sua especialização;
- existência de comissão de ética para avaliar uma *causa mortis*;
- existência de comissão de controle de infecção;
- existência de serviços auxiliares de diagnóstico e tratamento (laboratório, radiologia, banco de sangue etc.).

Esses são alguns aspectos que, isoladamente, não garantem qualidade, embora possam apoiá-la. Há outros tão ou mais importantes que esses, como a média de permanência, o preenchimento claro e completo do prontuário, a taxa de mortalidade hospitalar, a taxa de complicações, de cirurgias desnecessárias e de autópsias, e o nível da informação dada aos pacientes.

O verdadeiro sentido da qualidade na prestação de serviços médicos e na saúde deve ser global e entendido como um processo, com a participação de toda a organização no seu planejamento e implementação visando atingir e exceder as expectativas e necessidades do paciente.

Da mesma forma, não resolveria o problema da qualidade classificar os serviços a partir de critérios de qualificação profissional dos demais componentes da equipe de saúde, como os enfermeiros, os nutricionistas, os psicólogos, etc. A qualidade não é uma simples questão classista ou corporativista.

Como já apontado, a aplicabilidade do controle de qualidade também difere entre a indústria e os serviços de saúde. Na indústria, pode-se perder uma parte da matéria-prima para adequar o processo ao produto desejado, enquanto na saúde isso é impossível. Além disso, os cuidados de saúde são mais uma questão de julgamento e decisão dos profissionais. E aqui está o grande perigo da garantia de qualidade. Finalmente, na indústria, a matéria-prima é inerte; na saúde, não. O paciente tem uma visão e um conceito relativo a tudo o que lhe ocorre, que podem diferir do ponto de vista de quem o trata.

Mas o que os clientes esperam dos serviços de saúde? Normalmente os clientes entendem e esperam que:

- o serviço tenha os equipamentos e o pessoal próprios de um centro médico;
- o serviço tenha todas as condições necessárias para curá-lo de sua enfermidade;
- o médico lhe dê informações detalhadas de seu problema e mostre as várias opções de tratamento, com suas respectivas vantagens e desvantagens;
- o serviço esteja sempre introduzindo novas técnicas, incorporando a tecnologia médica e dispondo de grandes especialistas;
- o serviço disponha de normas que assegurem o tratamento imediato;
- as enfermeiras sejam atenciosas.

E o que são "cuidados com qualidade"? Oferecer cuidados com qualidade significa fazer ao paciente o que ele está razoavelmente certo de que seja necessário e eliminar o desnecessário, o desperdício, a duplicidade e a repetição.

Em 1977, nos Estados Unidos, os critérios para avaliar um bom hospital eram a limpeza, os bons equipamentos e os bons cuidados de enfermagem. Em 1985, esses critérios já eram outros: a qualidade do corpo clínico e a qualidade dos primeiros cuidados de enfermagem. Hoje inclui-se a qualidade do atendimento às necessidades e exigências dos pacientes e à superação das suas expectativas em relação aos serviços oferecidos.

Na verdade, qualidade significa que os profissionais em serviço não devem olhar apenas as vantagens e desvantagens das opções de que dispõem, mas, sobretudo, o ponto de vista do paciente. Por isso, ele é que deve estabelecer ou definir os padrões a serem atingidos. Esse é o caminho do contínuo desenvolvimento da qualidade.

No entanto, não basta determinar os padrões que os profissionais devem atingir no cuidado com os pacientes. O que importa é motivá-los a melhorar seu desempenho, enfatizando os aspectos positivos do seu trabalho e apenas acenando para os negativos. O desenvolvimento da qualidade nos cuidados de saúde deve vir mais do respeito próprio dos profissionais, do que das normas administrativas. Lamentavelmente, contudo, as coisas ainda não funcionam assim.

Quais são os componentes do controle de qualidade? Na essência, a qualidade dos cuidados exige a adesão dos profissionais às exigências de um programa que leve em consideração as preferências dos pacientes. E isso exige um bom desempenho profissional, o eficiente uso dos recursos, o mínimo risco ao paciente (em termos de mal-estar e de doenças iatrogênicas) e a satisfação do paciente.

De acordo com as noções já indicadas nas páginas anteriores, comumente se subdivide o controle de qualidade em: estrutura, processo e resultado.

A estrutura, ou a organização dos cuidados, determina claramente alguns de seus limites, como: o número de leitos, a presença do médico nas 24 horas, o número de enfermeiros, entre outros aspectos, sem esquecer as características da população, como o perfil sociodemográfico e seu sistema de valores, normas e expectativas.

O processo refere-se àquilo que está sendo feito ao paciente, lembrando que sua vontade e expectativa é que determinam as mudanças nos procedimentos. O processo pode ser definido, em grande parte, por normas ou linhas de ação, mas não de forma que não atendam aos desejos do paciente.

O resultado é um problema que permanece em aberto. Como medi-lo? Normalmente se utilizam os índices de mortalidade geral, de incidência de complicações ou infecções e de satisfação do paciente. Lamentavelmente, no entanto, são poucos os serviços que o possuem. E eles ainda são insuficientes. Seria preciso medir o resultado também a partir da existência de aspectos positivos, e não somente a partir da ausência de aspectos negativos. Os aspectos psicológicos e sociais do paciente e seu nível de bem-estar geral também precisam ser considerados. Não adianta dizer que se fez todo o possível, se o paciente ainda apresenta queixas.

O DESAFIO E O SUCESSO DA QUALIDADE

Os administradores dos serviços de saúde lidam com importantes fatores como:

- custos elevados;
- trabalho ininterrupto: 365 dias por ano e 24 horas por dia;
- baixo envolvimento do pessoal com os objetivos da instituição;
- alta rotatividade do pessoal, provocada pela busca de melhores salários e condições de trabalho;
- renovação tecnológica acelerada e que, a curto prazo, torna obsoletos os equipamentos;
- política inadequada de remuneração dos serviços prestados;
- concorrência de outras organizações e sistemas de atendimento;
- imagem negativa do serviço junto à comunidade;
- envolvimento do serviço com erro médico e omissão de socorro;
- falta de uma melhor qualificação profissional – específica;
- maior nível crítico e de exigência dos pacientes quanto à qualidade dos serviços;
- repercussão local, regional e nacional de qualquer ocorrência com envolvimento do serviço pela cobertura da mídia.

Esses problemas precisam ser encarados e resolvidos. E só há um caminho: a administração da qualidade total (TQM, do inglês *total quality management*).

Qualidade total

A TQM é, nos Estados Unidos, uma das preocupações mais importantes da administração dos cuidados de saúde. E isso tem sentido, porque mais do que qualquer outro conceito de organização e administração, a TQM tem o poder de afetar positivamente cada elemento dirigente dos cuidados de saúde. Todos – o executivo, o diretor clínico, a chefe de enfermagem e os membros da diretoria e das comissões – verificarão que existe um vínculo real entre os conceitos da TQM e sua própria função.

E o que é a TQM? Seria apenas uma nova mania? Não. Trata-se uma abordagem administrativa compreensiva (global), realista e prática, que pode ajudar os serviços a percorrerem efetivamente os caminhos que devem seguir. Fundamentalmente, a TQM vê todo o trabalho como um processo no qual todas as pessoas devem trabalhar verdadeiramente juntas para conseguirem que mais coisas sejam feitas. Na TQM, as pessoas são orientadas para irem além de sua função e perceberem que seu trabalho é parte de um processo. Mais ainda, a TQM induz e motiva as pessoas a melhorarem o próprio processo, do qual sua função é parte. Assim, cada parte da organização pode continuar a melhorar.

A TQM é um processo do topo para a base, ou seja, supõe uma forte liderança e um apoio da diretoria administrativa, médica e de enfermagem para a fim de não se perder a direção e os objetivos. É ela que estabelece, define e comunica uma visão unificada de qualidade, estabelece metas e se apresenta como garantia e campeã do desenvolvimento contínuo. Aliás, o desenvolvimento contínuo é o verdadeiro objetivo da TQM. Sempre será possível ser melhor, e é responsabilidade de cada um procurar novos e melhores caminhos. Por isso, a TQM é uma jornada, uma caminhada, e não um destino. A qualidade total será sempre uma busca e não uma posse.

A TQM é uma abordagem de valor, que difere dos programas de aumento de produtividade, da redução de defeitos e da contenção de custos, e que tem como motivo central as exigências e necessidades do paciente. São elas que dirigem toda a ação administrativa. De fato, o paciente é o último "freguês" no conceito da TQM. Todos os processos conduzem a ele, e todos devem pensar e raciocinar em função dele. Disso se deduz que o compromisso com a satisfação interna do paciente é absolutamente essencial.

É por isso que a TQM enfatiza a preparação do pessoal para identificar e entender melhor quem são os clientes e o que eles precisam. O ponto de partida de todo o processo é sempre o paciente, com suas necessidades, expectativas e satisfações. Nesse contexto, todos estão comprometidos: administradores, médicos e funcionários.

A definição de TQM engloba um conjunto de conceitos e focaliza a razão de ser, a origem dos cuidados de saúde: o paciente. Enfatiza o conceito de desenvolvimento contínuo como uma força condutora que invade toda a organização. Aqui se percebe a incoerência de tão célebre quanto infeliz afirmação que diz: "em time que vence, não se mexe". Isso significa que não há necessidade de melhorar. É a consagração da mediocridade como objetivo. Se o time ainda pode melhorar, não importa que ele esteja vencendo. Isso supõe planejamento, ação, avaliação e nova ação.

A TQM exige um compromisso efetivo de todos os líderes da organização. Trata-se, de fato, de um conceito que cria um novo padrão de serviços, diante do qual já não têm sentido as antigas presunções de qualidade, como:

- nós somos altamente treinados e qualificados;
- nós somos um centro de ensino médico;
- nós temos a melhor tecnologia;
- nós somos reconhecidos como centro de excelência;
- nós temos compromisso com a qualidade.

Não que essas colocações e afirmações não sejam importantes. No entanto, elas são insuficientes para criar o ambiente de qualidade do futuro. É preciso que novas perguntas sejam acrescentadas:

- quais são os nossos resultados efetivos?
- o que pensam de nós nossos clientes (pacientes, médicos, compradores, líderes da comunidade e pagadores)?
- estamos oferecendo qualidade ótima, medida tanto pelos resultados clínicos quanto pela satisfação dos clientes (custo-efetividade)?
- considerando as medidas (padrões) de qualidade, nossa produtividade é ótima?

- o que pensam disso os nossos funcionários e quais são seus compromissos com os cuidados do paciente?
- tendo feito tudo o que era possível, como poderemos ser ainda melhores?

No entanto, os princípios, por si mesmos, não implicam transformação. O que falta, então, é o compromisso total do topo da organização, que se traduz em pontos como estes:

Ter um propósito constante de desenvolvimento do serviço

Isso implica uma reconsideração, por parte da diretoria e de todos os líderes, de sua visão da instituição, bem como dos valores e da missão desta, fundamentando-se solidamente portanto nestas três âncoras da cultura organizacional: visão, valores e missão.

Melhorar constantemente o sistema de serviço: estrutura-processo-resultado

O conceito de sistema é o grande desconhecido da prática de cuidados de saúde. Por muito tempo, pensou-se que o conceito de sistema tinha pouco a ver com a qualidade dos serviços, e que esta dependia mais das habilidades clínicas e da tecnologia.

Instituir liderança

Neste item, vale lembrar que as organizações precisam de verdadeiros administradores para realizar o trabalho, mas são os líderes que criam, personificam e comunicam a visão organizacional, os valores e o sentido da missão. Eles fazem andar e funcionar a teoria dos propósitos e valores organizacionais.

A TQM não é um programa que se compra para melhorar a produtividade ou a qualidade, mas é um caminho da vida organizacional que deve ser vivido constantemente, dia após dia.

Libertar-se do medo

É preciso esquecer os controles, as normas e a competição e fazer a instituição acreditar em seu sucesso na busca da qualidade. As pessoas, também médicos, enfermeiros, técnicos, executivos e todos os que participam de prestação de serviços, devem reconquistar o sentido de sua especialidade e seu chamado único. Cada um deve redescobrir a importância de seu trabalho com o paciente e a família. Isso supõe um relacionamento profissional mais próximo entre líderes, administradores e médicos. Se os administradores apenas cuidarem dos negócios, enquanto os médicos tratam os pacientes, não será possível obter a qualidade que a colaboração pode gerar.

Criar um vigoroso programa de educação e treinamento. Fazer o processo caminhar

Toda a organização deve estar comprometida com a educação continuada e agir no sentido de alcançar a mais alta qualidade. Todos devem encarar a TQM com energia e otimismo. Ela não é apenas um novo programa a ser transmitido aos funcionários, enquanto a administração trata de outros objetivos ou assuntos. As instituições que, com sabedoria e perseverança, reunirem os elementos básicos da fórmula "visão, valores, missão e compromisso de liderança" em um verdadeiro espírito de colaboração, obterão sucesso.

Economia

Estima-se que o custo da falta de qualidade (o preço pago para refazer, o desperdício, a insatisfação do cliente etc.) representa 30% do valor da venda das organizações de serviço. Por isso mesmo, a TQM tem também um sentido extraordinário de economia. Quando todos, em um serviço de saúde, estiverem efetivamente comprometidos com a qualidade, os custos se reduzirão, o desempenho será melhor e os clientes ficarão satisfeitos. A TQM não só melhora a medicina, como também faz bons negócios.

A TQM pode resolver problemas que ocorrem diariamente, como o atraso nas cirurgias, o tempo do pós-operatório, o excesso no quadro de pessoal e outros, além de promover os serviços de saúde junto à comunidade e ao empresariado local, os quais passarão a utilizar seus serviços, rendendo-lhes bons retornos.

MUDANÇA

Os que já descobriram que a TQM apresenta tantas vantagens levantam uma importante questão: por que os serviços de saúde não a utilizam?

A resposta é muito simples. Isso acontece porque a TQM é um novo paradigma e é preciso tempo para que os serviços aprendam a ver a si próprios, suas atividades e sua organização sob uma nova ótica.

Assim, por exemplo, a atual estrutura hierarquizada precisa dar lugar a uma estrutura mais horizontalizada, que permita a comunicação dos vários departamentos de um serviço de saúde. Só assim, eles entenderão as necessidades recíprocas.

As abordagens tradicionais do controle de qualidade tentam obter a qualidade verticalmente, enquanto a TQM ataca os problemas de qualidade horizontalmente, melhorando de forma continuada o processo de trabalho.

A TQM é um complexo processo de mudança organizacional que deve atingir cada parte da organização. Ela supõe uma liderança visionária, o desenvolvimento de habilidades administrativas e, sobretudo, compromisso.

Somente os serviços de saúde que devotarem esforço, tempo e os recursos necessários para provocar o surgimento da TQM usufruirão de seus benefícios. A TQM não é um mistério, nem uma panaceia. É um investimento.

Criando o futuro

A TQM não é apenas uma nova onda nem se trata apenas de uma nova metodologia de produção, mas, fundamentalmente, trata-se de uma filosofia e de uma prática de como as pessoas podem trabalhar juntas em função dos objetivos organizacionais.

As instituições que insistirem em manter isoladas a administração e o atendimento médico caminharão para a falência. Contudo, aplicando a

TQM obterão vantagens estratégicas e competitivas, melhorando tanto a qualidade quanto a produtividade e, em consequência, reduzindo os custos.

Mas essa não é uma tarefa fácil. As chances de sucesso aumentarão à medida que o executivo da organização, a equipe diretiva e os líderes do *staff* médico entendam o que é e o que não é a TQM.

Para concluir, cabe lembrar que o importante é ter um objetivo, acreditar nele e não desistir antes de atingi-lo.

O paciente só pode ser tratado convenientemente por quem se identificar com ele. O paciente não pode ser enganado e sua esperança não pode ser frustrada.

O serviço de saúde pode e precisa tornar-se um local respeitado e amado pela comunidade e pelos pacientes. Ele sobrevive quando funciona como uma organização em que cada profissional trabalha de forma competente, responsável e integrada, em busca do bem do paciente para cumpri sua missão e ter legitimidade social. Por isso, ele deve declarar guerra à mediocridade dos serviços e acreditar na qualidade como instrumento e garantia de seu futuro.

O PROCESSO DE AVALIAÇÃO E A QUALIDADE NOS SERVIÇOS DE SAÚDE

Seja o conceito de qualidade amplo ou restrito, ela pode ser avaliada a partir de três fatores ou componentes: a estrutura, o processo e o resultado.

A estrutura envolve todos os componentes estáveis, materiais e organizacionais da instituição que presta serviços. Representa onde se realiza o serviço (ambiente e equipamentos) e quem o faz (pessoas: qualificação e número). Muito do que se chama de "desenho de sistema" pertence à estrutura.

O processo envolve as ações que o pessoal (médicos e funcionários) executa para os pacientes, e quão habilmente as executam. Representa o que é feito (tarefas) e como é feito (métodos). As próprias ações (e respostas) dos pacientes estão incluídas no processo.

O resultado refere-se àquilo que acontece para o paciente. É a mudança no estado da saúde (para melhor ou pior) que pode ser atribuída aos cuidados prestados. Pode incluir também outros itens, como o conhecimento do paciente relativo à doença, a mudança comportamental que conduz à saúde e a sua satisfação geral. Esta, aliás, é um fator particularmente importante de qualidade.

A estrutura, o processo e o resultado estão muito ligados e pode-se dizer que, na prática, um condiciona o outro. Por isso, a avaliação da qualidade supõe a preexistência de um corpo de conhecimento sobre as relações existentes entre estrutura, processo e resultado.

Na avaliação da qualidade, é fundamental considerar a atual evolução da ciência dos cuidados de saúde (e suas constantes mudanças), mas também as ciências do comportamento que ajudam a entender como a administração e os inter-relacionamentos influem na satisfação do paciente e nas ciências da organização, as quais investigam a relação entre estrutura e processo. No entanto, é preciso não esquecer que mesmo uma estrutura e um processo excelentes podem levar um paciente ao óbito, e que a saúde pode, por vezes, ocorrer também em uma estrutura primária e em um processo falho. O que vale é a média, e não as exceções.

A defesa da maior ou menor importância de qualquer um desses componentes da qualidade (a estrutura, o processo e o resultado) seria uma discussão estéril. O que importa é que os três são decisivos.

Foco da avaliação

A seleção dos pacientes para a avaliação, por exemplo, da qualidade dos cuidados médicos, deve ser feita a partir dos seguintes fenômenos:

- pelos diagnósticos (classificação);
- pelas condições de saúde detectadas pelo próprio paciente (dor de cabeça, dor de estômago etc.);
- pelos procedimentos clínicos (diagnóstico, terapêutico, cirúrgico, médico);
- pelos procedimentos administrativos;
- pelas intercorrências adversas (complicações, incidentes críticos).

A escolha do aspecto a ser avaliado é feita de acordo com os seguintes critérios: a importância, a representatividade e a factibilidade. A importância indica o máximo benefício atingível (considerando a frequência do fenômeno, a seriedade, o custo e a "corrigibilidade" do erro), além dos aspectos administrativos ("política"). A representatividade indica que as amostras devem ser proporcionais e representativas. A factibilidade indica o critério selecionado ou processo.

Critérios e padrões de avaliação

É impossível avaliar sem critérios e padrões. Critérios são aqueles elementos da estrutura, do processo e do resultado que constituem a solidariedade, ou aqueles a cujo respeito é feito o julgamento de solidariedade. Como exemplo, tem-se a existência de enfermeiros em uma UTI (estrutura), a medida da pressão durante a gravidez (processo) e a ocorrência de incontinência urinária após uma cirurgia (resultado).

Padrões são mais específicos: são elementos quantitativos que especificam magnitudes e frequência. Considerando o mesmo exemplo: quantas enfermeiras por leito deveria haver, de quantos pacientes deveriam medir a pressão e em quantos pacientes, no mínimo, se poderia esperar que ocorresse incontinência urinária.

Na avaliação utilizam-se conjuntamente os critérios e os padrões, que podem ser classificados assim:

- quanto à abordagem: estrutura, processo e resultado;
- quanto à fonte: critérios normativos ou legais (de autoridades no assunto);
- quanto à formulação: explícitos (escritos e conhecidos) e implícitos;
- quanto ao formato: linear (listagem dos procedimentos) ou mapa (diagrama de fluxo ou árvore de decisão, indicando uma sequência de ações de acordo com o caso).

Procedimentos para a formulação de critérios e padrões explícitos

É preciso, inicialmente, reunir pessoas competentes para julgar os aspectos de qualidade que precisam ser avaliados (diretores, médicos, enfermeiros, membros de associações ou outros, conforme o caso). Essas pessoas devem possuir grande experiência e ter boa representatividade na área.

Esse grupo vai eleger os procedimentos que levem ao consenso no trabalho. Funcionará como uma comissão e fará uma primeira lista de critérios que, no debate, será aperfeiçoada pela via de consenso. Os critérios selecionados poderão receber pesos diferentes.

Definidos os critérios, serão estabelecidos os padrões. Por sua vez, os padrões deverão ter um nível mínimo e um nível máximo (padrão aceitável e padrão ótimo). Trata-se de uma atividade que irá evoluindo e se aperfeiçoando gradativamente, a partir da experiência (ação prática). Na medida em que forem sendo aplicados, os critérios e os padrões serão atualizados.

Pelo fato de a medicina não ser uma ciência exata, todos os critérios e padrões devem considerar os casos concretos de cada paciente e de cada instituição, pois são únicos.

Os critérios e padrões são relativos e nunca absolutos em seu valor. Além disso, devem apresentar alguns atributos, como:

- validade (científica e consensual);
- importância ou relevância (para a administração do caso e para os resultados);
- registrabilidade (para fácil consulta);
- adaptabilidade (a casos particulares);
- rigor (adequado ao nível de exigência de perfeição);
- quantificação (taxas em porcentagem).

REFERÊNCIAS

ALQUIER, J. Lês Alimentis de L'Homme. *Revue de la Soc. Sciente D'Hyg. Alim.* T.III, n.1., 2006.

ALTHOFF, Gerad. Comer compromete: refeições, banquetes e festas. In: FLANDRIN, Jean Louis; MONTANARI, Massimo (Orgs.). *História da alimentação*. Tradução de Luciano Vieira Machado e Guilherme J. F. Teixeira. São Paulo: Estação Liberdade, 1998, p.300-317.

CARNEIRO, Henrique. *Comida e Sociedade: uma história da alimentação*. Rio de Janeiro: Elsevier, 2003.

CASCUDO, Luís da Câmara. *História da Alimentação no Brasil*. 3.ed. São Paulo: Global, 2004.

FERNANDES, António Teixeira. *Ritualização da Comensalidade*. Porto: Universidade do Porto. Faculdade de Letras, 1995. Separata da Revista da Faculdade de Letras. Sociologia, Porto, I Série, vol. 7, 1997.

JOANNÈS, Francis. A Função do banquete na primeira civilizações. In: FLANDRIN, Jean Louis; MONTANARI, Massimo (Orgs.). *História da alimentação*. Tradução de Luciano Vieira Machado e Guilherme J. F. Teixeira. São Paulo: Estação Liberdade, 1998, p. 54-67

ELIAS, R.C. Curso de Racionalização dos Serviços de Nutrição – XIII Reunião Nestlé de Nutrição Aplicada. Agosto de 1976.

HOYLER, S. Organização. In: *Manual de Relações Industriais*. Campinas: Biblioteca Pioneira, 1968.

KALIL, Aldonia C. et al. *Roteiro alimentar infantil*. 2.ed. São Paulo: Instituto da Saúde, 1980.

KELLY, Ian. *Carême: cozinheiro dos reis*. Rio de Janeiro: Jorge Zahar, 2005.

LEVENSTEIN, Harvey A. Dietética contra gastronomia: Tradições culinárias, santidade e saúde nos modelos de vida americanos. In: FLANDRIN, Jean Louis; MARCONDES, Eduardo et al. *Dietas em pediatria clínica*. Série Pediatria, vol. XII. São Paulo, 1980.

MEZOMO, J.C. *O administrador hospitalar*. São Paulo: Cedas, 2001.

MONTANARI, Massimo (Orgs.). *História da alimentação*. Tradução de Luciano Vieira Machado e Guilherme J. F. Teixeira. São Paulo: Estação Liberdade, 1998, p. 825-840.

OLIVEIRA, Norita Faria Wood; NERY, Marly. *Administração em Serviço de Nutrição*. Lisboa: Âmbito Cultural Edições, 2008.

ORNELLAS, Lieselotte Hoeschl. *Alimentação através dos tempos*. Brasília: MEC, 1978. (Série Cadernos Didáticos)

REVISTA Sítios e Fazendas. out. 2012.

STRONG, Roy. *Banquete: uma história ilustrada dos costumes e da fartura à mesa*. Rio de Janeiro: Jorge Zahar, 2004.

ÍNDICE REMISSIVO

A

Abastecimento 212
Ácido fólico 36
Administração 311
Administração geral 67
África 18
Água 31
Aleitamento materno 279
Alimentação Kasher 48
Alimentação macrobiótica 43
Alimentação natural 38
Alimentos supergelados 229
Amamentação 279, 281
Antecâmara 96
Anteprojeto 79
Antessala 254
Aquecimento 226
Aquecimento das mamadeiras 271
Aquisição de materiais 207
Área Amazônica 11
Área do lactário 254
Aspecto político-social 22

Assessoria 137
Atendimento 293, 295
Atendimento hospitalar 284
Atribuições 138, 192
Autoridade 138
Autoridade de assessoria 144
Autoridade de linha 143
Autoridade funcional 145
Avaliação 179, 189, 319, 333, 334
Avaliação de desempenho 189

B

Bactérias 124, 126
Banco de leite humano 274, 276
  Tipos de banco de leite 276
    Tipo francês 276
    Tipo brasileiro 277
Banho-maria 261
Berçário 271

C

Café 109

Caixotaria 102
Câmaras frigoríficas 94, 108
Cardápio 85, 113, 287
Carnes 108
Cereais 109
China 3
Ciências 22
Cliente 308
Cocção 99, 110, 249
Comensais 111
Compras 113
Compressores 108
Concessionária de serviço
    hospitalar 126
Congelados 219, 222, 223, 229
Conservação 221, 225
Conservação dos alimentos 52
Construção 80, 81
Consumidor 308
Continuidade 139
Controle 68, 245
Controle administrativo 241
Controle de higiene e de qualidade
    dos alimentos 124
Controle de qualidade 244, 278
Controle de quantidade 244
Controle físico-químico 278
Controle sanitário 278
Cooperação 315
Coordenação 68, 203, 315
Cortes 55
Costumes alimentares 7
Cozinha 84, 99
Cozinha dietética 99
Crenças 26
Cuidados de saúde 321
Cuidados e manutenção 262
Cultura 22
Cultura organizacional 313
Curva ABC 214
Custo 70, 207, 216, 232, 310
Custo de reposição 208

D

Departamentalização 138, 141, 150
Depósito de lixo 102
Depósito de material de limpeza
    102
Descartáveis 230, 231
Descongelamento 226
Descrição de cargos e
    funções 160, 163
Desinfecção de mamadeiras 271
Diagrama de causa-efeito 306, 307
Diet 56
Dietas 21, 287
Dimensionamento 105
Dimensionamento das áreas
    de trabalho 92
Dimensionamento do pessoal 180
Direção 68
Direitos do paciente 297
Distribuição 110, 249, 278
Distribuição das mamadeiras 271
Distribuição de alimentos 100
Distribuição de refeições 88
Doadoras 279

E

Economia 331
Eficiência 138, 141
Egito 2
Empresa 66, 67
Entupimento dos bicos 270
Equilíbrio 139
Equipamento 69, 105, 111, 226,
    260, 287
Equipe de saúde 290, 293
Equipe desumanizada 291
Equipe humanizada 291
Espinha de peixe 306
Estoque 204, 205, 206, 208, 211, 247
Estoque máximo 206
Estoque médio 206

Estoque mínimo 206
Evolução do serviço de
    alimentação 71
Extremo Norte 17

F

Fator grupal 295
Fator individual 293
Fibras alimentares 32
Flexibilidade 139
Flow chart 306
Fluxograma 103
Forma de preparo 53
Fórmulas 265
Fórmulas lácteas e complementares 266
Função dos alimentos 30
Funções administrativas 68
Futuro 332

G

Gêneros alimentícios 212
Gêneros não perecíveis 212
Gêneros perecíveis 211
Gêneros semiperecíveis 212
Geografia alimentar 17, 20
Glicídios 30, 34
Gráfico de barras 306, 307
Gráfico de Pareto 306, 308
Gráfico de registro de medida 308, 309
Grupo energético 32
Grupo construtor 33
Grupo regulador 33
Grupos de alimentos 32

H

Hábitos alimentares 8, 9
Hábitos alimentares no Brasil 11
Hierarquia 138
Higienização 101, 249
Histograma 306, 307

História da alimentação 1
Horário 288
Hospital 284, 285
Humanização 284, 285, 290
    Conceito 283
    Princípios básicos 283

I

Idade Antiga 2
Idade Média 5
Idolatrias 26
Iluminação 260
Índia 4
Instalações 70, 226
Intoxicações alimentares 126
Isolamento 231

J

Japão 4

L

Lactário 245, 251, 252, 254, 256, 257
Lavagem de panelas 110
Layout 79, 81
Lei da Adequação 37
Lei da Harmonia 37
Lei da Qualidade 36
Lei da Quantidade 36
Leis da Nutrição 36
Leite materno 281
Light 56
Limpeza pública 234
Lipídios 30, 34
Lixo 106, 235, 237, 238
Lixo hospitalar 234, 240
Localização 84
Longevidade 22

M

Mamadeiras 264
Manutenção 264

Matéria-prima 69
Memorial descritivo 79
Método de Delbecq 306
Método de Delphi 306
Método Milton 271
Métodos de trabalho 59
Minerais 31, 34
Missão 300
Modelos alimentares 38
Molhos, sucos e lanches 109
Mudança 332
Mudança de hábitos alimentares 10, 16

N

Não qualidade 310, 311
Natureza do serviço de alimentação 73
Nordeste Açucareiro 13
Normas administrativas 195
Normas de trabalho 262
Normas técnicas 196
Nutricionista chefe 163
Nutricionista dietoterapeuta 193, 194

O

Organização 67, 133, 136, 137, 139, 142, 285
Organização funcional 145
Organograma 137, 143, 147
Organograma circular 148
Organograma clássico 147
Organograma setorial 148

P

Paciente 284, 308
Padronização 209
Pedido por lote 209
Pessoal 113, 266, 288
Planejamento 68, 74, 77

Planejamento do serviço de alimentação 78
Planejamento e controle 140
Planejamento estratégico 76
Planejamento físico-funcional 82
Planejamento hospitalar 77
Plano diretor 78, 80
Planta física 79, 81, 114, 287
Política de compra 288
Povos asiáticos 20
Prazo 70
Preconceitos 26
Preparo 96, 249
Princípios 300
Processamento 249, 277
Produção de alimentos 50
Produtividade 70, 216
Programa de qualidade 304
Programa-modelo 187
Proteínas 31
Protídeos 34
Público 285

Q

Quadro elétrico 108
Qualidade 299, 301, 310, 311, 312, 314, 317, 321, 323, 327, 333
  Conceitos 303
  Controle 305
  Filosofia 303
  Implementação 314
  Planejamento 304
  Técnicas de melhoria 305
Qualidade total 328

R

Recrutamento 177, 178
Recrutamento e seleção 160
Recursos humanos 69, 158
Refeições 288
Refeições diárias 85, 86
Refeitório 110

Regimento do serviço 191
Relação custo-benefício 140
Relacionamento 292
Religião 22
Resíduos sólidos 234
Responsabilidade 138
Roteiro 202
Rotinas 196

S

Sala de chefia 103, 110
Sala de lavagem 111
Sala de limpeza 254, 260
Sala de preparo 254
Sala de preparo de mamadeiras 261
Sanitários 111
Saúde 21
Século XIX 5
Século XVIII 5
Seleção 179
Sertão do Nordeste 14
Serviços de saúde 323
Setor de carnes 96
Setor de cereais 97
Setor de massas ou confeitaria 98
Setor de padaria 98
Setor de sobremesas 98
Setor de vegetais 97
Sistema 66, 88, 89
Sistema de distribuição de refeições 85
Sistemas hidráulicos e elétricos 117
Sobremesas 109
Sobrevivência 21
Sondas 100
Subordinação de linha 137
Subordinação funcional 137
Sul 14

T

Tabu alimentar 25, 27

Tabus 23
Tabus sobre carnes e ovos 28
Tabus sobre frutas 27
Tabus sobre legumes e verduras 28
Tabus sobre o álcool 27
Tabus sobre o leite 27
Tecnologia 23
Tempo 141
Teoria clássica 61
Teoria de Graicunas 138
Teoria de relações humanas 63
Teoria estruturalista 64
Teorias da administração 61
Teste bacteriológico 273
Tipos de controle 243
TQM 328, 329, 331, 332
Transporte 277
Treinamento 318
Troca de bicos de mamadeiras 270

U

Unidade de comando 138
Unidade de objetivo 137
Uniforme 269
Utensílios 287
UTI 231

V

Valores 300
Vegetais 109
Vegetarianismo 40
Ventilação 258
Visão 300
Vitaminas 31, 35, 225

Z

Zero 56